JN028449

自閉症

心理学理論と最近の研究成果

著

スー・フレッチャー＝ワトソン

フランチェスカ・ハッペ

訳

石坂 好樹

宮城 崇史

中西 祐斗

稲葉 啓通

星和書店

Autism

A New Introduction to Psychological Theory and Current Debate

by

Sue Fletcher-Watson & Francesca Happé

Translated from English

by

Yoshiki Ishisaka, M.D.

Takashi Miyagi, M.D.

Yuto Nakanishi, M.D.

Hiromichi Inaba, M.D.

Authorised translation from the English language edition published by Routledge, a member of the Taylor & Francis Group

Japanese translation published by arrangement with Taylor & Francis Group through The English Agency (Japan) Ltd.

推薦のことば

自閉症に関する本を一冊読むとすれば，この本がそれであるに違いない。これほど明確で，魅力的で簡潔である他の心理学理論の解説はない。著者らは，自閉症というこの複雑な状態の性質について，研究が明らかにしてきたものを説明するだけではない。彼らは自閉症の人々や，その家族の生活に与える研究の影響を批判的に分析する。彼らは未来の研究の協議事項に対して，神経多様性というまだまだ新しい概念の結果を解明することによって，新たな進展をもたらしているし，彼らの原則に沿って，さまざまに人生を歩んできた自閉症の人々の論評を建設的に組み入れている。

―― デイム・ウタ・フリス教授

（イギリス・ロンドン大学　認知発達名誉教授）

本書は自閉症に関する心理学理論を最近の発展や論争も含めて，理解しやすく展望している。しかし，注目すべきは，それぞれの章の終わりにある自閉症の人々の批判的な発言である。自閉症を研究する全ての人々および自閉症の人々に関わる全ての人々が読まねばならない本である。

―― ダミアン・ミルトン博士

（イギリス・ケント大学　知的および発達障碍ティザールセンター講師）

20 年以上にわたって，フランチェスカ・ハッペは，自閉症の人々の心理学を学生や専門家に説明する仕事を主導してきた。今回，スー・フレッチャー＝ワトソンと力を合わせて書いたこの新しい入門書は，自閉症の人々自身，その家族および自閉症共同体の声を，分析の前面に据えている。その結果，本書は自閉症の心理学と経験について，われわれ全てに新たな考えを迫る驚くべき本となっている。

―― リズ・ペリカーノ教授

（オーストラリア・マカリー大学）

本書は自閉症の現在の状況を理解することに興味のある全ての人が読まねばならない本である。本書には，歴史から生物学まで，理論から実践まで，知りたいと思う全てが含まれている。しかも，全ての読者を魅了するバランスの取れた明晰な様式で書かれている。本書は初版本と同じく，すぐに古典となるであろうすばらしい業績である。

―― ヘレン・タガー＝フルスバーグ教授

（アメリカ・ボストン大学）

私を含めた多くの人々にとって，フランチェスカ・ハッペの1994年の本は自閉症研究の入門書であった。スー・フレッチャー＝ワトソンとの共著であるこの改訂版は，長い間待ち望まれていたものである。初版と同じように，本書は自閉症の心理学的説明のすばらしく明晰な，しかも簡潔な入門書である。しかし，本書はまた歴史学的文書でもある。つまりわれわれの自閉症の理解と，それに対する態度の過去四半世紀の劇的な変化と，自閉症の人々の彼ら自身の状態についての偏見に挑戦し，自閉症科学の優先事項と目標に影響を与える生の声を反映した文書なのである。

―― ジョン・ブロック博士

（オーストラリア・マカリー大学）

本書の紹介

フランチェスカ・ハッペのベストセラーの図書『自閉症の心の世界―認知心理学からのアプローチ（原題：Autism：An Introduction to Psychological Theory)』を基にしたこのまったく新しい改訂版は，自閉症についての現在の心理学理論の簡潔な展望を提供する。フレッチャー＝ワトソンとハッペは心理学（認知）的レベルと生物学的レベルと行動レベルの自閉症の諸理論の関係を解明し，それらの臨床的および教育的影響を考察する。

著者らは自閉症の生物学と行動特徴について知られていることを要約し，「心の理論（ToM)」モデル，早期対人発達モデル，そして「弱い中枢性統合」理論や他の情報処理過程モデルを含めた，影響力のある全ての心理学的モデルの簡潔的でしかし包括的な説明を提供する。本書はまた「二重共感問題」やベイズ派の理論を含めた自閉症を理解するための最近の試みも論じている。いずれの場合でも，著者らは理論を記述し，証拠を概観し，そしてその価値や影響を批判的に分析している。自閉症研究の理論的見解の多様性と急速に変化するその性質を理解するために，それぞれの章では現在の論争と今後に残された主要な疑問が考察されている。

重要なことに，本書は自閉症である親や実践家も含めて，自閉症の人々の声を収録している。彼らは現実生活の体験を記述することで，理論や研究の証拠が状況に合ったものになるために，それぞれの章で論評を提供しているのである。本書はまた，自閉症の人々やその家族の実際のニーズを認識しつつ，神経多様性にも触れている。つまり本書『自閉症―心理学理論と最近の研究成果（原題：Autism：A New Introduction to Psychological Theory and Current Debate)』は，読者に心理学理論の批判的展望を提供するだけでなく，理論を自閉症共同体の観点から検討しているのである。そのことで理論が自閉症の理解のために適切にかつ前進的に役立てるようになっているし，また教育や臨床の場および社会状況で，学生や実践家のための重要な著作ともなっている。

はしがきおよび謝辞

はしがき

本書は，主として心理学やそれと関連する領域を学習する大学生や大学院生を対象としている。われわれの第一の目標は，現在入手可能な自閉症の心理学理論に関する包括的かつ批判的な概説を学生に提供し，彼らがこの魅力的な存在のあり方について，なにごとかを理解できるようにすることであった。本書はもっと深く探求可能な一連の概念への道案内にもなるであろう。そのために，われわれは必要な箇所で，自閉症の著者による注目すべき著作を，推薦図書としてできるだけ挙げておいた。また本書は，マリサ・モンタルディの描いた美しいスケッチによる一覧図を，全ての章のはじめに挿入したので，とても魅力的になった（オリジナルの一覧図をそのまま掲載し，併せて日本語版の一覧図も掲載した）。それぞれの図は，その章で提示される重要な内容を，図解し，また際立たせてもいる。

ことばについての注釈

自閉症を記述するために使用されることばは，現在，緊張をはらんだ激しい論争の主題である。本書でのわれわれの基本的な目標は以下のものであった。

- 自閉症スペクトラムの人々および彼らを支援する人々に，敬意を表することばを使用すること
- 自閉症の人々および彼らの家族が経験している現実の多大な困難を認識しつつ，しかも自閉症を固定した問題として描写しないこと
- われわれが使用することばが，自閉症を地球上の全ての地域のあらゆる暮らし方をしている，全ての性と年齢の人々が経験する，生涯にわたる状態であると認識していることを必ず表現していること

この理由のために，われわれは，本書では，レッテルの役割を果たすことばを決して使用しなかったし，また医学的なそして障碍（しょうがい）[訳注1)]に焦点を合わせた用語をできるだけ使用しないようにした。しかし，われわれは人物を先にすることば（例えばperson with autism〔自閉症を有する人〕）をいくつか使用した。ただし，われわれはこれが多くの自閉症の人々が好むことばでないのを知っている。われわれがそうした理由の中には，歴史的に見て，人物を先にすることばが初期の障碍者権利擁護のための協議事項の一部であったし，このことばは神経定型／非障碍者共同体によって押しつけられた構成語ではなかったという事実が含まれる。ガーンズバッハー[原注1)]は最近，障碍のある人とない人を記述するために違った構成語が使用されるとき，ことばは烙印を押すことになりうると指摘した。その例は「typically developing children and children with autism（典型的に発達する子どもと自閉症を有する子ども）」といった句に見られる。そこで，われわれはできる限り，両者に対し同じ構成語を使用することによって，絶えず烙印を押すことのないように努めた。

しばしば引用されるオンライン上の調査[原注2)]によると，自閉症の回答者の約60％が，自閉症について情報伝達するために「autistic（自閉症の）」といった属性を先にする構成語の使用を是としており，特に「autistic person（自閉症の人）」を是とする人はほぼ40％であった。つまり，属性を先にすることばは，この共同体で強い支持を得ており，また多くの人々が彼らの安寧と同一性のために，この種のことばの重要性を雄弁に論じてきた[原注3)]。われわれはこの広く行き渡った，そしてはっきりと表

訳注1）本書では「障害」でなく「障碍」の字を用いた。

原注1）Gernsbacher, M. A.(2017). Editorial perspective : The use of person-first language in scholarly writing may accentuate stigma. *Journal of Child Psychology and Psychiatry*, 58(7), 859-861.

原注2）Kenny, L., Hattersley, C., Molins, B., Buckley, C., Povey, C., & Pellicano, E. (2016). Which terms should be used to describe autism? *Perspectives from the UK autism community*. *Autism*, 20(4), 442-462.

原注3）www.identityfirstautistic.org/

明された選好性を無視しようとは思わない。そこで，本書のことばの大部分は，属性を先にすることばである。しかし，同じ調査で，調査対象となった自閉症グループの30％以上が，自閉症について情報伝達するために，人物を先にすることば「has autism（自閉症を持つ）」の使用を是としていた。さらに自閉症スペクトラムに該当する回答者の約25％が，好ましいと思うただ一つのことばを選ぶようにと言われたときに，「has autism/Asperger's syndrome（自閉症／アスペルガー症候群を持つ）」あるいは「person with autism/Asperger's syndrome（自閉症／アスペルガー症候群を有する人）」を選んだ。このデータから，自閉症のグループの中でさえも，意見に多様性のあることが明らかである。そこで，われわれは本書でことばを選ぶ際に，この多様性を反映することを選択した。未来の読者から見て，この選択が後退であると思われるのなら，われわれはただ謝るのみである。

自閉症共同体の貢献者

本書のそれぞれの章に対して，洞察に満ちた魅力のある考察を提供し，また本書の内容や論調について感想を述べてくれた自閉症共同体の10人の人々に感謝したい。彼らは以下の諸氏である。

ジョン・アダムズ
ハリエット・アクスベイ
カビー・ブルック
ジェイムズ・キューザック
マーティジン・デッカー
クレア・エヴァンズ＝ウィリアムズ
アン・メモット
ファーガス・マレー
アニヤ・ウタゼウスキ
ダニエル・ウェクスラー

自閉症共同体の貢献 ── マリサ・モンタルディ：UX（ユーザーエクスペリエンス）デザイナー，イラストレーターおよび自閉症

本書で概念やメッセージを図示することは，ことばで表せないほどの特権であった。私はこの仕事がいくぶんなりともうまくできたと思いたい。

私は研究者ではないし，自閉症であるけれども，最新の研究も知らないし，自らの状態の私の理解が，何十年もの間，時代遅れのままであるので，この仕事にふさわしいものではなかったことを記しておきたい。

私は 2002 年，13 歳の時に診断を受けた。多くの自閉症者と同様に，私の学校生活は大部分，私の能力や将来の見通しをまったく信用しない環境と教師で成り立っていた。そして私は別の生き方を考える理性をほとんど持っていなかった。私がもっと多くのことを理解するようになったのは，偏見のない家族によって，学校を辞めて，どのような形態のものであれ，自らの教育を推し進める選択肢が，私に与えられてからであった。私は結果的に自分自身で勉学を続け，自力で GCSE（中等教育修了一般資格）に合格した。

大学院の卒後の研究のためのてっとりばやい方法として，今私はソフトウェアの会社でユーザー体験のデザイン（UX デザイン）の仕事をしている。それは共感，想像，全体と細部の見方の結合，そして人間の行動やデータへの偏りのない接近法を必要とする訓練である。これらの特性は私と深く共鳴するが，しかし自閉症に関する世論と矛盾するものである。これまでの私の旅で，私は自分自身の状態がどのように進展したかを理解させられたし，そして自分自身の存在をどのように「こわれている（broken)」と考えるべきかを理解することになった。いま研究に同じような進展が反映されているのを目にして，驚きとともに，痛いほど妥当性があると感じている。

私にとって最も印象的であるのは，第 8 章の情報処理にまつわる心理学理論である。そこには，おもちゃのベッドにある枕をラビオリと「取り違える」男の子についての説明がある（p.213)。私は，いくつかの観点から，それがいかに魅力的であるかを理解できる。しかもその子が混乱していることを示唆する証拠は少しもない。彼は単に別な規則に基づいて考えているのかもしれない。そして，単純な違いがいかに大きな効果を及ぼすかにわれわれは驚かされる，と私は思う。

われわれが共有しているこの世界（特に対人世界）は，すばらしく複雑である。そしてそこをうまく通り抜け，それを効果的に推論し解釈するために，われわれ人間はしばしば臆測や偏見を用いる。もしその男の子が単により少なく**臆測**し，より多くのものに**気づいていた**のならどうであろうか。**もしより多く**臆測し，**より少なく**気づいている誰かに観察されるなら，彼は混乱しているか，缺陥（けっかん）[訳注2)]があるように見えるかもしれない。しかし，なにごとかを公平に認知することは，**ほんの少し理解しがたい**世界に育ち，しかも両手を広げて大いにその世界を楽しむすべを学ぶことを意味するのかもしれない。それはちょっと違った存在の仕方にすぎないのかもしれない。しかし，ラビオリの寝具よりももっと重要な事態であれば，その違いが日々の生活でいかに大きな波紋を生じさせるかは容易に想像できる。

私にとって，診断は，私が実際に違っていることの再確認であり，ことばで表現できない烈（はげ）しい体験であった。しかし，また，**それはOKであり**，私が一人ではないことの再確認でもあった。そして，私はいささかもそれを変えないであろう。

しかし，診断された生活は，別である。ほとんど理解されず，また定義上自らの障碍を理解する資格を与えられていない二重の「理解における障碍」と烙印を押されると，自分自身の知覚や現実（そして全ての人々の知覚や現実）に，だんだん信頼が置けなくなるのである。しかもこのような本を読んで初めて，現実を実感するのである。研究が，私が真であると感じているが，しかし，賛成できないほどに「診断されすぎている」と感じるものに向かっているのを目にすると，断腸の思いが沸き上がり，同時に劇的に力が与えられる。

今あるやり方で存在する能力があり，したがってそうであることを選ぶがゆえに，あるいは他のようにありえないゆえに，私が今そのように存在しているのかどうかを，私は確証できない。しかし私はこのやり方を享受

訳注2）本書では「欠」でなく「缺」の字を用いた（例えば「欠陥，欠如，欠損」でなく「缺陥，缺如，缺損」などとした）。

している。同じように神経定型の心は，そのやり方を選んでいるのだろうか，あるいは他のやり方を選べないのだろうか。

謝辞 ── スーより

最初にフランキーに感謝を述べたい。彼女の1994年のすばらしいテキストの改訂の手助けを許してくださっただけでなく，その過程で彼女の経験，知識，勤勉さそして支持を与えてくださったからである。本書の初版は美事な著作で，学生であった私の自閉症についての考えを形成した。そして，この新版にその枠組みを利用できたことは喜びである。フランキーと仕事をする機会が持てたことは，大変な光栄である。彼女はこの領域にとてつもない影響を与えてきたし，例を見ない評判を得ている。彼女は私が（しばしば）関係代名詞の「which」と「that」を取り違えるたびごとに，訂正するのが非常に得意である。

私が本を書けると感じられるように私を導いてくれた鍵となる人々にも感謝しなければならない。スー・リーカムとヘレン・マッコナチーは心理学者としての私の同一性を形成してくれたし，賢明な忠告を与え，また，自信を取りもどせるように励まし続けてくれた。エディンバラ大学やそれ以外の場所の私の同僚は，執筆に集中するために私が彼らのEメールを何日も無視し続けている間，忍耐づよく待っていてくれた。キャサリン，レイチェル，ローナ，マギー，ベレンゲル，シェレーン，シネアド，ベサン，ミハエラ，ラスに感謝したい。アンドリュー家のみんなに感謝したい。私のDivCompの同僚や自閉症研究チームの人たちに感謝したい。また初稿を読み有益な助言を与えてくれたグレタ・トドロヴァ，アンドリュー・マックケチャニー，アンディ・スタンフィールドそしてジョン・スピイアース，そして3名の匿名の査読者に感謝したい。

友人の愛や支持なくして，私はこれまで大過なくやってこられなかった。KOC，ロビン，フィ，ダンカン，レベッカ，そしてワイアットの娘たち，また特にサウンドトラックをくれたエドに感謝したい。家族には何度でも感謝したい。母および父は私に生活上の全ての便宜を与えてくれた。ミニィとヘッダは私を励まし続けてくれた。ベンの知性と忍耐と寛大さには限りがなかった。

最後に，何百人もの自閉症の人々に感謝したい。友人，ツイッター，同僚そして助言者。彼らは，私に議論をいどみ，また励ましてくれた。キャビーがいなかったら本書や私の全ての仕事ははるかに劣ったものになっただろう。ダニアン，あなたは真の開拓者であり刺激である。この領域で仕事をすることは，無限に魅力的であり，大きな特権である。

謝辞 ── フランチェスカより

スーが私の非常に旧い本の改訂版を書くという考えを私に示したとき，私はうれしかった。何年もの間，私はいくつかの出版社からの最新版を書くべきだとの勧めを拒んできた。しかし，スーの指導のもとで改訂版を書くという考えは，たちどころに私の心を魅了した。私は彼女がとても精力的で，洞察力に富み，心温かい研究者であることを知っていたが，一緒に執筆する過程で，彼女がどれほど驚くべき人物であり科学者であるかを十分に理解した。私は，まず第一に彼女の熱心な仕事ぶりと，とどまるところのない積極性と忍耐とユーモアに感謝したい。

本書を執筆中，博士号の勉強を始めて以後の 30 年間が心に浮かんできた。何年も前のことであるが，医学研究評議会の認知発達部門のウタ・フリスに学生として受け入れてもらったことが，私にとってどれほどとてつもなく幸運であったかを思い返さざるをえない。ウタは，最良の教師であり，同僚であり，友人であった。私はほぼ 30 年間，彼女の賢明さと支持と親切にとても感謝している。私はまたニール・オコナーとアティ・ハーメリンにとても世話になった。彼らはウタの博士号の指導者であり，大学の休暇中に，私をボランティアの研究助手として採用し，自閉症の最初の経験を私に与えてくれた。私は彼らの学問上の孫であることを大変誇りに思っている。私はまた今は亡きローナ・ウィングとスラ・ウォルフを含めた他の多くの偉大な自閉症研究者の寛大さと賢明さから，多くの恩恵を受けている。彼女ら二人は私が博士号の勉強を始めたときに，親切にも時間と助言を与えてくれた。またマリアン・シグマンは私が博士課程修了後の研究者であったとき，私を励ましてくれた。もっと最近になって私は幸運にも不屈のマイケル・ラターの隣に研究室を持つことができた。彼は85歳まで精力的に仕事をした。社会的，遺伝的，発達精神医学センターや精神医学，心理学，神経科学研究所の多くのすばらしい同僚のおかげで，私は本当に楽しく仕事ができた。

私はこの30年間，ロンダ・ブース，エシ・ヴィディンク，レベッカ・チャールトン，グレッグ・ワラス，リズ・オニオンズ，エヴァ・ロス，コラリー・シェヴァリエル，キャサリン・モールスワース，パム・ヒートン，ゲリ・ロナルド，デイブ・ウィリアムズ，ナオミ・フィシャー，フラン・デイヴィス，イーモン・マックロリー，ジャニス・リグビー，キム・マレー，トリ・ハレット，ユリア・コヴァス，アリス・ジョンズ，ベドロ・ヴィタル，フィオナ・マックイーウェン，クレア・ハーワース，ステフ・リーツ，アントニア・サン・ジョセ・カセレス，アンナ・キャトレル，ビータ・チック，ヴィキー・ブランスダン，ニック・シェイクシャフト，エスラ・ヤラー，ボシリカ・ミロサヴリエヴィック，ヴィニー・カーター・レノ，ソフィー・ソウデン，ルーシー・リヴィングストン，ハンナ・ピカード，デビー・スペインおよびその他多くの，今や輝かしい経歴の初期段階にあるすばらしい科学者と協同で仕事をし，また彼らを指導する幸運にめぐまれた。10年以上もの間われわれの自閉症双生児研究を主導したエマ・コルヴァートおよびこのチームの多くの研究助手（特にヴィキー・ミルナー）や実習の学生（特にシモーネ・カップ）やこのチームのプロジェクトの学生には特に感謝したい。私はすばらしいこれら全ての人たちから，私が伝えられた以上のものを学んだ。彼らの刺激や友情に感謝したい。

自閉症である友人，研究者そして権利擁護提唱者は，もちろん，私に多くのことを教えてくれた。私は特にロス・ブラックバーン，リチャード・エクスレイ，ダイナ・マレー，ウェン・ローソン，ジェイムズ・キューザックに感謝したい。自閉症の家族，特に故ロビン・マーフィと，サスキアおよびマイケル・バロンの夫婦はまた，私がいかに自閉症についてわずかしか知らないかを気づかせてくれる原点であった。

友人（自閉症であってもなくても）や家族は，私を支え，自閉症への「私の狭い特殊な興味」に我慢し，私を励まし，仕事や家庭生活の困難な綱渡り的状況を可能にしてくれた。親としての私自身以上に親にふさわしいと私が評価している私の両親の測り知れない親切と，われわれの3人の子どもへの彼らの多大な援助は，私が愛している職歴を追求する私の能力の根源であった。最後に，そして最も重要であるのだが，私は25年以上にわたるダニエルの愛と友情（そして会計）に，そしてわれわれの子どもポピーとジョーとサムに，感謝しなければならない。彼らはとても愉快であり驚きの元であり，魅力的で，印象深い人々である。われわれの猫であるプシュカは私から感謝のことばを得られないだろう。彼女はいつも私が執筆しようとしているキーボードの上を歩き回っていたのだから。大いなる神の栄光のために。

目　次

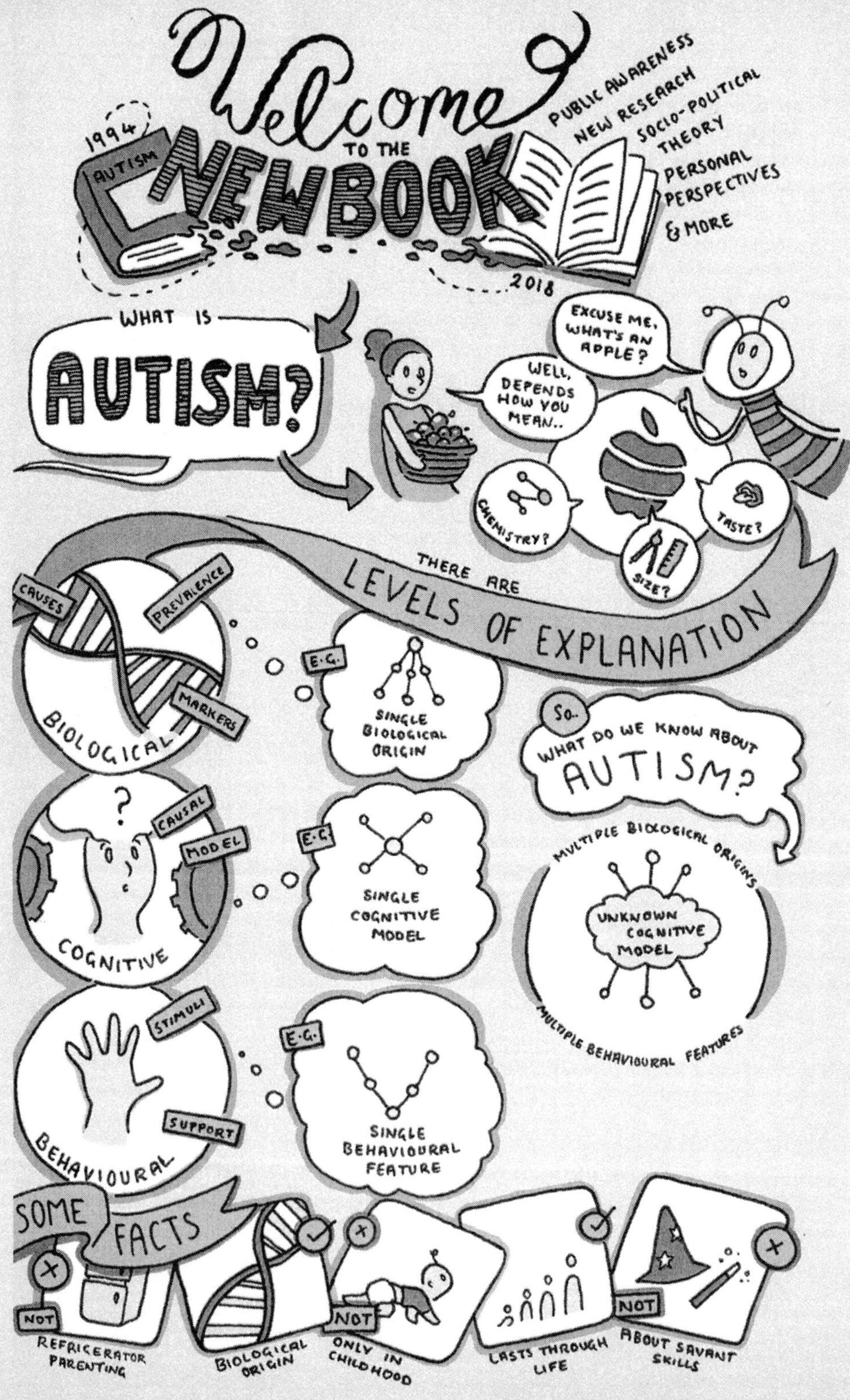

Welcome
1994
AUTISM
TO THE
NEW BOOK
2018
PUBLIC AWARENESS
NEW RESEARCH
SOCIO-POLITICAL
THEORY
PERSONAL
PERSPECTIVES
& MORE
WHAT IS
AUTISM?
EXCUSE ME, WHAT'S AN APPLE?
WELL, DEPENDS HOW YOU MEAN..
CHEMISTRY?
SIZE?
TASTE?
THERE ARE
LEVELS OF EXPLANATION
CAUSES
PREVALENCE
MARKERS
BIOLOGICAL
E.G.
SINGLE BIOLOGICAL ORIGIN
CAUSAL
MODEL
COGNITIVE
E.G.
SINGLE COGNITIVE MODEL
STIMULI
SUPPORT
BEHAVIOURAL
E.G.
SINGLE BEHAVIOURAL FEATURE
So..
WHAT DO WE KNOW ABOUT
AUTISM?
MULTIPLE BIOLOGICAL ORIGINS
UNKNOWN COGNITIVE MODEL
MULTIPLE BEHAVIOURAL FEATURES
SOME FACTS
NOT
REFRIGERATOR PARENTING
BIOLOGICAL ORIGIN
NOT
ONLY IN CHILDHOOD
LASTS THROUGH LIFE
NOT
ABOUT SAVANT SKILLS

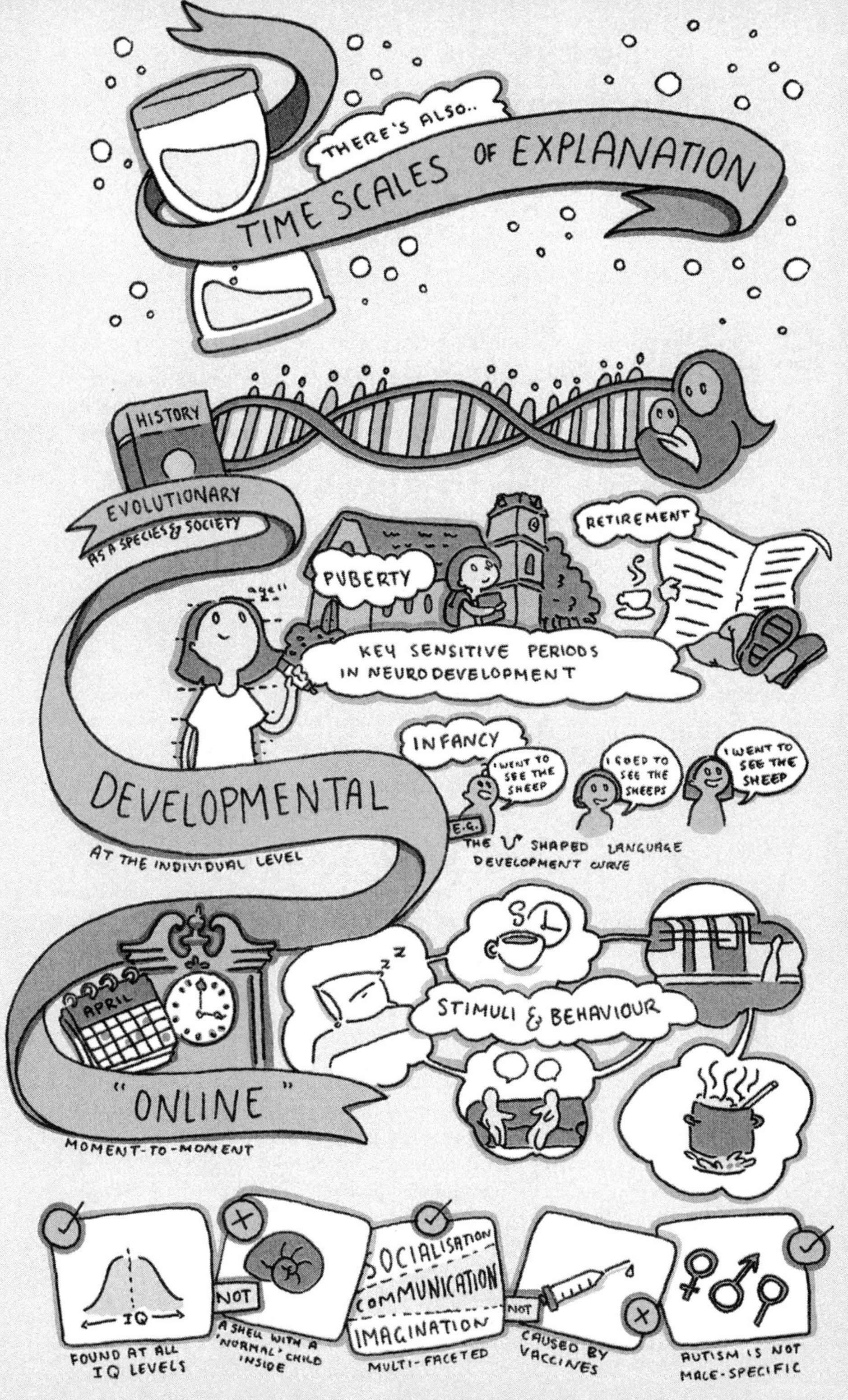
THERE'S ALSO..
TIME SCALES OF EXPLANATION
HISTORY
EVOLUTIONARY
AS A SPECIES & SOCIETY
RETIREMENT
PUBERTY
KEY SENSITIVE PERIODS IN NEURODEVELOPMENT
INFANCY
I WENT TO SEE THE SHEEP
I GOED TO SEE THE SHEEPS
I WENT TO SEE THE SHEEP
DEVELOPMENTAL
AT THE INDIVIDUAL LEVEL
E.G.
THE 'U' SHAPED LANGUAGE DEVELOPMENT CURVE
APRIL
STIMULI & BEHAVIOUR
"ONLINE"
MOMENT-TO-MOMENT
IQ
FOUND AT ALL IQ LEVELS
NOT
A SHELL WITH A 'NORMAL' CHILD INSIDE
SOCIALISATION
COMMUNICATION
IMAGINATION
MULTI-FACETED
NOT
CAUSED BY VACCINES
AUTISM IS NOT MALE-SPECIFIC

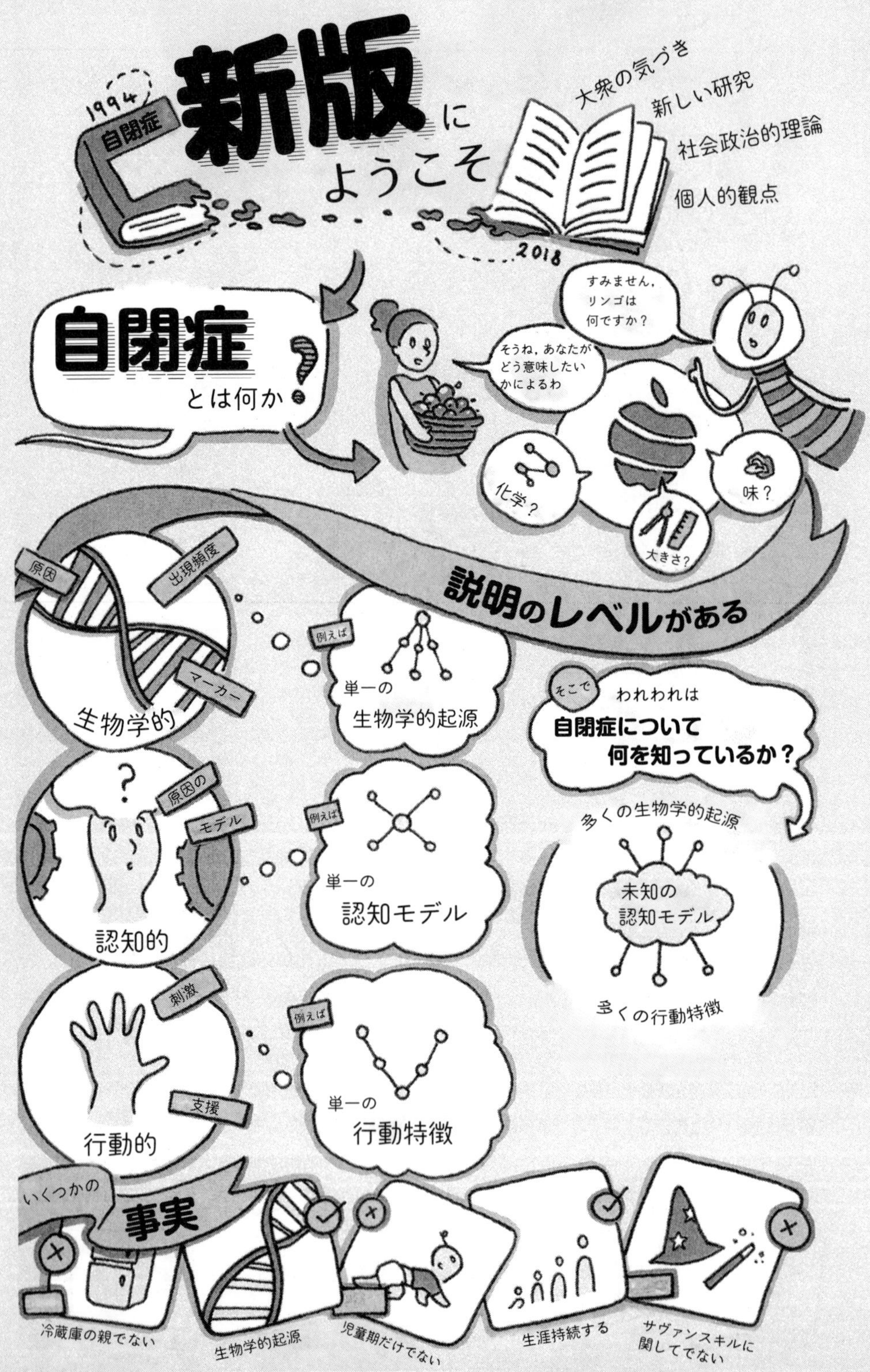

1994
自閉症
新版にようこそ
大衆の気づき
新しい研究
社会政治的理論
個人的観点
2018
自閉症とは何か？
すみません，リンゴは何ですか？
そうね，あなたがどう意味したいかによるわ
化学？
味？
大きさ？
説明のレベルがある
原因
出現頻度
マーカー
生物学的
例えば
単一の生物学的起源
そこで
われわれは自閉症について何を知っているか？
原因の
モデル
認知的
例えば
単一の認知モデル
多くの生物学的起源
未知の認知モデル
多くの行動特徴
刺激
支援
行動的
例えば
単一の行動特徴
いくつかの事実
冷蔵庫の親でない
生物学的起源
児童期だけでない
生涯持続する
サヴァンスキルに関してでない

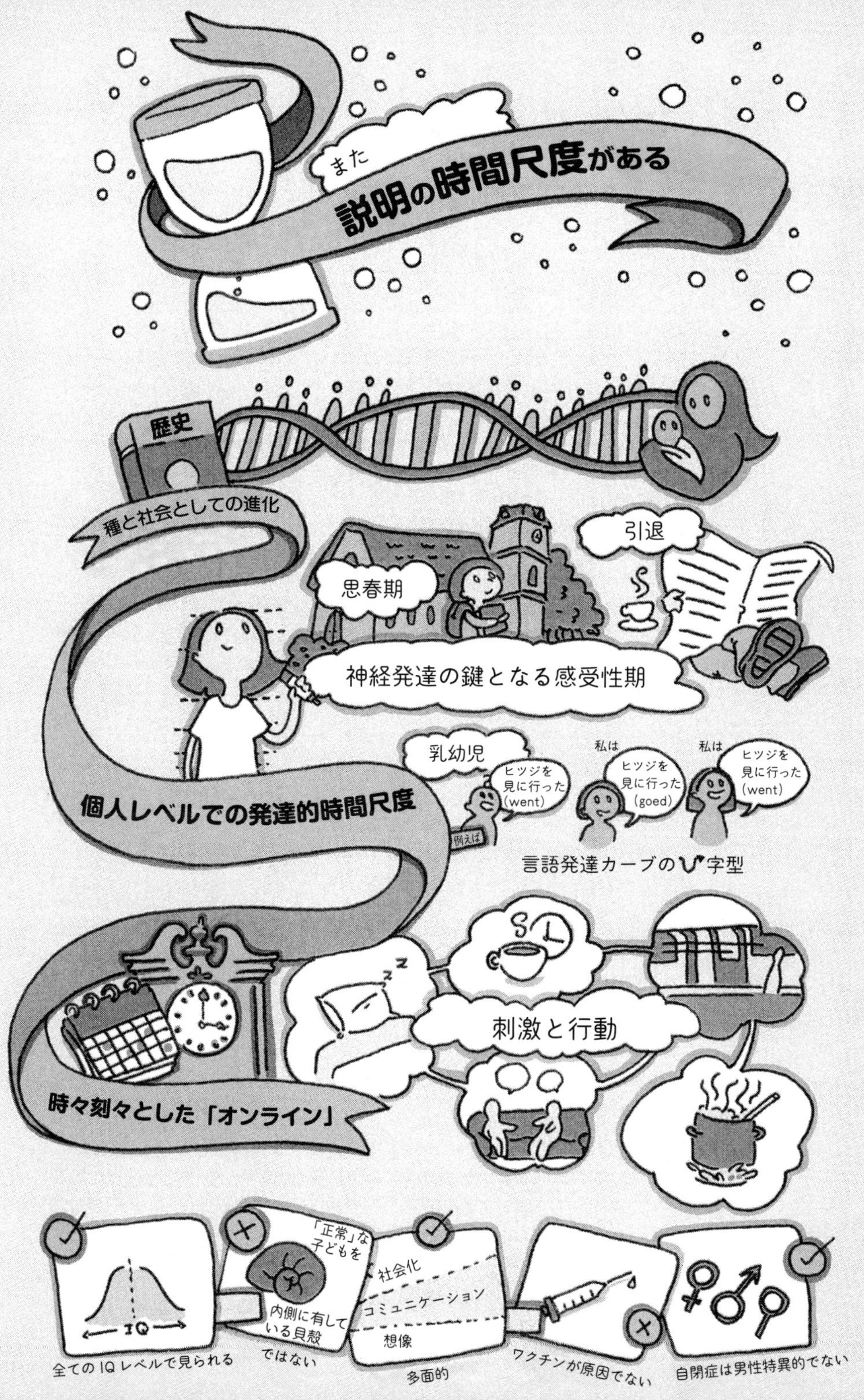
また
説明の時間尺度がある
歴史
種と社会としての進化
引退
思春期
神経発達の鍵となる感受性期
乳幼児
私は
私は
ヒツジを
見に行った
(went)
ヒツジを
見に行った
(goed)
ヒツジを
見に行った
(went)
個人レベルでの発達的時間尺度
例えば
言語発達カーブのU字型
刺激と行動
時々刻々とした「オンライン」
「正常」な
子どもを
内側に有して
いる貝殻
社会化
コミュニケーション
想像
IQ
全ての IQ レベルで見られる
ではない
多面的
ワクチンが原因でない
自閉症は男性特異的でない

CHAPTER 1

序論

本書は，1994年に最初に出版された[訳注1)]が，このたび自閉症についての心理学的研究や理論だけでなく，それについての社会－政治的理論や一般大衆の認識や受容について，これまでなされてきた著しい進歩を反映し，最新のものとなるべく，大幅に書きかえられた。しかし，本書の目的は変わっていない。読者に自閉症についての最新の研究や理論を，簡潔に，しかも包括的に紹介することである。われわれは特に心理学的研究の領域にある認知レベルの説明に焦点を当てる。それぞれの章の最後に，自閉症についての考察のペースの速い歩みを知ってもらうために，それぞれの領域の現在の「大きな疑問」を取り上げた。また，それぞれの章で，自閉症の人々に個人的な見解を述べてもらうようにした。これらの節によって自閉症の生の体験が適切に理解できるようになり，そのことで本書の内容が現実的な脈絡の中で把握できるようになることを，われわれは望んでいる。われわれの目的は，この学術的なテキストを現実の世界である自閉症共同体優先事項にしっかりと根づかせることである。

もっと学ぶための文献が二つの方法で示されている。テキストの引用文献を読めば，提示されている特定の事項について，もっと多くの知見が得られるであろう。それに加えて，推薦図書が（通常書物あるいは総説論文の形態で），それぞれの章の最後に挙げてある。それらを読めば，読者は特に興味を持つ自閉症の側面についての知識を深められるであろう。本書

訳注1）Francesca Happé, F. (1994). *Autism : An Introduction to Psychological Theory*. UCL Press.（邦訳書：『自閉症の心の世界 ― 認知心理学からのアプローチ』F・ハッペ著，石坂好樹ほか訳，星和書店，1997.）

を通して，論議はできるだけ簡潔であるように努めた。それは，まったく異なった多くの領域を結びつけつつ，自閉症についての概要をつかんでもらうためである。推薦図書によって，読者は自閉症の特定の領域をもっと詳しく考えたいという意欲を掻き立てられるはずである。

1. 説明のレベル

もし火星人が，リンゴとは何かとあなたに尋ねると，あなたは，それが果物であるとか，食べ物であると，答えるかもしれない。あるいは丸くて赤いと言うかもしれないし，ビタミンや水や糖などの成分で構成されているものと，説明するかもしれない。質問への答え方は，たぶん火星人が知りたいと思っているとあなたが考える理由によるだろう。彼らが空腹であるとか，リンゴを認識したいと望んでいるとか，単に好奇心のためであるとかである。これらの答えのいずれもが，唯一絶対の答えではない。それぞれの答えは，質問の違った意味に対してのみ適切であるからである。同じように，「自閉症とは何か」という質問には，さまざまな型の答えが可能である。ある脈絡での質問に対する正しい答えを見つけるために，われわれは，問う理由について考える必要がある。その質問のさまざまな意味の間の違いを，違ったレベルの説明によって，考えることができる。

自閉症の学術研究においては，生物学と認知と行動の三つのレベルが，特に有用である。これらのレベルを明確に区別しておくことが重要である。これら三つのレベルのそれぞれが，自閉症を理解する際に，違った役割を果たすからである。例えば，自閉症の見込みのある原因の研究についての情報を得るためには，生物学的特徴を調べるのが適切である。一方，家族のことを優先するのなら，行動特徴の考察がもっと重要であるだろう。

モートンとフリス（1995）は，自閉症のような発達障碍の説明のレベルを考えるために，特別な図式的手段を創案した。図 1.1 は，モートンとフリス（1995）からの引用で，三つのレベルの因果的モデルと，違った診断

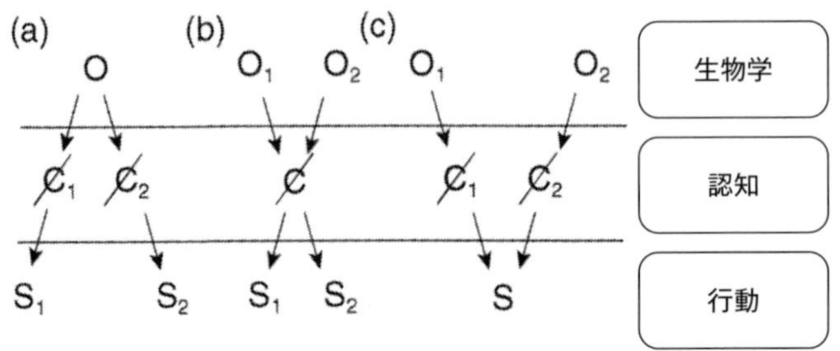

図1.1　障碍の三つの形の因果的モデル
Morton & Frith, 1995 より著者の許可を得て転載

的範疇におけるこれらのレベル間の考えられうる関係を示している。パターン（a）は一元的な生物学的原因によって説明される状態の事例である。その原因は認知や行動のレベルにさまざまな影響を及ぼすだろう。この状態の型の例は，最近概念化された脆弱 X 症候群であるだろう。脆弱 X 症候群は，X 染色体にある特定の遺伝子の突然変異の存在によって診断される。しかし，そう診断された個人の全てが，同じ認知あるいは行動の特徴を持っているとは限らない。多くの者が重い知的障碍や対人不安を有しているかもしれないが，IQ が平均レベルにあり，対人不安のない人もいるだろう。

パターン（b）は多くの生物学的原因を持ち，いくつかの違った行動の表れを示すが，単一のはっきりした認知特徴を有する状態である。難読症が，いくつかの認知理論に従うと（例えば Hulme & Snowling, 2016），このような状態の一例であるだろう。多くの生物学的原因が集まって，音声システムでの認知的差異を引き起こし，（例えば，読み，綴り，音声記憶，リズム，および音声の分節に関連する）多くの行動上の障碍を引き起こす。この様式で自閉症の特性を捉えようと，多くの試みがなされてきた（第6章を見よ）。

パターン（c）は，多くの生物学的原因と認知的特質を持っているのだが，行動上の特徴によってのみ定義づけられる状態の例である。最近診断されるようになった素行症は，このような状態かもしれない。反社会的行動を示す子どもは，どのような理由でであれ，理解や支援のために，このレッテルのもとに分類されるであろう。

本書を通じて，われわれはさまざまな問題や疑問をそれぞれ別々のものとして考えるために，説明のレベルの考え方を用いる。第3章では自閉症の診断を論じ，行動レベルに焦点を当てる。自閉症は現在，生物学的な原因によってではなく，行動特徴を基にして認知されているからである。第4章では，生物学レベルで述べる。研究によると，究極的には自閉症は遺伝的要因によって生じると示唆されているからである。その後の章では，三つのレベルの残りのもの，つまり認知レベルで論じる。

認知の理論は，生物学と行動の間，つまり脳と活動の間の隔たりを，心についての仮説によって架橋することを目的としている。この認知レベルが本書の主要部分である。ここで用いられる認知という用語は，感情と対比されるものではない。われわれは「理性的」状態と「感情的」状態の二分法を助長するつもりはない。むしろ，この用語が思考や感情を含む心の働きの全ての側面を包含することを意図している。分析のこのレベルを，ここでは「心理学的」レベル（心理学は一般に行動の研究をも含むのだが，その部分を除いて）とも呼んでいる。

三つの説明のレベル（生物学，認知，行動）の区別は，自閉症と関連する多くの問題を考える上で役立つ。例えば，人々はしばしば，自閉症は対人行動の通常の連続体の一部であるのかと問う。われわれは「少しだけ自閉症的」なのかと。この疑問への答えは，説明のレベルが違えば違うであろう。行動レベルでは，少なくともある側面で，答えは「はい」であるかもしれない。例えば，ある自閉症の人は，ある状況で非常に恥ずかしがり屋であるものの，しかし自閉症でない人のように振る舞うかもしれない。ほとんど全ての人は，自閉症的であってもなくても，なんらかの常同運動を示す（例えば，指でこつこつ叩く）。この場合，自閉症的経験としての特異性は，それらの行動の質や，それらがどんなふうに同時に生じるかと関係するだろう。例えば，ある人と自閉症の人との間の人工照明に対する感覚過敏の違いは，単に反応の強さの問題ではなく，反応のパターンや複雑さの問題なのである。

生物学レベルの答えもまた複雑である。ある事例では，自閉症は神経定型の人には見られない稀な遺伝的突然変異と結びついている。しかし，ほとんどの事例では，自閉症の遺伝は背丈の遺伝とよく似ている。よく見られる遺伝的変異の多くが，ある個人の転帰に影響する。これらよく見られる変異が，それぞれの効果はわずかであっても，診断される自閉症や，臨床的に問題とはならない特性に影響を及ぼす。認知レベルでも（あなたが支持する理論によって），自閉症の人々は神経定型の領域からはっきり区別されるかもしれない。例えば，自閉症の人とそうでない人の同じように見える行動の背後に，まったく違った認知的理由が存在しているかもしれない。就労のための面接に，慣習にとらわれない服装で現れた自閉症の人と，「正常な」反抗的な10代の子どもを考えてみるとよい。同様に自閉症の子どもの対人関係の問題と，自閉症的でない恥ずかしがりの人の問題とは，生じている行動（大きな集団を避ける，対人不安，ほとんど視線を合わせない）が非常に似ているとしても，（認知レベルで）まったく原因を異にしている。われわれはこの興味ある疑問を，第8章および第9章で再び取りあつかう。

認知レベルの説明では，われわれはまず第5章で，認知レベルがいかに行動的特徴と生物学的特徴を結びつけるかを概観する。われわれはすぐれた心理学理論のための基準を詳しく調べ，証拠の質と量，およびその臨床実践での有効性を考察する。その後第6章から第8章で，われわれは，有効性のある自閉症の認知モデルを三つのグループに分けて記述し，評価する。第一次缺損モデルは，単一の差異（ほとんどいつも一つの缺損として特定される）を同定しようとする試みである。それは自閉症を生じさせる基本的なもので，因果的役割を持つとされている。発達的過程モデルは，初期の発達期の多くの相互作用をなす過程の結果として，自閉症を考えようとする。認知的差異モデルは，自閉症の人々が環境と関係を持つ複雑な仕方に関心を持っていて，それらを基にして自閉症を特徴づけようとする。

本書の最後の二つの章で，われわれは心理学理論が，われわれの自閉症の理解，および学校，診療所そしてそれ以外の場での治療実践に与えてきた貢献を考察する。そこでは，自閉症を理解するための別のアプローチ，例えば社会学的モデルが議論されるし，われわれの生物学的－認知的－行動的枠組みが，この第四の説明のレベルを加えることによって得られるかもしれない利益についても考察される。第10章で，われわれは自閉症研究の将来のための鍵となる問題を議論して，本書を締めくくる。

2. 説明の時間尺度

「自閉症とは何か」という疑問に答える試みとともに，本書は，なぜ，そしてどのように自閉症が生じるのかを探求する。言い換えれば，本書は自閉症の**原因**についての理論に関心を持っている。因果的説明を考える際に記述の三つの**レベル**だけでなく，三つの**時間尺度**を区別することが有用である。原因は，進化論的時間枠で検討可能である。これは議論のための単位として，遺伝子を取り上げ，自然選択過程で作用する進化圧を考察する。原因の第二の時間尺度は，発達である。そこでは個体（あるいは，個体の内にある生物学的，行動的，あるいは認知的メカニズム）が考察される。発達的時間には，いくつかのシステムにある感受性期間の存在のような鍵となる特徴が含まれ，その期間中，特定の原因が特定の効果を発揮するための特定の時間の窓が存在するかもしれない（例えばひよこの刷り込みなど)。その時間が過ぎれば，同じ原因となる因子が作用しても，同じ結果は引き起こされないだろう。最後に「オンライン」メカニズムの短い時間がある。それは，瞬間の，あるいは進行しつつある時間である。

自閉症を考察するには，後の方の二つの時間尺度が特に重要である（例えば，第6章および第7章を見よ)。一つの具体例が，その区別を明確にし，同じ影響が発達や過程の乱れに関して，違った効果を及ぼすことを示すのに役立つかもしれない。

三つの時間尺度上で，原因として作用する大量のアルコールの効果を考えてみよう。進化論的時間では，食料品中のアルコールの存在は，この物質を味わい，かつアルコールを含む食品を多量に消費するのを避ける能力を有する個体を自然選択する。酩酊は生殖の成功を増加させないからである。発達的時間では，アルコールは違った効果を及ぼす。多量では，アルコールは胎児の身体的および精神的発達を妨げるだろう。その後の人生の，しかしまだ発達期にある時には，多量のアルコール摂取は成人に長期的な効果，例えば肝硬変を引き起こすかもしれない。だが，進行しつつある時間では，アルコールの効果は通常喜ばしいものであり，それがわれわれがアルコールを摂取する理由である！　しかし，多量では，アルコールはわれわれの行動に影響を与え，例えば，ことばがもつれ，体の平衡を失うに至る。これらは「オンライン」効果であり，原因つまり高いアルコール血中濃度が持続する限り，行動の異常は続く。しかし，発達的効果は，その個人が醒めた後でも持続するだろう。この具体例は自閉症から大きく隔たっているように思えるかもしれない。しかし，第７章および第８章でわれわれが明らかにするように，自閉症の心理学理論は，それらが発達的な，あるいは進行しつつある原因に焦点を当てているかどうかで，非常に違ったものになる可能性がある。

自閉症研究の脈絡で，発達的な時間尺度をもう少し拡大してみよう。自閉症は，「神経発達」状態として規定されている。このことは，脳の発達の違いで自閉症が生じることを意味している。自閉症のこの規定から，二つの鍵となる教訓が引き出される。一つは，いかなる研究も参加者の暦年齢を考慮する必要があることである。年齢が違うと発達レベルも違う。この脈絡がないと，ある行動が典型的なのかそうでないのか，遅れているか偏りなのか，重大なことなのかそうでないのかを決めることは不可能である。定型の子どもの不規則変化動詞の過去形の学習を例に採ろう。それはＵ型の曲線を辿る。早期発達期では，子どもは動詞の過去形や名詞の複数形の正しい不規則形を学び，模倣する（例えば，「We went to the park」，「I saw two sheep」）。その後，２歳頃から，子どもは，文法の規則を認識し，適応し始めるにつれて，これらを過剰に一般化しがちになり，かわいらしい過剰規則化の誤りを犯す（「We goed to the park」,「I need two sheeps」)。そしてもっと後になると，子どもは不規則形が正しい場合を学んで，文法の規則を完全に適用するようになる。

われわれはこの例から，ある個人の能力を評価する前に，その人が到達した発達段階を理解することがいかに重要かがわかる。発達過程は，あるスキルの段階からよりすぐれたスキルの段階に向かって，単純に上向きに進むとは限らない。しかも行動のパターン（この例では不規則形の正しい使用）は，違った理由（この場合，模倣対習熟）のために，違った段階で現れるかもしれない。自閉症にもっと特有の一つの適切な例は，子どもに見られる限局された反復行動の出現頻度に関するものである。定型的に発達している幼児の大規模な調査によると，おもちゃを一列に並べる行動や手をパタパタさせる行動や特定の狭い興味は，2歳では極めて普通に見られる（Leekam et al., 2007)。この種の情報は，とりわけ早期発達期で自閉症の標識の同定を試みるときに欠(か)かせない。子どもがどのようにして，そしてなぜこのような行動パターンにふけるかを理解することは，自閉症の人の生活の中で，これらの反復運動や活動がどのように機能するのかを理解する上で重要な役割を果たしうる。

発達に鋭敏な研究は少なくとも，三つの理由で絶対必要である。第一に，長期追跡研究は原因と結果の関係を解明し，相関の調査だけでなく原因を推測するのに役立つ。われわれはこのことを第7章で述べるが，そこでは自閉症の遺伝的負因を有する幼児の研究を調べる。第二に，発達的軌跡は，違った重要な下位グループを見つけ出し，「現象型」を区別するのに役立つ。例えば，ルーマニアの孤児で激しい剥脱を経験して養子となった子どもの多くが，自閉症様の症状を示した。しかし，彼らのほとんどは自閉症に典型的でない仕方で，これらの症状の改善を見せた。第三に，ある年齢での「スナップ写真」を撮る横断的研究は，コホート効果を含めた交絡を対象とせざるをえない。この問題は，第3章および第10章で論じる，自閉症の加齢の研究と非常に関連がある。診断基準が1960年代や70

年代には，今日のものと比べて極めて狭かったので，児童期に診断された60歳の自閉症の人が示す臨床像は，新しく診断された60歳の人の像あるいは今日の自閉症の子どもが60歳になった時の像とも，まったく違っているであろう。

3. いくつかの事実と虚構

本書の初版が出版された1994年時点で，自閉症についての一連の神話と誤解を解消する試みがなされた。本書ではこれらを新しい事例に差し替えるよりもむしろ，当初のものを再度取り上げ，それぞれにいくらかの論評を加える。この領域がどれほど変遷したか，しかしまた，これらの神話のいくつかがかくも長く続いてきたかを考えることは，興味深く，また教訓的である。

1. 自閉症は「冷蔵庫の親」が原因ではない。

「冷蔵庫の母親」は，神秘的な空想の産物である。第2章でもっと詳しく論じるように，かつて母親の冷たい養育法が自閉症を引き起こすと考えられていた。ありがたいことに，養育法が自閉症の原因であるという信念は，ほとんど拭い去られており，われわれは今では，これに特別注目する必要はないかもしれない。しかし，強い圧力が親に集中する状態は続いている。自閉症に関する現在の治療指針では，自閉症の子どもの不良な転帰とみなされるものを予防するための方法として，しばしば「早期介入」が重要視されている。診断に続いて，親はしばしば「解決」を見出し，そしてそれをできるだけ素早くおこなうよう圧力をかけられる。そこには時間に追われる感覚がある。それよりも，新しく診断された子どもの親は，子どもが好きなことを見つけ出し，それをするようしばしば励ますことで，利益が得られるかもしれない。家の中で，安全で予測可能な環境をつくるように助言し，家族全体の適応や良い生活のために支援することが有益であるだろう。そこで，この神話は今では以前ほど影響力を持っていないが，自閉症の子どもを育てている親を支援する際のさまざまな問題は，まだ存在している。自閉症の親は自閉症の子どもを持ちやすい（自閉症は高度に遺伝的であるから）。しかし，これらの人々の特別なニーズのための支援はいうまでもなく，このグループの存在の認知すら，極めて貧弱なままである。

2. 自閉症は生物学的基礎を持つ障碍である。

これは確かに真実である。だが，この生物学的基礎が何であるかを正確に確定するための進歩がほとんどないことは，驚くべきことである。第4章で見るように，自閉症の遺伝的，神経学的，および他の生物学的標識は不明のままである。

3. 自閉症は児童期に限られた状態ではない。
4. 自閉症は生涯を通して続く発達障碍である。

これら二つもまた依然として正しい。しかしわれわれは，障碍よりも「差異」「状態」あるいは「神経型」という用語を使うだろう。生涯にわたる問題がほとんど考慮されず，児童期に焦点を当てた研究が不釣り合いに多いといった批判が絶えずある。これは研究のための自閉症の成人の募集が困難であるからであり（第3章を見よ），また，原因的要素や状態発生の機構を理解することが科学的に優先されたからである。このことはしばしば児童期を研究の対象とすることを意味する。

5. 自閉症は必ずしも，特別の，あるいは「サヴァン」の能力によって特徴づけられない。
6. 自閉症は全てのIQレベルで見られるが，通常は全般的な知的障碍を伴っている。

7. 自閉症は「正常な」子どもが中に籠もっていて，そこから出るのを待っている「貝殻」ではない。

自閉症のこれらの特徴づけは間違いではないが，細かい点やことば遣いは変化していて，今日注意を喚起するために取り上げるべき問題がいくつかある。特に自閉症母集団での知的障碍の比率の評価は，大いに変化している。しかし，それでもしばしば約50%とされている。これは1994年に考えられていたものよりもはるかに低い（Elsabbagh et al., 2012)。サヴァンの能力は自閉症の成人の3分の1にあると報告されている（Howlin et al., 2009)。もっと一般的には，標準の能力テストで凸凹のプロフィールが非常によく見られる。多くの自閉症の人々は標準化された検査の特定の領域での成績が悪いかもしれないが，視空間的推論やパターン認知のテストでは，彼らの強みが現れてくるかもしれない（Courchesne et al., 2015)。自閉症を「正常な」子どもが身にまとうことがないのは事実である。そして，本書の初版以後に発展した神経多様性運動は，自閉症を「定型」に及ばない不全と見るよりは，それとの差異を讃える。

自閉症は生涯続くが，同じ状態が続くとは限らないと明記することも重要である。自閉症の人々（知的障碍があってもなくても）は，偉大ですばらしいことをおこなうし，また達成できる。自閉症の人の生活上での個人的満足は，自閉症であることに依るよりもむしろ，彼らのまわりにいる人々が彼らを理解し，受け入れ，そして支える能力と意欲に依るのである。本書を通して，われわれは，自閉症の人を缺陥（けっかん）がある，あるいは劣っていると烙印を押すのではなく，差異を理解し，認識することを促進するために，心理学理論と証拠を用いるつもりである。

8. 自閉症はコミュニケーション，対人関係および想像力の重い障碍である。

研究者が自閉症について知れば知るほど，この状態を単一の文でまとめることが困難になる。研究で得られた証拠に頼る限り，そうなのである。そして，生きた体験の多様性は言うまでもない。われわれは，自閉症がどのように診断されるかを範疇として述べることはできる。だが，それは自閉症が何かと同じではない。これらの列挙された領域のそれぞれで，差異に関する証拠は種々雑多である。差異が存在しないというのではない。差異は存在し，時にそれらは不利益である。しかし，差異の正確な性質をはっきり把握するのは難しい。

重篤さについてはどうか。第３章で示すように，われわれは自閉症を記述するために，「重篤さ」の評価法を用いようと試みることが無益であると，信じている。重篤さの概念を持ち出すとき，われわれが通常捉えようと試みているものは，その個人が必要としている支援のレベルであり，その際，必要となる支援それ自体の報告は，もっと正確で，もっと役立つものであるべきである。本書は自閉症を欠陥というより差異として規定するのであるが，自閉症に典型的に伴ういくつかの経験，例えば睡眠障碍，限局された食事，てんかん，ことばの遅れ，知的障碍，不健康状態などは，偏見やいじめや差別に出合うことと同じように，著しく混乱をもたらし，生活を困難にするにちがいない。

もっと最近の神話に反撃するために，どのような新しい事実を加えられるだろうか。明確な一つの事実は，「**ワクチンは自閉症の原因ではない**」であろう。この恐怖心を煽る話は，まったく缺点（けってん）だらけの，時に意図した欺瞞（ぎまん）的な科学に由来する。現在，ワクチンと自閉症の結びつきを否定する膨大で決定的な証拠がある。また，「**必ずしも全ての自閉症の人々は，男性ではない**」ことを強調すべきであろう。研究はしばしば女性，女児，および男女の二項に当てはまらない人々を見過ごしてきたし，あるいは系統的に除外してきたのである。

4. 現在の議論

◈ 要約

本書は二つの記述の枠組みの中で構成される。まず一つには，自閉症を説明の違ったレベルで考察する。それらは，生物学，認知，および行動のレベルである。自閉症の原因と本質の正確なモデルを追求するにあたって，われわれはまた，それらの影響の違った時間尺度を考える。それらは進化論的，発達的，およびオンライン的尺度である。自閉症は今，発達的状態として規定されており，人生のいろいろな時期を通して，重要な状態像の変化が見られるので，発達的な時間尺度は，心理学的モデルを考える際に，特に重要であるだろう。われわれは，本書の初版が出版されて以後，自閉症の理解がいかに根本的に変化したかを経験してきた。この新しいテキストでは，全ての章の最後に，話題となっている問題や将来に向けての大きな疑問を取り上げることで，自閉症の理解が絶えず変化していることを明らかにしようと試みる。

◈ 大きな疑問

本書執筆中にわれわれが取り組んだ一つの疑問は，われわれは神経定型の研究者として，自閉症の生きた体験もなしに，自閉症についての権威のあるテキストを，いかなる権利を有して書くのかということであった。もちろん，われわれは自閉症の体験についての本を書くことはできなかった。しかし，われわれは心理学者である。であるなら自閉症の心理学理論を書く試みはできる。これらの理論を提示し，議論するための根拠がわれわれにあるとするのは，正当であると思いたい。しかし，われわれはまた，自閉症を考えるのには，他にも多くの方法があることを，十分自覚している。これらには，他の学問領域の見方が含まれるが，また，非常に重要なこととして，自閉症者の声や体験も含まれる。われわれは，本書で当事者が論評したり，批判したりするための余白を設けたかった。彼らは個人的な体験を通して，われわれの学術的内容に対して対照的で批判的な見方を提示し，またそれを豊かにしてくれるであろう。

このことにより，別の大きな疑問が生じる。形ばかりでなく，自閉症者の声をどのように組み入れるのか。本書では，われわれはそれぞれの章の中核となるテーマを定め，当事者にそのテーマについての論評を依頼するために，それにふさわしい人を招いた。われわれとしては，それぞれの章の話題と活潑（かっぱつ）に共鳴する個人的体験を有する自閉症の執筆者を選ぶことを目指した。

取り上げるべき最後の問題点は，自閉症の人々が書いたこれらの記述を，しっかりと読んだり書いたりできない自閉症の共同体の大部分の人，つまり年少者や知的障碍あるいは限られた言語能力を有する人々が，容易に手にできないことである。これらの人々を代表する試みとして，われわれは寄稿者の中に，自らのためにあまり話せない自閉症の人々と日々接触している自閉症の子どもを持つ自閉症の親，あるいは自閉症である専門家の何人かを含めた。それ以外の人々は，児童期に「重い自閉症」と診断されたであろう経歴を持ち，しかし，それ以後に多くのコミュニケーションのスキルを獲得した人々である。

自閉症共同体の貢献――ダニエル・ウェクスラー：神経発達状態を持つ人々の精神的健康の転帰に影響を与える家族および社会的環境を研究している大学院生

この幅広い章を読む際に，忘れてはいけない重要なことは，自閉症の科学理論が自閉症を有する人と有しない人の差異に，あるいは一般の人々の中のある種の自閉症的特徴に関連する差異に，焦点を当てていることである，と私は考える。それらの理論は自閉症の人々そのものを，ましてや彼らの生きた体験を記述していない。自閉症について読み，「自閉症の人々」（通常は子どもあるいはわれわれが知っている誰か）を思い描くことは容易である。彼らのパーソナリティや彼らの世界の体験は記述された差異あるいは自閉症的特性を基にほとんど作り上げられている。科学的理論は差異に焦点を当てる。それらが自閉症の状態とは何かを理解するのに役立ちうるからである。しかし，人々は測量される一群の特性以上のものであり，それぞれの自閉症の人は，まず第一になにをおいても，われわれが人間の生活を想像するときに考えるであろうものに極めて近い，生きた体験を持つ人間である。例えば，私は私と同じ年齢や同じ経歴を持つ人にとって典型的な長期の目標，野望，および挑戦を有している。しかし，自閉症に関連した聴覚過敏のために，私は家庭や近隣の過剰な音によるストレスを多く経験している。これは，私の精神的健康や研究の能力に影響を与えてきたし，引っ越すのに快適な場所を見つけるのを困難にしてきた。さらに言えば，この自閉症の特徴は，私の生活を限定してきた以上に，私が自閉症でなかったら集中できたであろう「正常な」目標に集中するのを困難にしてきた。

もっと一般的には，それぞれの自閉症の人は，それぞれのパーソナリティや優先順位，好み，目標，苦悩を有している。私は，私とまったく違ったパーソナリティを持つ何人かの自閉症の人々と出会った。何人かを私は好きだったし，非常に嫌いな人もいた！　驚くべきことに，「神経定型」の友人のほとんどが，私が今までに出会った自閉症の人よりも私に似ていると，私は思う。同じように，自閉症としての自己同一性を持つ自閉症の人々がいる一方で，それを自分の生活あるいはパーソナリティの中心部分と考えない自閉症の人もいる。成人するまでに，多くの自閉症の人々は一つあるいはそれ以上の合併症を有するだろう。そしてこれらが自閉症の特徴以上に彼らの日常生活に顕著に現れるかもしれない。決定的なこととして，自閉症のそれぞれの個人は，それぞれ固有の強み，困難，およびニーズを有しており，これらが自閉症の人々と関わりたいと望んでいる人にとって，関心事の中心であるべきである。自閉症を理解することは自閉症の人々の支援を容易にするだろう。しかし，私は読者に自閉症をパーソナリティ，あるいは違った「タイプ」の人として考えないように促したい。そうではなく，他の様式の人間の生活（an otherwise very human life）に到る一連の変化として考えてほしい。これらの変化は極端であるかもしれないし，そうでないかもしれない。肯定的かもしれないし，否定的かもしれない。そして，それらが意味のある，しかし，しばしば騒然とした体験を生じさせるのである。

推薦図書

Karmiloff-Smith, A. (1998). Development itself is the key to understanding developmental disorders. *Trends in Cognitive Sciences*, 2 (10), 389-398.

Kenny, L., Hattersley, C., Molins, B., Buckley, C., Povey, C., & Pellicano, E. (2016). Which terms should be used to describe autism? Perspectives from the UK autism community. *Autism*, 20 (4), 442-462.

Milton, D. E. (2014). Autistic expertise : A critical reflection on the production of knowledge in autism studies. *Autism*, 18 (7), 794-802.

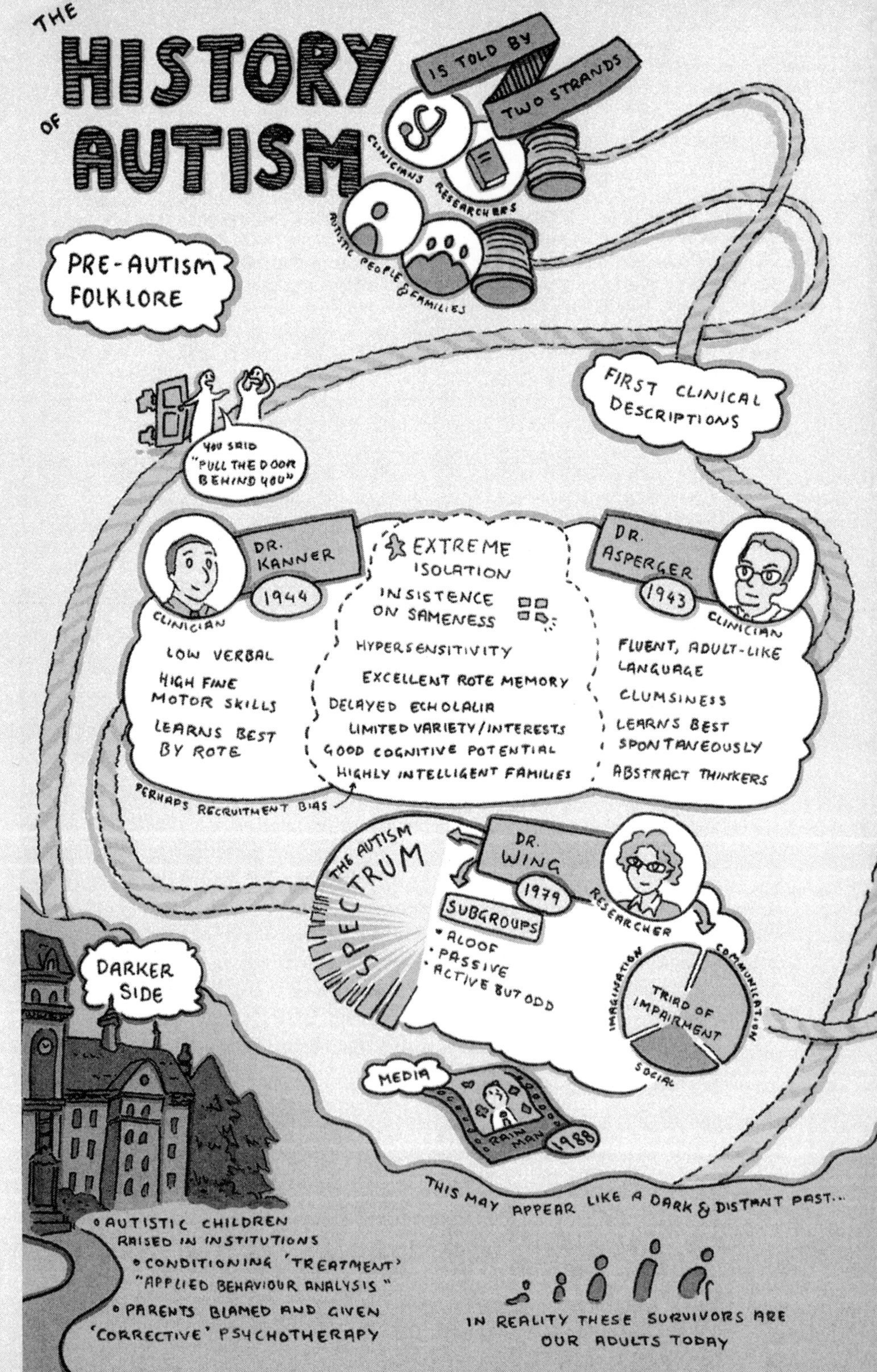
THE HISTORY OF AUTISM
IS TOLD BY
TWO STRANDS
CLINICIANS
RESEARCHERS
AUTISTIC PEOPLE & FAMILIES
PRE-AUTISM FOLKLORE
YOU SAID "PULL THE DOOR BEHIND YOU"
FIRST CLINICAL DESCRIPTIONS
DR. KANNER
1944
CLINICIAN
LOW VERBAL
HIGH FINE MOTOR SKILLS
LEARNS BEST BY ROTE
EXTREME ISOLATION
INSISTENCE ON SAMENESS
HYPERSENSITIVITY
EXCELLENT ROTE MEMORY
DELAYED ECHOLALIA
LIMITED VARIETY/INTERESTS
GOOD COGNITIVE POTENTIAL
HIGHLY INTELLIGENT FAMILIES
PERHAPS RECRUITMENT BIAS
DR. ASPERGER
1943
CLINICIAN
FLUENT, ADULT-LIKE LANGUAGE
CLUMSINESS
LEARNS BEST SPONTANEOUSLY
ABSTRACT THINKERS
THE AUTISM SPECTRUM
DR. WING
1979
RESEARCHER
SUBGROUPS
• ALOOF
• PASSIVE
• ACTIVE BUT ODD
TRIAD OF IMPAIRMENT
IMAGINATION
COMMUNICATION
SOCIAL
DARKER SIDE
MEDIA
RAIN MAN
1988
THIS MAY APPEAR LIKE A DARK & DISTANT PAST...
• AUTISTIC CHILDREN RAISED IN INSTITUTIONS
• CONDITIONING 'TREATMENT' "APPLIED BEHAVIOUR ANALYSIS"
• PARENTS BLAMED AND GIVEN 'CORRECTIVE' PSYCHOTHERAPY
IN REALITY THESE SURVIVORS ARE OUR ADULTS TODAY

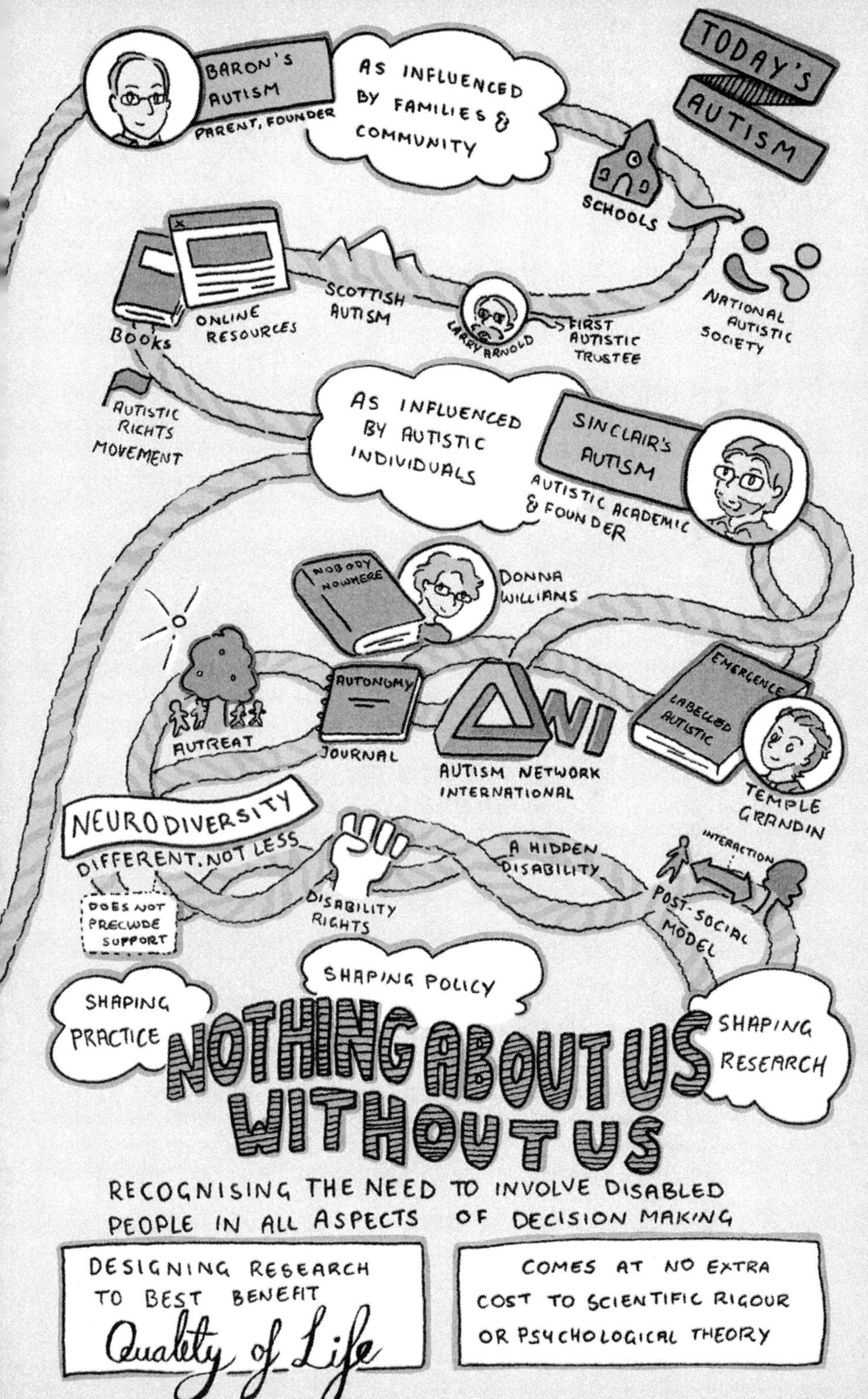
BARON'S AUTISM
PARENT, FOUNDER
AS INFLUENCED BY FAMILIES & COMMUNITY
TODAY'S AUTISM
SCHOOLS
BOOKS
ONLINE RESOURCES
SCOTTISH AUTISM
LARRY ARNOLD
FIRST AUTISTIC TRUSTEE
NATIONAL AUTISTIC SOCIETY
AUTISTIC RIGHTS MOVEMENT
AS INFLUENCED BY AUTISTIC INDIVIDUALS
SINCLAIR'S AUTISM
AUTISTIC ACADEMIC & FOUNDER
NOBODY NOWHERE
DONNA WILLIAMS
AUTONOMY
EMERGENCE
LABELLED AUTISTIC
ANI
AUTREAT
JOURNAL
AUTISM NETWORK INTERNATIONAL
TEMPLE GRANDIN
NEURODIVERSITY
DIFFERENT, NOT LESS
DOES NOT PRECLUDE SUPPORT
DISABILITY RIGHTS
A HIDDEN DISABILITY
INTERACTION
POST-SOCIAL MODEL
SHAPING PRACTICE
SHAPING POLICY
SHAPING RESEARCH
NOTHING ABOUT US WITHOUT US
RECOGNISING THE NEED TO INVOLVE DISABLED PEOPLE IN ALL ASPECTS OF DECISION MAKING
DESIGNING RESEARCH TO BEST BENEFIT Quality of Life
COMES AT NO EXTRA COST TO SCIENTIFIC RIGOUR OR PSYCHOLOGICAL THEORY

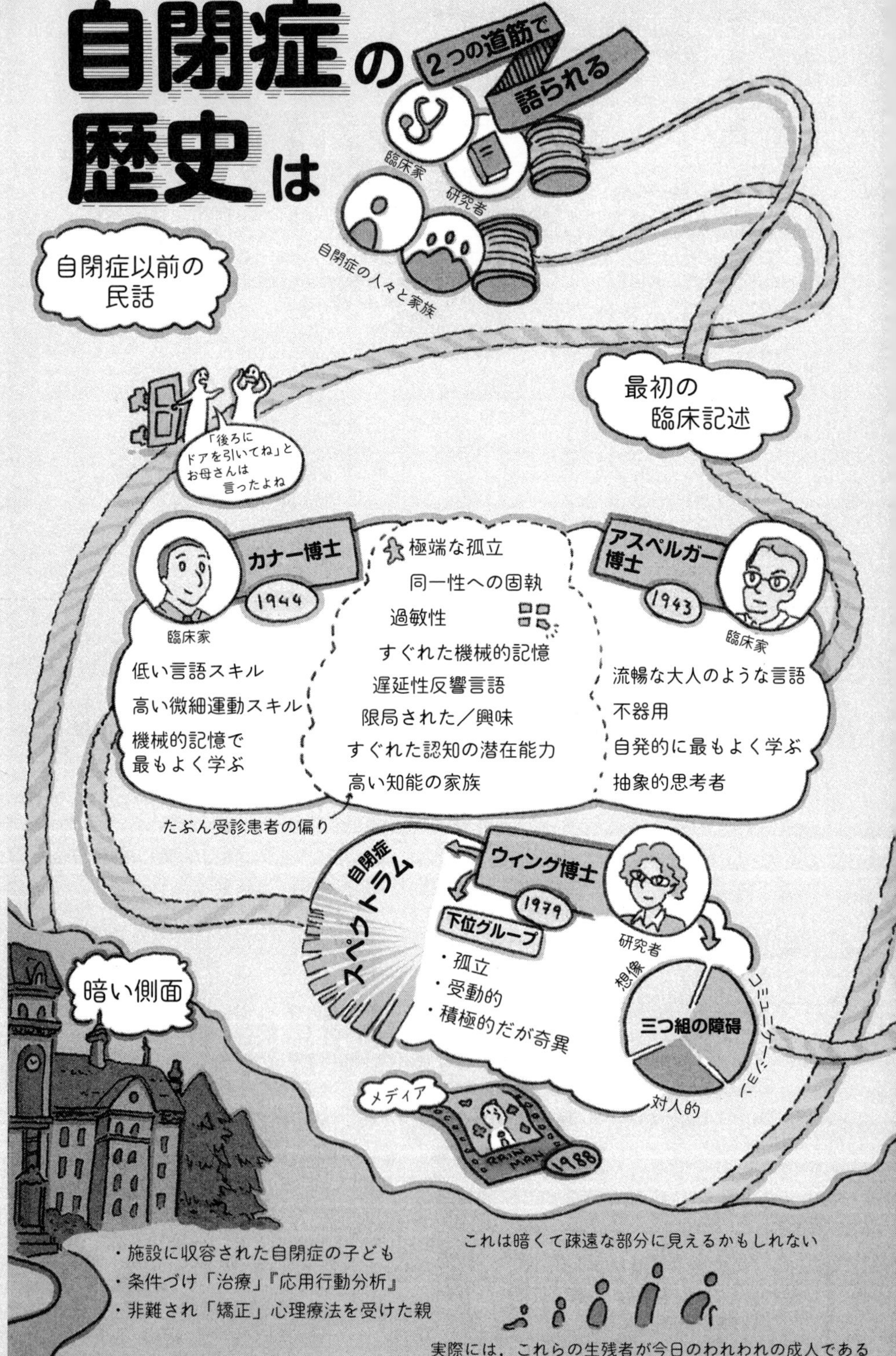

自閉症の歴史は
2つの道筋で語られる
臨床家
研究者
自閉症の人々と家族
自閉症以前の民話
「後ろにドアを引いてね」とお母さんは言ったよね
最初の臨床記述
カナー博士
1944
臨床家
低い言語スキル
高い微細運動スキル
機械的記憶で最も良く学ぶ
極端な孤立
同一性への固執
過敏性
すぐれた機械的記憶
遅延性反響言語
限局された／興味
すぐれた認知の潜在能力
高い知能の家族
たぶん受診患者の偏り
アスペルガー博士
1943
臨床家
流暢な大人のような言語
不器用
自発的に最もよく学ぶ
抽象的思考者
ウィング博士
1979
研究者
自閉症スペクトラム
下位グループ
・孤立
・受動的
・積極的だが奇異
三つ組の障碍
想像
コミュニケーション
対人的
暗い側面
メディア
RAIN MAN
1988
・施設に収容された自閉症の子ども
・条件づけ「治療」『応用行動分析』
・非難され「矯正」心理療法を受けた親
これは暗くて疎遠な部分に見えるかもしれない
実際には，これらの生残者が今日のわれわれの成人である

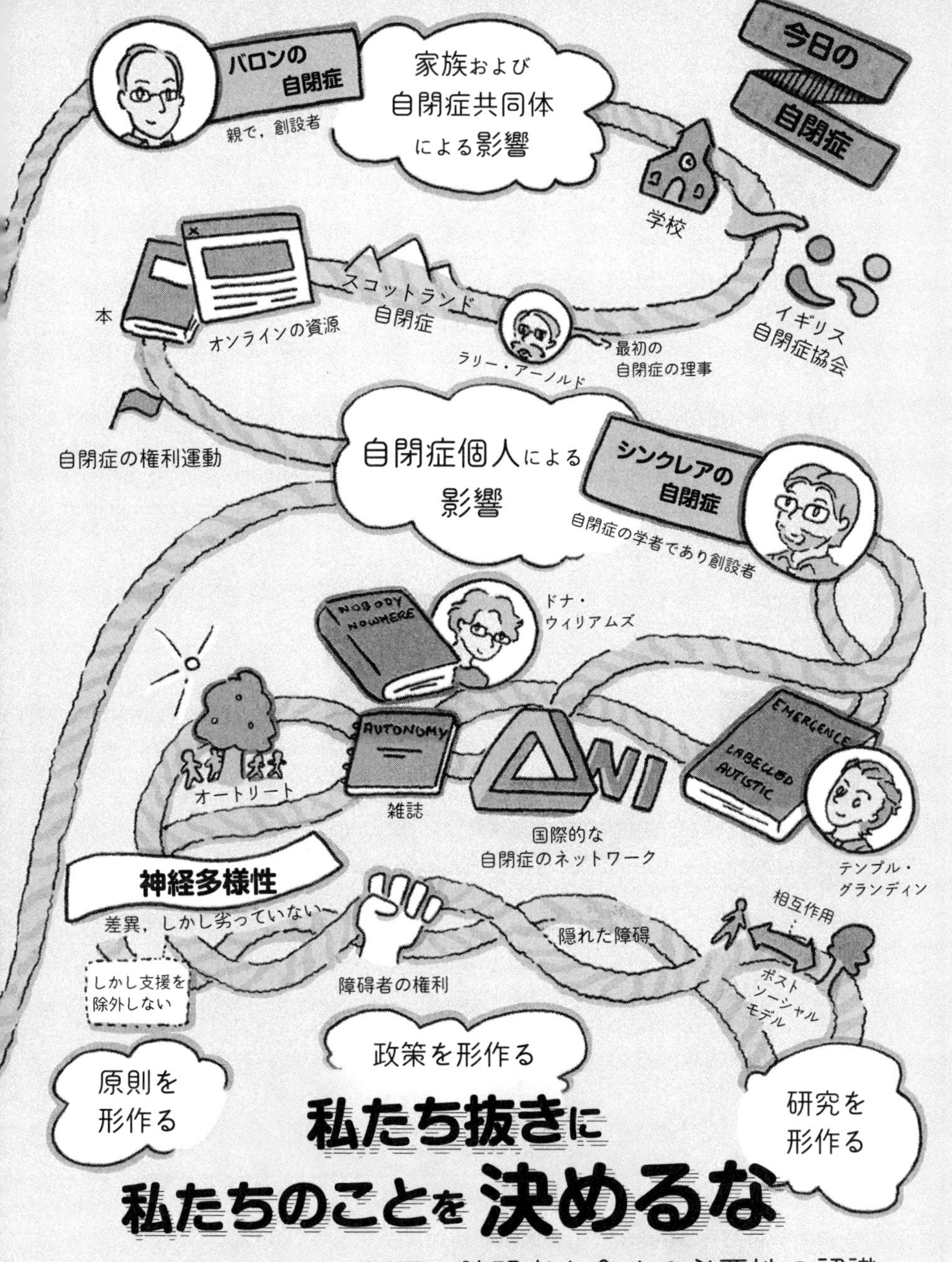

決定の全ての側面に障碍者を含める必要性の認識

生活の質の
最善の利益のために
研究を企画すること

科学の厳密さ
あるいは心理学的理論にとって
余分な損失とはならない

自閉症の歴史

自閉症の歴史には二つの流れがある。一つはほとんどが臨床家の，そしてのちに研究者も含めた専門家の歴史であり，もう一つは自閉症の人々および彼らの家族に焦点を当てた歴史である。本章では，われわれはこれら二つの流れの中から，大きな影響を与えた鍵となる人物を選び，その短い概略的解説をおこなう。彼らは今日の自閉症の見方を形作るのに重要な役割を果たした。

1. カナーの自閉症

> 彼は，笑いながら空中で指を交叉させる常同的な運動をおこないつつ，歩き回った。同じ三音符の節をささやくか口ずさみながら，頭を左右に振った。回すために手に入れた物は何でも，大喜びで回した。……部屋に入れられると，彼はまったく人々を無視し，すぐに物，特に回せる物の方に向かった。……彼は行く手を遮る手や，つかもうとするブロックの上にある足を，怒りをこめて振り払った。
>
> (Kanner, 1943 ; Kanner, 1973 に再掲)

このドナルドと呼ばれる5歳の男の子の記述は，70年以上前にカナーの画期的な論文「Autistic Disturbances of Affective Contact（情緒的接触の自閉的障碍)」で書かれた。「自閉的」という用語は，統合失調症の成人で見られる対人的引きこもりを記述するために，このことば（ギリシャ語の自分自身を意味する「auto」に由来する）を使用したブロイラー

(1908) に由来する。自閉症概念が根本的に変わったにもかかわらず，臨床家や教師ははるか昔にカナーが記述した諸特徴と同じような特徴について，今でもあれこれ述べる。しかも，自閉症はほとんどいつも存在していたのである。異常な行動や世界を字義通りに解釈する人を物語る民話は，ほとんど全ての文化で見出される。次の二つの説話はまったく違った文化から採用されたものであるが，それぞれは今日われわれが自閉症的と記述するであろう人の特性を中心とする物語である。最初の民話はインドのものである。

ある時シェイク・チリはある少女に激しく恋をして，母親に言った，「女の子が好きになってくれるようにする一番良い方法は何？」。彼の母親は言った，「一番良い方法は，井戸の側に坐って，彼女が水を汲みに来たときに，彼女に小石を投げて微笑むことよ」。シェイクは井戸に行き，その少女が現れたときに，大きな石を彼女に投げつけ，彼女の頭を割った。人々全員が集まってきて，彼を殺そうとしたが，彼が事情を説明すると，全員が「彼は世界一の愚か者だ」と言い合った。

（「151 のインドの民話」より引用，Kang & Kang, 1988）

2番目の民話はマルタ島のものである。

村にガーハンと呼ばれる少年が住んでいた。日曜日の朝，ガーハンの母親は，早く教会に行きたかった。しかしガーハンは朝起きるのを嫌がって，ベッドにいると言った。母親が出かける仕度をして，ガーハンの部屋に来た。「私は教会に行きますよ」と母親は言った。「起きたときに，教会に行こうと思ったら，出た後できっとドアを閉めてね (pull the door behind you)」。「心配しないで，お母さん」とガーハンは言った。「僕忘れないよ」。しばらくしてガーハンはベッドから這い出て，体を洗い服を着て，出かけようとしたときに，母親が言ったことばを思い出した。彼は玄関のドアを開け，それを引っぱって倒し，ドアのノッカーを持って引きずり始めた。ガーハンがドアを引きずりながら通りを歩いているのを見た人皆が，どんなに笑ったかは想像できるだろう。教会に着くと彼はまっすぐに入っていった。彼がバンバン，ガタガタと音を立てるので，皆は何が起きているのかと振り向いた。皆もそれをとてもおかしいと思って見るし，ガーハンの気の毒な母親はとてもきまりが悪い思いをした。「一体全体あなたは何をしているの？」と母親は尋ねた。「うん，お母さん」とガーハンは答えた。「お母さんは僕が家を出るとき後ろにドアを引っぱるように（pull the door behind）と言ったよね」

（「世界の中のオーストラリアの子どもの民話」より引用，Smith, 1979）

これらの民話は，自閉症の人々の予想もしない行動が何世紀にもわたって，多くのさまざまな文化で，認知されてきたことを示している。しかし，自閉症が臨床的に認められるようになったのは，カナーが不可解な，しかし同じような一連の諸症状布置を持つ 11 人の子どもの一群を記述してからであった。これらの特徴は，カナーの記述によると，以下のとおりである。

極端な自閉的孤立：子どもは期待されるようには人々と関わりを持とうとせず，一人でいると最も幸せそうに見えた。

同一性の保持に対する著しい強迫的願望：子どもは登校するときに違った道を通るとか家具を並べ替えるといった日常の行動パターンや環境の変化によって，極端に動揺した。

すぐれた機械的記憶：カナーが診察した子どもは，多量のものを記憶する能力を示した（例えば百科事典の索引ページ）。それは彼らの障碍があると見える知能の域を超えたものであった。

遅延性反響言語：子どもは聞いたことばを繰り返した。しかし，差し迫った要求の伝達を除いて，コミュニケーションのためにことばを使っていないように見えた。彼らはまた自分自身に言及するときに「あなた」を使い，「私」は他人を示すときに使う（代名詞の逆転といわれる）。これは他の発言者の発話を直接繰り返すためである。同じように，自閉症の子どもは，通常の要求文の代わりに疑問文を使う（例えば「あなたはお菓子が欲しいですか？」は「私はお菓子が欲しい」を意味する）。

刺激に対する過敏性：カナーは，彼が診察した多くの子どもが，真空掃除機やエレベーター，さらに風のようなある種の音や物に対して，強く反応すると記述した。何人かの子どもは摂食の問題も抱えていて，非常に限られた食物しか食べようとしなかった。

自発的行動の多様性の限局：これらは，子どもの反復運動や発語や興味で見られる。しかしカナーは，子どもが物とは良い関係を示すと感じていた。例えば物を回したり，ジグソーパズルを完成させたりするときの器用さなどである。

すぐれた認知の潜在能力：多くの子どもは重い知的障碍を有していると考えられていたけれども，カナーは彼の症例の幾人かが示す突出している記憶力や器用さが，すぐれた知能の反映であると信じていた。

高い知的能力を有する家族：カナーは彼の症例の全ての親が，高い知能を有すると述べた。しかしこれは単に紹介患者による偏りである可能性がある。カナーの対象群は典型的な群ではなく，ジョンズ・ホプキンズ病院の有名な児童精神科医に診察を受けるために，伝手（つて）を頼ってなんとか受診した人々なのであった。

その後の論文（Kanner & Eisenberg, 1957）の中で，カナーはこれらの多くの症状の中から，自閉症の鍵となる要素として，二つのものを選び出した。「**極端な孤立と同一性保持のための強迫的固執**」である。他の症状は二次的なもので，これら二つの要素を原因とする（例えばコミュニケーションの障碍）か，あるいは自閉症には非特異的（例えば常同症）なものである，と彼は考えた。第3章で，われわれはカナーの自閉症の記載を評価し直し，これらの最初の事例研究と関連させて診断基準の変化を考察する。

2. アスペルガーの自閉症

カナーが自閉症を規定した最初の人物であるとしばしば考えられているが，ハンス・アスペルガーもまた同じ頃，同じ諸特徴を共有すると彼が認めた一群の子どもを，オーストリアで治療していた（Asperger, 1944）。自閉症の研究と臨床実践の歴史を調べた最近の論文では，アスペルガーが「最初にその結果を得て」，カナーは，一部アスペルガーの仕事に頼ったのではないかという疑問が提起された（Silberman, 2016）。この可能性は，ドイツ語の原典からアスペルガーの論文が英語に翻訳されるまでに数十年かかっているという事実によって隠されてきたかもしれない（Asperger, Frith 訳, 1991）。また，われわれが本書執筆の最終段階に達したときに，アスペルガーが支配的なナチ体制の下で仕事をしていたのではないかという疑問も提出されており，この新しい論文は，医師の穏当でない程度の共犯があったことを明らかにしている（Czech, 2018）。だが，アスペルガーの論文は，この状態についてのわれわれの理解を形作っているし，自閉症の歴史では無視できない。われわれが書くように，自閉症共同体は，ナチの殺戮（さつりく）機械が障碍児を邪悪に処理する際に，アスペルガーが果たした役割についての新しい衝撃的な情報と折り合いをつけ，「アスペルガー症候群」（すでに診断指針にはない）がまだ適切なものとして容認できるのかどうかを議論している。

カナーとアスペルガーの両者は，ともにわれわれの自閉症理解の基礎を作ったのであり，彼らの記述は多くの点で似ている。二人とも自閉症の対人障碍は生得的（カナーのことば），あるいは体質的（アスペルガーがこのことばを用いた）であり，成人に至ってもずっと持続すると信じた。のみならず，カナーとアスペルガーの二人は，子どもの視線が合わないこと，ことばや動きが常同的であること，そして変化に対して著しく抵抗することを記載した。二人の研究者はともに，風変わりな物や話題に対する他に例を見ない特定の興味がしばしば見られることを報告した。二人とも彼らが診察した子どもの魅力的な容貌に感銘を受けたように思える。カナーとアスペルガーは，彼らが記載した障碍が三つの特徴，つまり彼らの患者の状態が荒廃ではなく改善すること，幻覚がないこと，そしてこれらの子どもが最早期から自閉的である事実に基づいていて，統合失調症と区別できると強調した。最後に，カナーとアスペルガーは，多くの患者の親にも同じ特徴，つまり対人的な引きこもり，あるいは常識的でない振る舞い，日常への決まり事に対する強い喜び，そして他の全てのものを排除した上での特定の興味の追求，を観察したと信じた。

アスペルガーとカナーが同じ種類の子どもを記述したと，われわれが信じたとすると，彼らの報告には三つの事項で重要な違いがある。これらの中の最初の，そして最もはっきりしているものは，子どもの言語能力である。カナーは彼の11人の患者の3人はまったく話さないし，他の子どももコミュニケーションせねばならないときに，ことばを使わないと報告した。これとは対照的に，アスペルガーは彼の事例研究の4人の患者のそれぞれ（そして，彼の示唆によると，彼が診察した特定されていない数の子どものほとんど）は，流暢に話し，「小さな大人のよう」でさえあった，と報告した。アスペルガーは彼らの言語使用に見られる「自由さ」と「独創性」を明記し，そして，4人の事例のうち2人が「空想的な物語」を話す傾向にあったと報告する。

アスペルガーの記載は，運動能力と協調運動に関して，カナーの記載と一致しない。カナー（1943）は，「**子どもの幾人かは歩行や粗大な運動においていくぶん不器用だが，全ての子どもは微細な筋肉の協調運動が上手である**」と報告した。これに対して，アスペルガーは彼の患者4人の全てが不器用であると記載し，彼らの学校でのスポーツ（粗大な協調運動）だけでなく，書くなどの微細な運動技能に関する困難を詳しく述べた。

アスペルガーとカナーが描いた臨床像の不一致の最後の項目は，子どもの知的能力に関するものである。カナーは，彼の患者は暗記による学習が最も得意であると信じた。しかし，アスペルガーは，彼の患者が「自発的におこなえるときに最もすぐれた」実力を発揮すると感じていた。そして彼らは「抽象的な考えの持ち主」であると示唆した。同じような意見の相違は，今日の自閉症者への支援や教育を実践する際の違いに見られる。

われわれはこれらの相違点をどのように理解し解決すべきだろうか。一つの解決法は，われわれが自閉症と考えているものを，自閉症とアスペルガー症候群の二つの下位グループに分けることである。実際，これらの下位タイプは診断指針の以前の版で導入された（このことについては第3章でもっと詳しく論じる）。別の解決法は，人々の間だけでなく，生涯を通して，また違った脈絡で，さまざまに状態が変化するスペクトラムとして，自閉症を考えることである。これが，自閉症の歴史において，次の基礎を築いた臨床家であり研究者であるローナ・ウィングがなした主要な貢献であった。

3. ウィングの自閉症

長い間，自閉症研究はゆっくりと進んでいった。マイケル・ラターやエリック・ショプラーのような研究者が，新しい考えや結果を発表していたが，この「非常に」珍しい状態への注目は限られていたし，数十年後まで重要な発展は生じなかった。その頃，ローナ・ウィングは，並はずれた臨床家であり，研究者であり，そして自閉症の娘の親であったが，自閉症の新しい理解を提唱し始めた。次にわれわれは自閉症の子どもの親が，どのようにして，理解と気づきと特に支援の提供を形作っていったかを，いくつかの具体例で示す。しかし，自閉症の研究と臨床についてのもっと詳細な歴史は，他の著作で見られる（Feinstein, 2010 ; Donvan & Zucker, 2017）。それらの著作は，アメリカ合衆国のベルナルド・リムランドのような，自閉症の家族であり，また自閉症研究の専門家でもある人々がおこなった，大きな貢献を明らかにしている。

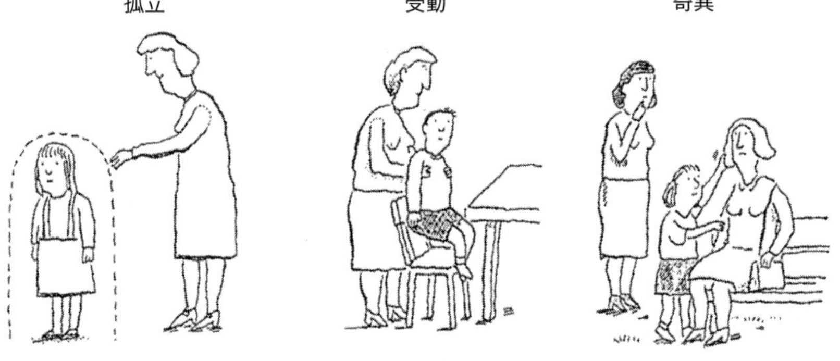

図2.1　ローナ・ウィングの「孤立，受動，奇異」の下位タイプ
Uta Frith, 1989 より著者と画家 Axel Scheffler の許可を得て転載

1979 年に，ウィングと彼女の同僚ジュディス・グールドが，画期的な論文を発表した。それは「三つ組の障碍」と呼ばれるようになる概念を，初めて提唱したのである。その論文は，大がかりな疫学調査に基づいており，その当時まで自閉症を定義するために使われていた一群の症例研究に対して，方法論的な異議を申し立てた。選別された 914 名の子どもの対象群より抽出された 132 名から得られた詳細なデータを活用して，ウィングとグールドは自閉症の特徴を，対人相互交流，コミュニケーション，想像，という三つの範疇に分類した。対人関係とコミュニケーションの困難は，カナー（およびアスペルガー，もっともその時点では彼はイギリスでは知られていなかった）による最初の観察とぴったり一致している。ウィングとグールドは，子どもの相互交流の様式の異様さと，話しことばの缺如（けつじょ）あるいは異常な使用に注目した。「想像」の領域は，遊びの異常な様式，特にふり遊びあるいは「象徴的遊び」の缺如だけでなく，反復的で常同的な行動の存在を概念化する新しい方法であった。のちに，この結果は，同じ特徴の集合（clusters）を調べた成人の大きな規模の研究においても再確認された（Shah et al., 1982)。三つの範疇のこの最後のふり遊びの減少についての観察は，自閉症の「心の理論（theory of mind：ToM)」による説明（第 5 章を見よ）の基礎にもなった。

ウィングとグールドの論文はまた，（成長過程のいずれかの時点で見られる）子どもの対人接近の様式に基づいて，子どもを三つの下位グループに分類する新しい方法を導入した（図 2.1）（Castelloe & Dawson, 1993 も見よ）。

孤立：これらの子どもは「あらゆる状況で孤立しており無関心」，あるいは要求を満たすために対人接触をおこなうが，その後すぐに引きこもる。

受動：このグループは対人接触を受け入れるが求めない。例えば，彼らは，遊び場でのごっこ遊びで一つの役割を与えられるかもしれないが，それを続けるためには自閉症でない友達の指示を必要とする。

積極的だが奇異：これらの子どもは対人相互交流をおこなうために他人に近づくが，定型的でない仕方でそうする。彼らの独特な行動の結果，彼らは「時に友達に拒絶される」。このことは，今や次第に認められるようになった事実，つまり自閉症でない人々の反応が，自閉症の子どもの経験や適応に重要な役割を演じるという事実の早期の標識である（Grossman, 2015）。

下位グループの分類の試みは，もっと大きな対象群のデータを用いて，今日まで続けられてきたが（例えば Grzadzinski et al., 2013 ; Prior et al., 1998 ; Stevens et al., 2000），いずれも決定的なものではなかった。その間にウィングは『The Autistic Spectrum（自閉症スペクトラム）』（1996）という自著の出版で，違った戦略を採った。この本は同じ診断を共有する幅広い人々の間の多様性に焦点を当てたスペクトラムという用語を有名にした。特にウィングは，生涯にわたって，また違った環境の脈絡の中で，さまざまな困難や強みが現れることを強調した。彼女の著作は，自閉症の診断が劇的に増加した期間に出版されたのだが，教育実践に特に影響を及ぼし，臨床家以上に教師が自閉症スペクトラムの子どもの経過に責任を負うようになった。

4. 神話と論争

ここまで，われわれは自閉症を臨床的に規定するために，初期の開拓者によってなされた貢献に焦点を当ててきた。もちろんこの歴史には，他の多くの重要な人物が含まれているし，彼らの幾人かが書いたり，彼らについて書かれたりした本が，本章の終わりに推薦図書として挙げられている。しかし，また自閉症の臨床と学術の歴史には，自閉症を否定的に特徴づけたために生じた悲劇的な例が，悲しいながら含まれており，それらは誤った理解や時に治療の悪用をもたらした。われわれには，それらを詳細に論じる余裕がないが，それらを無視することは，われわれの怠慢であるだろう。

最も広汎に害を与えた理論的な説明の一つは，いわゆる冷蔵庫の母モデルであり，それは子どもに自閉症の症状が現れるのは生物学的原因ではなく，良い養育や反応の良い親の対応の欠如のためであるとする心因論的理論であった（もっと詳しい歴史を知るためには，Donvan & Zucker, 2017 を見よ）。親の役割がひどく性別化されていた時代にあって，もっぱら母親が非難されたのであった。多くの自閉症児が家族から引き離されて，施設で育てられ，養育法を改善するために母親に心理療法が実施された。自閉症児を教育する初期のやり方の一つは，応用行動分析（ABA）であり，これは動物で最初に確立された条件づけの原則を用いるイヴァ・ロヴァスによって開発された。子どもは，「正しい」行動を遂行するために，報酬と罰を用いて段階的に区別された基本的スキルを教えられた。ABA はその頃からかなり発展し，今や幅広い接近法を含んでいる。だがこの方法は，行動のみに焦点を絞り，明らかに正常な「理想的な」子どもを求めており，また有効性の証拠が薄弱と考えられてきたために，いまだに多くの論争の的になっている（Dawson et al., 2008）。

自閉症の研究および臨床のしばしば混乱に満ちた歴史は，この領域を専門とすることを選択する誰もが，必ず知らねばならないものである。われわれはそれを「歴史」と呼ぶが，今日の多くの自閉症の成人は，この脈絡で育てられたのであり，また心因論的理論は，世界のいくつかの部分で，いまだに有害な影響を与えている。もっと学びたい読者には，『Neurotribes』（Silberman, 2016）や『In a Different Key』（Donvan & Zucker, 2017）を薦めたい。

5. バロンの自閉症

ありがたいことに，多くの親は心因論的理論による痛手にもくじけず，研究や特に治療実践を形作る上で，卓越した役割を果たしてきた。イギリスで最も早くに自閉症と診断された男の子の親であったマイケル・バロンは，他の親と協力して，自閉症児のための学校を設立した。このグループは発展して今日の「イギリス自閉症協会（National Autistic Society：NAS)」になった。NASはイギリスの自閉症の人々や家族に，情報や支援を提供している。1962年に設立されたNASは，世界中で最初の自閉症協会であった。そして，世界中の同じような家族主導のグループを設立するよう働きかけ，また育成してきた。NASは2003年には，ラリー・アーノルド博士を最初の自閉症者の理事として選んだ。これが自閉症者の権利擁護運動の画期点であった。「スコットランド自閉症（Scottish Autism)」は，同じように親によって設立された。五つの家族が自宅を抵当に入れて，1968年に「スコットランド自閉症協会（Scottish Society for Autism)」といわれるものを設立し，スコットランドに最初の自閉症に特化した学校を設立した。バロンは自閉症の人々，特に知的障碍を伴う人々や彼らの家族の側に立った，傑出した代弁者であり続けている。

親はまた自閉症の公的認知を推進するのに著しい役割を果たし，研究者はそれに触発されてきた。学生の時，古本屋で本を漁っていたフランチェスカは，自閉症の娘を育てたクララ・クレイボーン・パークの本（1968）にたまたま出会った。そしてその本で，自閉症に対する絶えることのない興味を引き起こされた。ほぼ20年後に，博士課程の学生であったスーは自閉症の息子についてのシャーロット・ムーアの率直で愛情に満ちた本

(2004) に魅了された。親のグループはまた自閉症についてもっと学ぶための，そして専門家の共同体を設立するための，いくつかのすぐれた資源をオンライン上で公開し，また支援もおこなってきた（その中の一つに，学び始めるのによいウェブサイト「Thinking Person's Guide to Autism」がある)。

親の先駆者としての努力は，自閉症支援の慈善組織や学校といった遺産を残したが，それによって自閉症共同体は恩恵をこうむり続けている。しかし，治療やリハビリテーションの必要性を強調する自閉症共同体の一部（大部分自閉症の子どもの自閉症でない親によって運営されている）と，受容や権利に焦点を合わせる共同体の一部（大部分自閉症の成人によって運営されている）の間には緊張もある。「Autism Speaks」（アメリカ合衆国の親が主導する慈善団体）の共同設立者がイギリスを訪れ，「自閉症と闘い自閉症を治癒する」（ガンとの闘いとの類似）ための彼らの使命について話したとき，ダイナ・マレーが主導する「Something about Us（われわれについての何か)」運動が，「**創造的な自閉症の存在を確立し，自閉症について人々が最も聞く必要のある事柄について発言する機会を自閉症の人々に与え，最も賢明なやり方で注目を浴び，Autism Speaksの影響を消し去るための，特別な対抗として催し物をおこない，同盟を創り出し義務を生じさせる**」（マレー，私信）ために，展開された。同じように『Loud Hands : Autistic People Speaking（騒がしい手：自閉症の人たちの声)』という本の題名は，「静かな手」の概念，つまり自己刺激行動や手のパタパタがないといった概念に，特に対抗するために選ばれた。この「静かな手」は多くの早期介入プログラムの一部である。治療実践や研究に従事する心理学者にとって，当事者の幅広い共同体内での違った考え方の間のこれらの緊張状態は，うまく対応し解釈しようとしても，難しいものかもしれない。違った考えや，それらの背後にある個人的な経験についてよく知ることが，この領域に関わるいかなる人にとっても，極めて重要である。

6. シンクレアの自閉症

自閉症の歴史は，自閉症の人々による説明を考慮に入れないと完全ではありえない。この領域の文献では，女性の活躍が特にめざましい。テンプル・グランディンの『Emergence : Labelled Autistic』は自閉症者の最初の自伝であり，ドナ・ウィリアムズの『Nobody, Nowhere』とともに，増加し続けている自閉症の一人称の作品の古典となった。この主題について書かれた研究者の著作もあり，その研究者の中で最も傑出した一人がジム・シンクレアである。彼は自閉症共同体の早期の指導者であり，1992年に設立された「Autism Network International」の共同設立者であった。Xe[原注1)] はその後，神経多様性を支持する学術的議論を展開したが，1993年に次のように書いた。

> 自閉症は一つの存在の仕方である。それは遍在し，全ての経験，全ての感覚，知覚，思考，感情，出会い，そして存在のあらゆる諸相を彩る。自閉症を人から分離することは不可能である。たとえ可能だとしても，分離した後に残った人は，初めにそうであった人と同じではないであろう。
>
> (Sinclair, 1993)

その後『Being Autistic Together』で，シンクレアは，「Autism Network International」がどのように開設されたのか，そして設立者は「**自閉症の人々が一緒に過ごす時間はわれわれの多くに貴重である。人々はそれを楽しみ，もっとそうしたいと思う**」ことをどのように発見したかを書く (Sinclair, 2010)。その結果，最初の自閉症者主導の自閉症の人々とその仲間のための催し物「Autreat」が1996年に始動し，それに刺激を受けて同じような催し物が世界中でおこなわれるようになった。

原注1) われわれはこれがシンクレア博士の好む筆名と信じている。

同じ頃ヨーロッパでも，マーティジン・デッカーがオンラインネットワーク「Independent Living on the Autism Spectrum」（略称 InLv）を，**「違っている人々が一人ぼっちでないことを発見する場所」**というスローガンのもとに始めた。自閉症者主導の組織は今も増え続けており，その中には「Autistic Self-Advocacy Network」（2006 年設立），「Autism Rights Group Highland」（2005 年設立），そして「Autism Women's Network」（2009 年設立）が含まれている。2005 年に「Aspies for Freedom」が最初の「Autistic Pride Day」を祝し，その催しは今や毎年 6 月 18 日に世界的におこなわれている。もっと最近では，雑誌『Autonomy』が自閉症の学者によって創刊された。それは障碍者の権利と，しばしば神経多様な学者によってなされる社会学的な自閉症研究の出版物を刊行するためである (Arnold, 2013)。

自閉症の権利擁護提唱者，自閉症共同体の指導者や学者に導かれて，今やわれわれは自閉症の概念の転換点にいる。自閉症の人々は，より広範な障碍者権利擁護の協議事項での指導者となっており，障碍の社会的モデルを強調し (Shapiro, 1994 ; Solomon, 2008)，彼らの生活に影響を与える政策やサービスを形成する上で一定の役割を演じることを要求している (Ne'eman, 2010)。このモデルは，自閉症による機能障碍の結果を，他の全ての障碍と同様に，主流派の大部分と同じやり方で機能しない個人を，能力がないようにさせている環境のせいであると規定する。もっと含みのある表明，ポストソーシャル・モデルは，強調すべき問題点を環境ではなく個人と環境の相互作用へと，微妙に変化させている（これについてのもっと詳しい内容は第 9 章を見よ）。簡単な例を示すと，歩けない人は移動するために個人的な補助（例えば車椅子）を必要とするし，移動可能な環境（例えば，傾斜路や広い入口）を必要とする。障碍者の権利擁護提唱者は，われわれの社会の不利の主要な要因として，能力第一主義（障碍のある人々への偏見）を，人種差別，性差別，および同性愛恐怖と同列に置くことに成功し始めている。

7. 神経多様性

障碍者の権利擁護運動の中で，自閉症はしばしば「隠れた障碍」であるといわれてきた。これは，自閉症が明らかな身体的特徴を有していないという意味である。他の隠れた障碍には，心理学者が「神経発達障碍」と名づけるものの多くが，例えば注意欠如多動性障害（以下，注意缺如多動性障碍と表記），難読症，失行症，てんかん，およびトゥレット症候群が含まれている。「障害（障碍）」という否定的な用語の使用を避けるために，InLv の会員ジュディ・シンガーは，神経多様性ということばを作った。彼女は，「**われわれはわれわれ自身を何か新しいものに従って区分し始めている。『心の種類』における差異……『生まれと育ち』の振り子を『生まれ』に振りもどす**」(Singer, 1998)。つまり神経多様性は，認知処理過程を生じさせ，また全ての個人間の差異を説明し，そして神経多様な人々の場合には，診断的範疇を生じさせる，脳の構造と機能の多様性を意味する。神経多様な人々は，世界や他の人々に対する自分の体験が，標準と一致しないことを，見出すかもしれない。そして，このことは背後にある基本的な神経学的差異のせいなのであるとするのである。決定的には，神経多様性は，神経多様な人々は**違っている**のであって，**劣ってはいない**，と宣言する。

神経多様性の立場の採用は，困っている人々への支援の提供を妨げないし，また多くの自閉症の人々や家族が体験している現実の苦難を否定するものでもないと強調することは重要である。自閉症にはしばしば精神保健上の問題（例えば不安やうつ病），身体病（例えばてんかん），そして行動上の問題（例えば自傷，睡眠障碍，偏食）が伴い，それらはその個人や周辺の人々に著しい負の影響を与える。自閉症はまた，多くの事例で知的障碍を伴う（しかし，知能テストと自閉症についての考えに関しては，Dawson et al., 2007 を見よ）。限られた話しことばによるコミュニケーションやそれ以外の言語障碍は，多くの人にとって大きな障壁となる。高い知能と流暢なことばを持つ自閉症であっても，通常の学級で学ばねばならない場合，自閉症が学習の妨げとなって，ある種の学習障碍と分類されるかもしれない。これら全ての問題は，研究対象となるし，支援目標に値する。神経多様性の本質は，支援の領域を定め，望ましい転帰を測定する際に，われわれが目標とすべきは，困っている事柄の解決であって，個人の神経多様な状態の除去でない，とわれわれに告げる。

「**私たち抜きに私たちのことを決めるな**（Nothing About Us Without Us）」という標語は，障碍についての意思決定の全ての側面に，障碍のある人々の関与が必要であることを前面に押し立てる。自閉症の臨床と研究の関連では，われわれは，自閉症の人々と彼らの同伴者にとって重要な事柄を研究するために，彼らと密接に連携して仕事をしなければならない（Milton, 2014）。このことは，心理学理論や科学的厳密さを捨てることを意味しない。この標語は，参加型研究実践を発展させ（Fletcher-Watson et al., 2018 ; Scott-Barrett et al., 2018），自閉症的差異を尊重し，受け入れるやり方で，われわれの疑問を組み立て，研究方法を企画し，知見を広めることを意味する。

8. 現在の議論

◈ 要約

自閉症の歴史は，一連の事例研究から始まり，その後大きなデータをあつかう英語を話す研究者に大きく影響されながら，いくつかの局面を経過してきた。次第にわれわれの自閉症の規定は，自閉症である学者や自閉症共同体から多大な影響を受けるようになった。この状態が診断基準の指針に採用されて以後，それぞれの局面での自閉症の臨床モデルが，その時々の研究の方向に影響を与えた。今日の神経多様性の枠組みが，今まさに研究に影響を与え始めており，この領域での最新の知見のいくつかは，第9章であつかう。自閉症について多くのことが知られるようになったが，まだ理解されるべきことが多くある。以下の数章で，自閉症の行動的，生物学的，および認知的性質に関する最新の知識を展望し，いくつかの今も続いている議論や将来の研究すべき疑問を論じることにしよう。

◈ 大きな疑問

われわれの自閉症の理解の次なる段階は何か。自閉症研究は多くの局面を通過してきた。そしてわれわれは来るべき劇的な変移を期待しうる。われわれは，自閉症が診断指針からまったく消え去り，自己決定による個人的な自己同一性となる将来を予測できるであろうか。もしそうなら，このことは自閉症の人々が経験している諸困難に対する証拠に基づいた支援の提供にとって，何を意味するのだろうか。

われわれは自閉症共同体の中の多様性にどのように対応できるのだろうか。現在研究や臨床を形作るのに主な役割を演じている自閉症者の大部分は，知的障碍のない人々である。ほとんどことばがなかったり，知的障碍があったりする自閉症の人々に，直接関わることは難題であり続けている。ここでは親の観点が非常に大切であるだろうが，これらが自閉症の人々の観点と一致するのは簡単でないかもしれない。きっと自閉症の尊重と受容が，全体の共同体で達成されねばならない。

「神経定型性」は存在する必要があるのだろうか。そして，これは神経多様性にとって何を意味するのだろうか。神経多様性は，神経定型的な標準から範疇的に区別される全ての人々を表すために使用されている。全ての自閉症の人々は神経多様的であるが，全ての神経多様な人々は必ずしも自閉症的であるのではない。例えば，他の神経多様な人々はADHDあるいはトゥレット症候群であるかもしれない。一方，神経多様性という用語は，全ての人々の間の個人的差異を包含している。生物多様性や民族性と同様に，神経多様性は，他の全ての者が偏っているとする基準があることを自動的に意味しない。そうでなくても，われわれ全てが違っており多種多様である。このように考えると，われわれは神経多様性の人々への支援や理解の要求を損なわないで，より大きな受容を奨励するために，神経多様性の概念をどのように使用できるだろうか。

自閉症共同体の貢献——マーティジン・デッカー：自閉症者の権利擁護提唱者であり，自閉症者のオンライン共同体，InLvの開設者

自閉症の歴史は競い合いそして対立する物語の一つである。この章で記述されたように，1940年代にレオ・カナーとハンス・アスペルガーが，いくつかの解釈を付した事例研究によって自閉症を記載した。これは一つの物語である。

1960年代および1970年代に，親たちは，彼ら自身が子どもの自閉症の原因であるという有害な物語に対抗するために，団結し始めた。当然ながら，その後これらの親が自らの物語の中心となった。応用行動分析（ABA）や積極的行動介入法が出現し，希望がないと診断された自閉症の子どもが正常になることを，親に約束した。だが，子どもは同輩と「区別できない」ようにならないと，一生懸命にやらなかったからだとか，痛々しく害のあるほど極端にその方法を実施しなかったからだと，親は再び非難された。その結果「悲劇的ヒーロー」である親の間に，不信と防衛の態度が広まった。

一方，自閉症者は次第に非人間的とみなされた。ABAの考案者ロヴァスは，あるインタビューで次のように言った。**「彼らは身体的な意味で人間である。彼らは髪の毛や鼻や口を持っている。しかし，心理的な意味で人間ではない」**（Chance, 1974）。このような態度の結果，自閉症の人々は，施設の中へと「消えていき」，拷問を受け，虐待され，無視された。そしてこの事実は今もなお世界の多くの場所で見られる。多くの変化や新しいパラダイムが出現したが，一つの要素は絶えず存在した。自閉症の人々

の観点が，常に物語から消されていたのである。

その後，1990 年代の初期に，インターネットが学術的な特権者のためのネットワークでなくなり，単なる人間にも利用できるようになった。これまで互いにコミュニケーションする方法を持たなかった自閉症の人々は，すばやくオンラインで互いを見出し始めた。1992 年に Autism Network International は ANI-L のメーリングリストを始めた。これは，自閉症者によって自閉症者のために運営される初めてのオンライン共同体である。シラキューズ大学が主催者となり，ANI-L はすぐに自閉症の下位文化や政治的パラダイムを発展させるようになった（Sinclair, 2005）。

1996 年に，なぜかわからず違っている状態でそれまでを過ごし，児童期や青年期が経過した後で診断された私は，ANI-L と違ったものが必要と感じる機会に遭遇した。ずっと前は社会的媒体によって新しいオンラインのグループをつくることは困難であったが，私にはすでに，プログラミングとオンラインによるコミュニケーションの経験があった。家のダイヤル式電話回線と特別なソフトウェアを使って，私は自閉症者による自閉症者のための電子メールの個人主催の局を開始し，そして一つの共有された文化と一つの共同された政治的信念の代わりに，包括と多様性を強調し続けた。そのグループは InLv と呼ばれた。これは「Independent Living on the Autistic Spectrum（自閉症スペクトラムによる独立した生活）」の略語である。

このネットワークが世界中に広がるにつれて，参加者は共有されてはいるが，個人的には著しく違った生き方の探索を通して，自閉症的自己同一性を発見した。全てのわれわれの文化的，政治的そして神経的な多様性にとって，われわれは共有されたトラウマや排除体験の中に，またわれわれ自閉症者の多くにとっても，ある種の基本的な自閉症的生き方の中に，多くの共通するものを発見した（Dekker, 1999）。テキストのみのコミュニケーションは，理解にとって障壁ではなくて通路であることが明らかとなった。「自閉症」は私の生涯で初めて，なんらかの種類の共同体に所属するための私の鍵となった。自閉症であるという考えは，私の自己同一感の中に埋め込まれた。

早くから，人間の神経は生得的に多様であり，それは生物学的多様性の一側面であって，この神経多様性（Singer, 1998）は，多様性の他の形態と同様に，人間のエコシステムに価値があるという考えが，InLvでの議論から生まれた。われわれは神経多様性を本来的に包括的な概念であると考えた。神経多様性の人々は「劣っているのではなく差異である」と宣言することからはるかに前進して，われわれは，劣っているあるいは缺陥（けっかん）があると感じている人々を大いに包括しつつ，障碍がないあるいはすぐれていると感じている人々を同格の人間存在として受け入れてきた。神経多様性は，自分自身の状態をどのように考えるべきかを人に指示しない。それは単に存在している。それは事実である。われわれが推奨してきたのは，存在し，生活し，仕事をし，子どもをもうけるなどの，われわれの権利を含めて，他の人々と同様に神経多様性の全ての人々に同等の権利があるという事実の，論理的で倫理的な帰結である政治的認識であった。

今日，神経多様性の活動家は，大部分，初期の考えを乗り越えていった。多くの者は，適切でない神経布置のようなものはないと主張することによって，特別な指示的「パラダイム」を進展させている（Grace, 2015 ; Walker, 2014）。そして，自らを障碍がある，あるいは缺陥があると考えている自閉症の人々を排除している。同質の精神との出会いを希望して神経多様性の権利擁護のグループに参加したにもかかわらず，そこでは何を信じるべきか，どのように同一化し，どのようにコミュニケーションするかを教えられ，そして違反とみなされると，即，出入り禁止という憂き目を見ただけであったという話を，自閉症の人々から私はしばしば耳にする（例えば O'Leary, 2018）。一つの運動に対する皮肉な状況が，多様性を包み込む考えの上に築かれている。

自らが自分の子どもの自閉症の原因でないことを証明しようと試みた 1960 年代から 1970 年代の親と同様に，今日の自閉症の活動家は不信感でいっぱいで，防衛的である。われわれの存在する権利を守ろうと試みて，われわれはわれわれ自身の物語をあまりにも深刻に語る罠に陥っている。2020 年代に神経多様性の活動家が直面する課題は，基本的には，われわれ自身と違っている人々をもう一度受け入れるために，ある種の成長と学習を達成することであるだろう。

◇この節の文献

Chance, Paul.（1974）. 'After you hit a child, you can't just get up and leave him ; you are hooked to that kid' : O. Ivar Lovaas interview with Paul Chance. *Psychology Today*, January 1974, http://neurodiversity.com/library_chance_1974. html

Dekker, Martijn.（1999）. *On our own terms : Emerging autistic culture.* Autism99 online conference. Republished 2015, www.autscape.org/2015/programme/handouts/Autistic-Culture-07-Oct-1999.pdf

Grace, Ally.（2015）. Ten things you reject by embracing neurodiversity. *Respectfully Connected*（*blog*）, http://respectfullyconnected.com/2015/02/ten-things-you-reject-by-embracing/

O'Leary, Fioma.（2018）. The Asperger's/autistic divide. *Personal blog*, 19 February 2018, https://fionaolearyblog.wordpress.com/2018/02/19/the-aspergers-autistic-divide/

Sinclair, Jim.（2005）. Autism network international : The development of a community and its culture. *Self-published*, www.autreat.com/

History_of_ANI.html
Singer, Judy. (1998). Odd people in : The birth of community amongst people on the autistic spectrum : A personal exploration of a new social movement based on neurological diversity. Thesis, Faculty of Humanities and Social Science, University of Technology, Sydney, 1998. Republished in "Neurodiversity : The birth of an idea" (2016). www.amazon.com/dp/B01HY0QTEE
Walker, Nick. (2014). Neurodiversity : Some basic terms & definitions. *Neurocosmopolitanism* (*blog*), 27 September 2014, http://neurocosmopolitanism.com/neurodiversity-some-basic-terms-definitions/

推薦図書

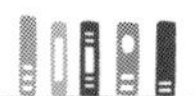

Bascom, J. (2012). *Loud hands : Autistic people, speaking.* Washington : Autistic Self-Advocacy Network.
Donvan, J. J., & Zucker, C. B. (2017). *In a different key : The story of autism.* London, UK : Allen Lane.
Feinstein, A. (2011). *A history of autism : Conversations with the pioneers.* Hoboken, NJ : John Wiley & Sons.
Grandin, T. (1986). *Emergence, labeled autistic.* Novato, CA : Academic Therapy Publications.
Silberman, S. (2016). *Neurotribes : The legacy of autism and how to think smarter about people who think differently.* Sydney : Allen & Unwin.
Williams, D. (1992). *Nobody nowhere : The extraordinary autobiography of an autistic girl.* New York : Jessica Kingsley.

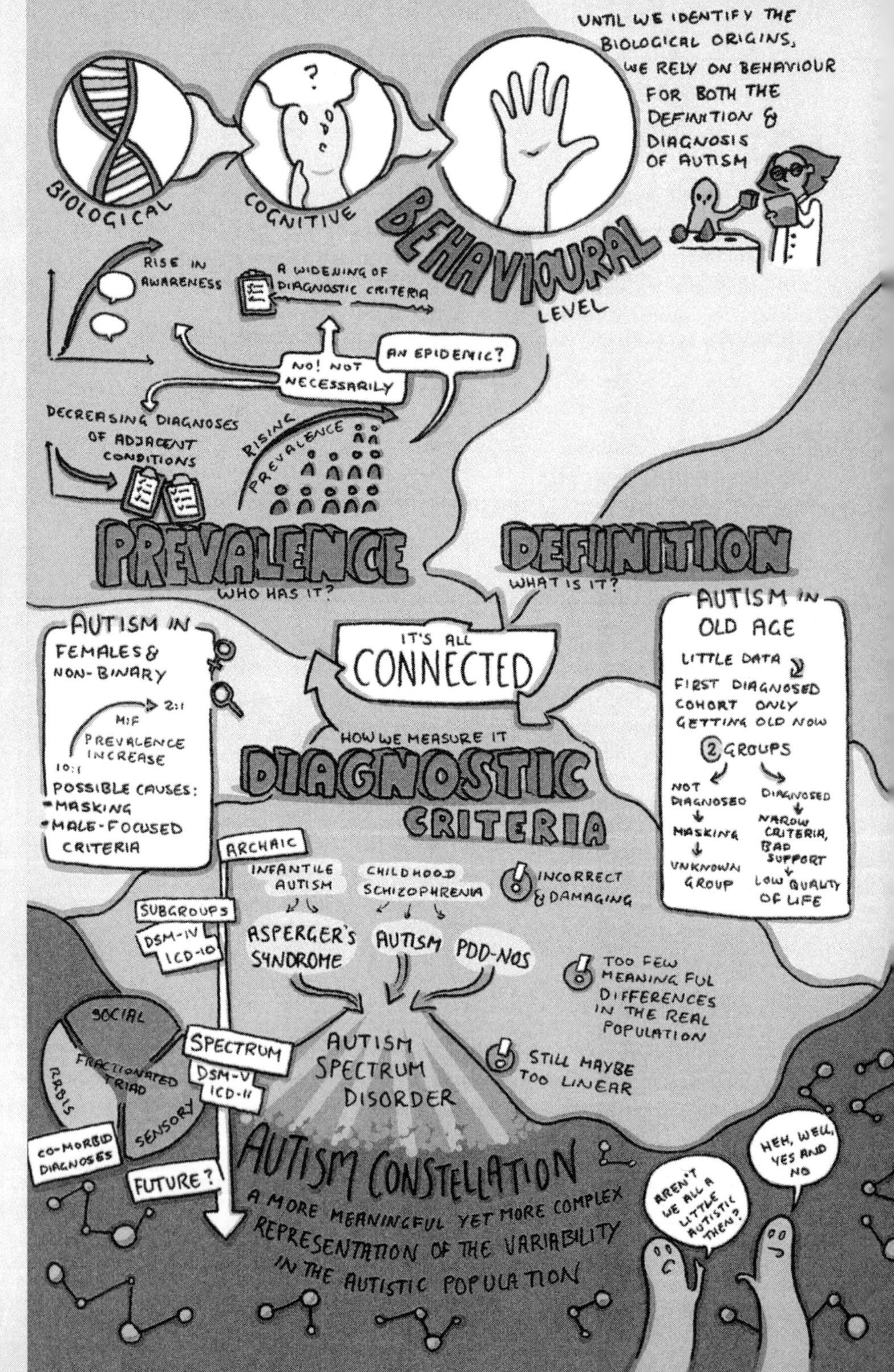

UNTIL WE IDENTIFY THE BIOLOGICAL ORIGINS, WE RELY ON BEHAVIOUR FOR BOTH THE DEFINITION & DIAGNOSIS OF AUTISM
BIOLOGICAL
COGNITIVE
BEHAVIOURAL LEVEL
RISE IN AWARENESS
A WIDENING OF DIAGNOSTIC CRITERIA
NO! NOT NECESSARILY
AN EPIDEMIC?
DECREASING DIAGNOSES OF ADJACENT CONDITIONS
RISING PREVALENCE
PREVALENCE
WHO HAS IT?
DEFINITION
WHAT IS IT?
IT'S ALL CONNECTED
AUTISM IN FEMALES & NON-BINARY
M:F PREVALENCE INCREASE
10:1
2:1
POSSIBLE CAUSES:
- MASKING
- MALE-FOCUSED CRITERIA
AUTISM IN OLD AGE
LITTLE DATA
FIRST DIAGNOSED COHORT ONLY GETTING OLD NOW
2 GROUPS
NOT DIAGNOSED
MASKING
UNKNOWN GROUP
DIAGNOSED
NARROW CRITERIA, BAD SUPPORT
LOW QUALITY OF LIFE
HOW WE MEASURE IT
DIAGNOSTIC CRITERIA
ARCHAIC
INFANTILE AUTISM
CHILDHOOD SCHIZOPHRENIA
INCORRECT & DAMAGING
SUBGROUPS
DSM-IV
ICD-10
ASPERGER'S SYNDROME
AUTISM
PDD-NOS
TOO FEW MEANINGFUL DIFFERENCES IN THE REAL POPULATION
SOCIAL
RRBIS
SENSORY
FRACTIONATED TRIAD
SPECTRUM
DSM-V
ICD-11
AUTISM SPECTRUM DISORDER
STILL MAYBE TOO LINEAR
CO-MORBID DIAGNOSES
FUTURE?
AUTISM CONSTELLATION
A MORE MEANINGFUL YET MORE COMPLEX REPRESENTATION OF THE VARIABILITY IN THE AUTISTIC POPULATION
AREN'T WE ALL A LITTLE AUTISTIC THEN?
HEH, WELL, YES AND NO

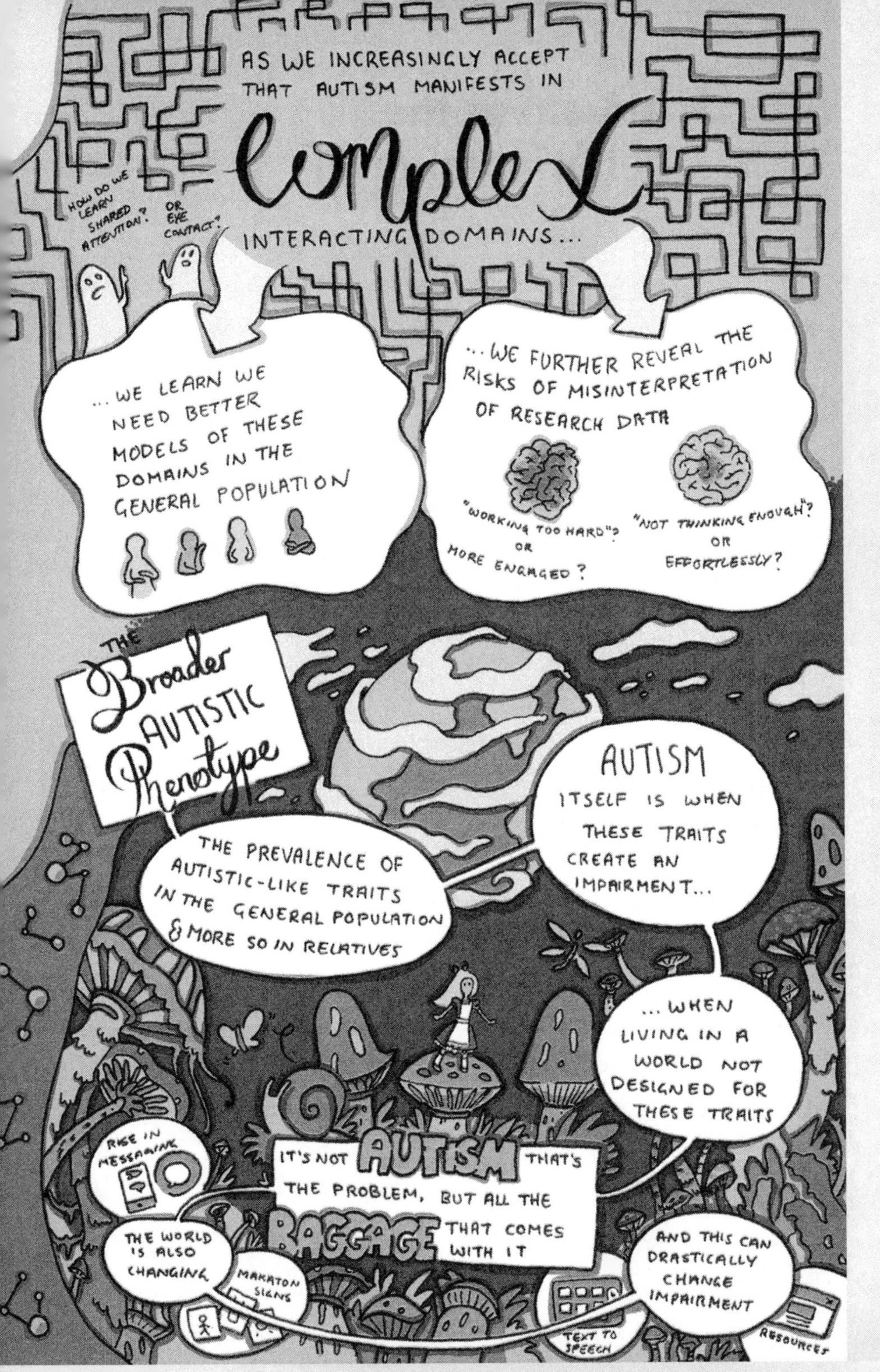

AS WE INCREASINGLY ACCEPT THAT AUTISM MANIFESTS IN
Complex
INTERACTING DOMAINS...
HOW DO WE LEARN SHARED ATTENTION?
OR EYE CONTACT?
...WE LEARN WE NEED BETTER MODELS OF THESE DOMAINS IN THE GENERAL POPULATION
...WE FURTHER REVEAL THE RISKS OF MISINTERPRETATION OF RESEARCH DATA
"WORKING TOO HARD"? OR MORE ENGAGED?
"NOT THINKING ENOUGH"? OR EFFORTLESSLY?
THE Broader AUTISTIC Phenotype
THE PREVALENCE OF AUTISTIC-LIKE TRAITS IN THE GENERAL POPULATION & MORE SO IN RELATIVES
AUTISM ITSELF IS WHEN THESE TRAITS CREATE AN IMPAIRMENT...
...WHEN LIVING IN A WORLD NOT DESIGNED FOR THESE TRAITS
IT'S NOT AUTISM THAT'S THE PROBLEM, BUT ALL THE BAGGAGE THAT COMES WITH IT
RISE IN MESSAGING
THE WORLD IS ALSO CHANGING
MAKATON SIGNS
TEXT TO SPEECH
AND THIS CAN DRASTICALLY CHANGE IMPAIRMENT
RESOURCES

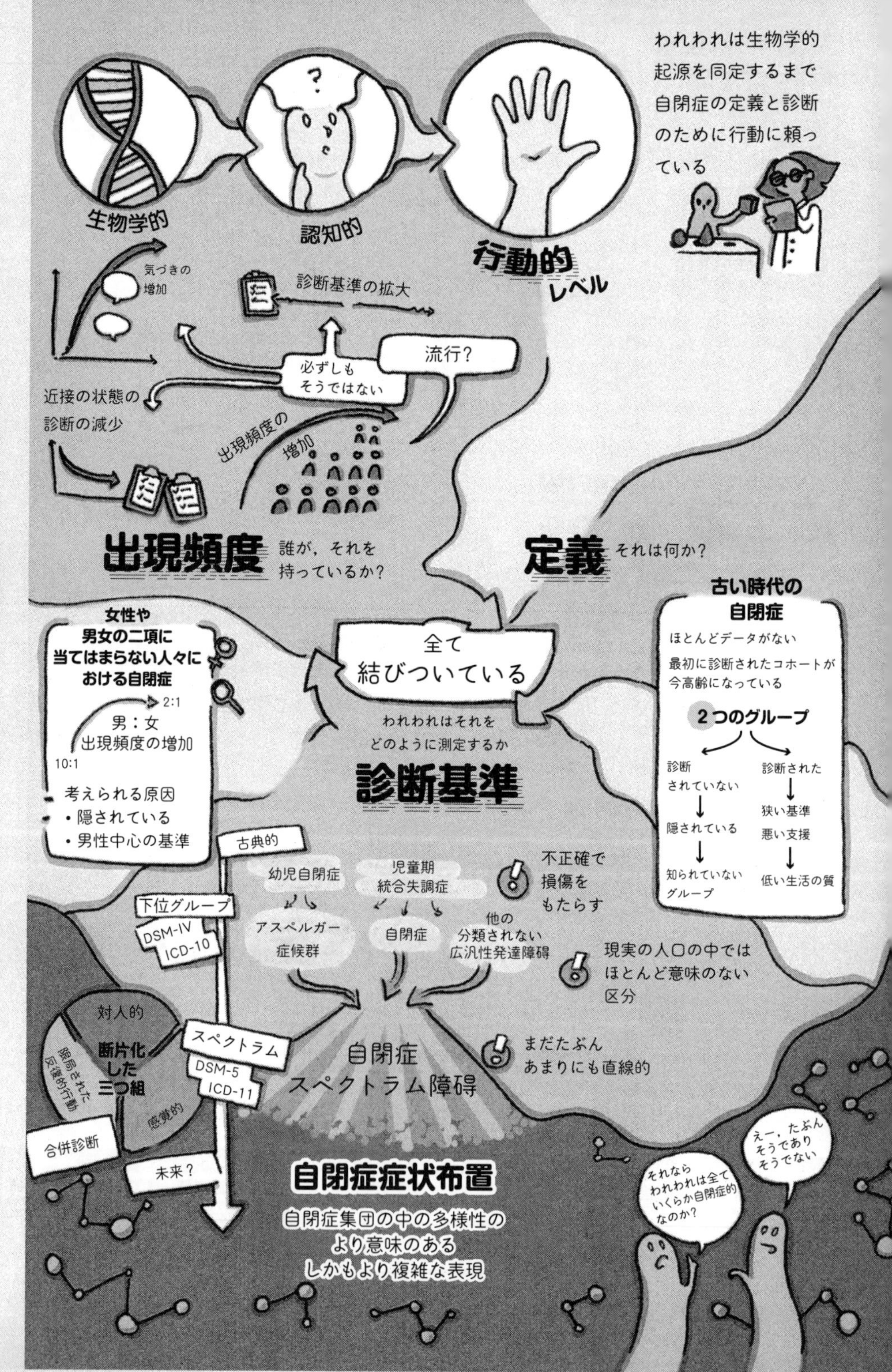

われわれは生物学的
起源を同定するまで
自閉症の定義と診断
のために行動に頼っ
ている
生物学的
認知的
行動的
レベル
気づきの
増加
診断基準の拡大
流行?
必ずしも
そうではない
近接の状態の
診断の減少
出現頻度の
増加
出現頻度
誰が，それを
持っているか?
定義
それは何か?
古い時代の
自閉症
ほとんどデータがない
最初に診断されたコホートが
今高齢になっている
2つのグループ
診断
されていない
隠されている
知られていない
グループ
診断された
狭い基準
悪い支援
低い生活の質
女性や
男女の二項に
当てはまらない人々に
おける自閉症
2:1
男：女
出現頻度の増加
10:1
考えられる原因
• 隠されている
• 男性中心の基準
全て
結びついている
われわれはそれを
どのように測定するか
診断基準
古典的
幼児自閉症
児童期
統合失調症
不正確で
損傷を
もたらす
下位グループ
DSM-IV
ICD-10
アスペルガー
症候群
自閉症
他の
分類されない
広汎性発達障碍
現実の人口の中では
ほとんど意味のない
区分
対人的
断片化
した
三つ組
限局された
反復的行動
感覚的
スペクトラム
DSM-5
ICD-11
自閉症
スペクトラム障碍
まだたぶん
あまりにも直線的
合併診断
未来?
自閉症症状布置
自閉症集団の中の多様性の
より意味のある
しかもより複雑な表現
それなら
われわれは全て
いくらか自閉症的
なのか?
えー，たぶん
そうであり
そうでない

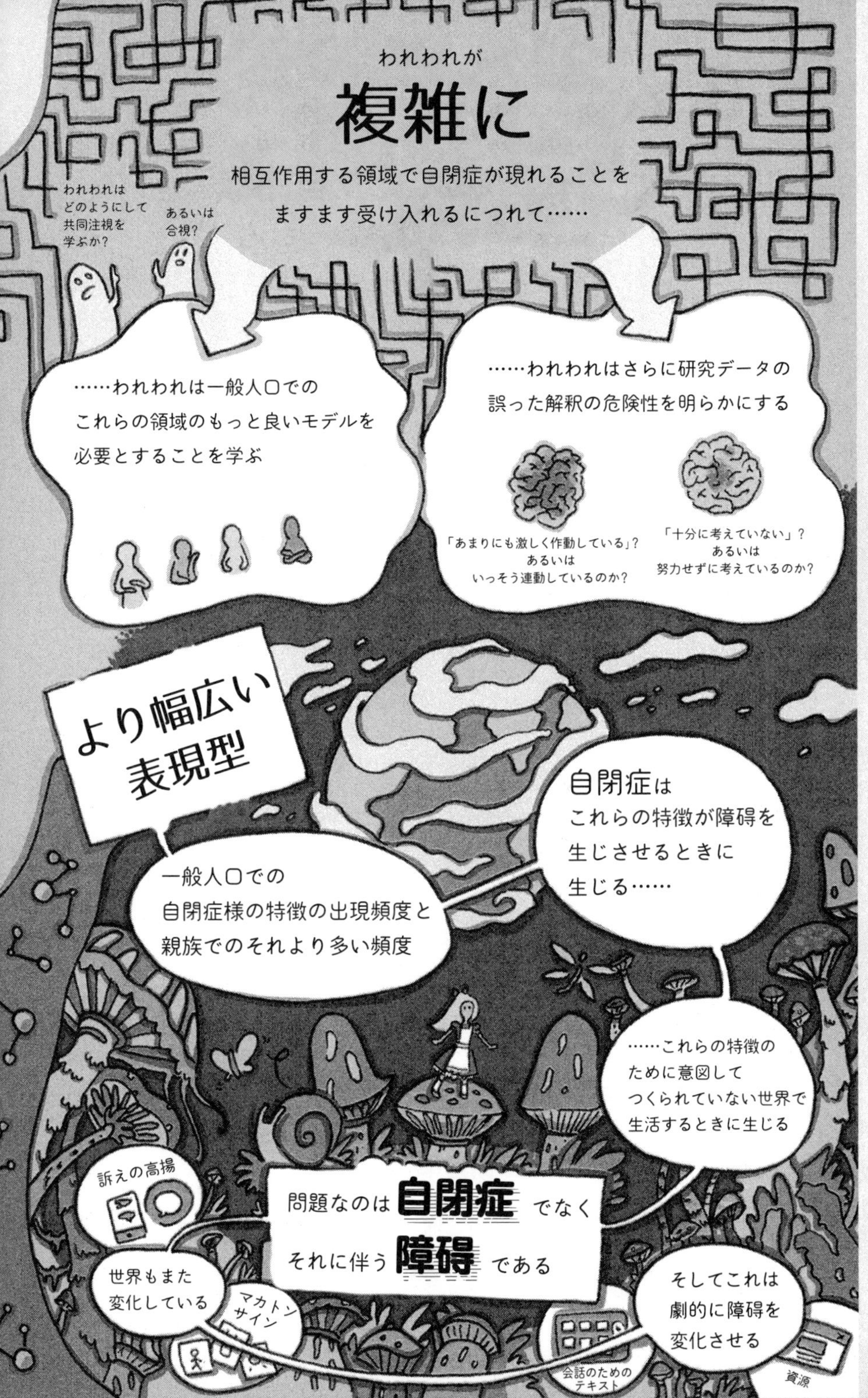

われわれが
複雑に
相互作用する領域で自閉症が現れることを
ますます受け入れるにつれて……
われわれは
どのようにして
共同注視を
学ぶか？
あるいは
合視？
……われわれは一般人口での
これらの領域のもっと良いモデルを
必要とすることを学ぶ
……われわれはさらに研究データの
誤った解釈の危険性を明らかにする
「あまりにも激しく作動している」？
あるいは
いっそう連動しているのか？
「十分に考えていない」？
あるいは
努力せずに考えているのか？
より幅広い
表現型
一般人口での
自閉症様の特徴の出現頻度と
親族でのそれより多い頻度
自閉症は
これらの特徴が障碍を
生じさせるときに
生じる……
……これらの特徴の
ために意図して
つくられていない世界で
生活するときに生じる
問題なのは自閉症でなく
それに伴う障碍である
訴えの高揚
世界もまた
変化している
マカトン
サイン
そしてこれは
劇的に障碍を
変化させる
会話のための
テキスト
資源

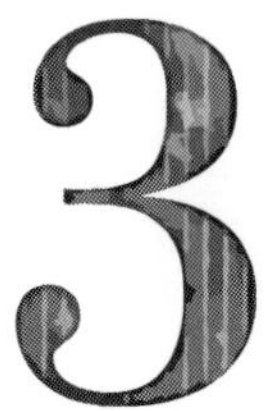

行動レベルで見た自閉症

われわれは自閉症が神経生物学的差異をもたらす遺伝的基礎を持つことを知っているが（第4章を見よ），その診断は一組の諸行動に基づいておこなわれる。さまざまな試みにもかかわらず，信頼できる生物学的標識が見つかっていないことがその主な理由である。信頼できる標識は，十分な感度と特異度を示さねばならない。つまり，それはあるグループの全ての成員で見つからねばならないし，そのグループでのみ見られねばならない。目下のところ，自閉症のための最良の生物学的標識の候補とされているものは，せいぜい髪の毛の色に基づいて，イギリスのどこの地域の出身であるかを同定する試みに似ている。確かにスコットランドと他のイギリス連合王国の間では，赤毛の頻度に差異がある。しかし，赤毛は，良い感度であるほどには，十分な大きさの比率でスコットランドの人々には見出されていない。しかも他の地域でも広く見出されるので，特異的でもない。

われわれが自閉症を診断するために行動に頼ると，この章や以後の章で見るように，いくつかの難問が生じる。診断のための行動特徴の定義は，時とともに変化するし，違った場面での適用のされ方に差異が生じる可能性があるので，変動する出現率を解釈したり，意味のある下位グループを同定したりすることが極めて難しくなる。

1．現在のそして変化する診断基準

現在の診断基準は，精神疾患の診断・統計マニュアル第5版（DSM-5）（APA, 2013）（表3.1）と，予定されている国際疾病分類第11版（ICD-

11）(WHO, 2018）のいずれでも，自閉症に対して一つの範疇しか特定されていない。これは，症状に変異があるとの認識の下に，「自閉症スペクトラム障碍（ASD)」と名づけられている。診断用語の一部として「障碍」ということばの使用は，多くの自閉症の人々に受け入れられていない。彼らは，自閉症が人類の中での自然な変異であると，強調している。そのため，われわれは，本書ではASDではなく，自閉症ということばを用いる。それでも，診断するためには，現時点の特性あるいは症状のパターンが，少なくとも生活の重要な側面で，ある個人にとって著しく障碍となっていなければならない。われわれが，ある特性が「障碍となっている」と言うとき，神経定型の人々によって，そして彼らのために大部分設計された世界の脈絡の中で，そうだという意味であると，認識することが重要である（このことについてもっと知るためには，第9章および第10章を見よ)。

DSM-5およびICD-11に従うと，診断のためには二つの領域での諸特徴がはっきり認められることが必要とされる。それらは，対人およびコミュニケーション行動の異常と，限局された反復的行動の存在である。これらの諸特徴は，幼児期から出現していなければならない。もっとも診断ははるかに後年になっておこなわれるかもしれないし，しばしば現実にそうである。両方の診断指針は，過剰および過少を含めた感覚の感受性および知的あるいは言語の障碍の併存の可能性を強調している。ICD-11は，知的障碍を持つ自閉症とそうでない自閉症の差異をより詳細に記述し，また自閉症の中には現実社会に溶け込むために症状を隠しているかもしれない人がいるとはっきり述べている。最後に，両方の診断体系は，自閉症に他の状態，例えば注意缺如多動性障碍（ADHD）あるいは不安症が併存していても，自閉症の診断をおこなってよいとする。これまでは，合併症の可能性が否定されていたので，臨床家は，一つの診断のみを選ぶように指示されていたのであった。

両方の診断指針の以前の版——DSM-Ⅳ（APA, 1994）とICD-10（WHO, 1992）——は，一連の自閉症の下位グループを特定していた。それらは自閉性障碍，アスペルガー症候群，非定型自閉症，あるいは他に特定されな

表3.1　DSM-5の自閉症スペクトラム障碍の診断基準

自閉症スペクトラム障碍　299.00（F84.0）

診断基準

A. 多くの脈絡を通して対人コミュニケーションおよび対人相互交流における持続的な障碍。現在あるいはこれまでの経過で以下の症状として現れる（例示されているが，他のものを除外はしない。テキストを見よ）：

1. 対人的情緒的相互性の障碍。例えば，異常な対人接近や正常なやりとりの会話の失敗，興味や情緒あるいは感情の共有の減少，対人相互交流を始めたり反応したりすることの失敗。

2. 対人相互交流のために使用される非言語的コミュニケーション行動の障碍。例えば，貧弱に統合された言語的および非言語的コミュニケーション，合視や身体言語の異常あるいはジェスチャーの理解や使用における障碍，表情や非言語的コミュニケーションの完全な欠如。

3. 関係を形成し，維持し，理解することの障碍。例えば，さまざまな対人的脈絡に適するために行動を調節することの困難，想像的遊びを共有したり友達をつくったりすることの困難，同輩への興味の欠如。

B. 行動，興味あるいは活動の限局された反復的パターン。現在あるいはこれまでの経過で以下の項目のうち少なくとも二つが見られる（例示されているが，他のものを除外はしない。テキストを見よ）：

1. 常同的あるいは反復的な動作，物の使用あるいは話しことば（例えば，単純な運動の常同症，おもちゃを並べる，物を叩く，反響言語，風変わりな語句）。

2. 同一性への固執，日常的決まりへの融通性のない固執，あるいは儀式的なパターンや言語的，非言語的行動（例えば，わずかな変化に対する極端な困惑，変化に伴う困難，固い思考パターン，儀式的な挨拶，同じ道筋を通るあるいは毎日同じ食事を摂ることの要求）。

3. 異常な強度や焦点を有する極度に限局され，固定された興味（例えば，通常でない物への強い愛着あるいは没頭，過度に限局されたあるいは常軌を逸した興味）。

4. 感覚入力に対する過剰または過少な反応，あるいは環境の感覚的側面への通常でない興味（例えば，痛みや温度に対する明らかな無関心，特定の音や生地に対する嫌悪感，物を過剰に嗅ぐあるいは触る，光や動きに視覚的に魅了される）。

C. 症状は早期発達期に存在していなければならない（しかし，対人的要請が限られた能力を超えるまで十分明らかにならないか，後年学習した戦略で隠されているかもしれない）。

D. 症状は，対人的，職業的あるいは現在の機能の重要な領域で，臨床的に著しい障碍の原因となる。

E. これらの障碍が知的障碍（知的発達障碍）あるいは全般的発達遅滞でもっとうまく説明されない。知的障碍と自閉症スペクトラム障碍はしばしば合併する。自閉症スペクトラム障碍と知的障碍をともに診断するためには，対人コミュニケーションが全般的発達レベルで期待されるよりも低いレベルであるべきである。

もし下記の症状があれば，特記すること

知的障碍を伴うか，伴わないか
言語障碍を伴うか，伴わないか
既知の医学的あるいは遺伝的状態，あるいは環境因と関連しているか
他の神経発達的，医学的あるいは行動障碍と関連しているか
カタトニアを伴っているか

APAの許可を得て転載

い広汎性発達障碍（PDD-NOS）である。現在の診断分類体系と従来の体系は，同じ状態の基本的な特徴を共有している人々の間の変異をあつかうために，違った接近法を採っている。われわれはこの状態を本質的に変異のあるスペクトラムとして同定できるし，あるいは特徴の強度や特定の標識に基づいて下位区別を試みてもよい（例えば，アスペルガー症候群は，言語発達の遅れを伴っていないとの理由で別の状態とされていた）。

なぜわれわれはこれらの診断基準や概念の変化を検討するのか。診断指針のそれぞれの繰り返される改訂は，診断過程を改善する試みであると同時に，増大する研究成果に対応する試みでもある。研究成果への対応の一例は，アスペルガー症候群と自閉性障碍の間に設けられていた区別を取り壊す決定である。数多くの研究は，現在の知的能力が等しいのであれば，これらのグループの間の差異は，ほとんど意味がないことを示唆した（例えば Eisenmajer et al., 1996 ; Macintosh & Dissanayake, 2004）。実際，アメリカのある範囲の専門クリニックでなされた診断を調べた影響力のある研究は，（アスペルガー症候群，自閉症，PDD-NOS の）いずれの診断がなされるかを最もよく予測する因子が，診断される個人のなんらかの特徴ではなくて，彼らがどのクリニックを受診したかであったことを，明らかにした（Lord, et al., 2012a）。臨床的に使用しやすくなったことを反映する診断基準の変化の一例は，対人およびコミュニケーションの基準を一つに合体させたことである。コミュニケーションを含まない対人行動を，臨床家が探すあるいは尋ねるとき，どのような行動をそうであると考えるかは困難であり，その逆もまたしかりである。DSM-5 の変化の重要な目的は，これまでの体系を，必ずしも合致していない特定の範疇に無理に人々を押し込むのではなく，個人の強みやニーズの詳細な記述を含む，幅広い範疇的な診断からなる体系に移行することであった。

DSM は研究に，そして，当然われわれの本書の主旨である心理学理論に，今まで以上に影響を与えることになるため，われわれはこの体系を今後の議論の枠組みとして，使用するであろう。

2. 臨床実践における診断基準

診断指針内の変異は，自閉症の集団の中の症状の現れの変異とは比べるべくもない。自閉症を診断するとき，臨床家は，同じ特徴が諸個人間で劇的に違った形で現れる事実に，敏感でなければならない。例えば，コミュニケーションの障碍は，その個人が，まったく話さない，たくさん話すがしかし主に反響言語で話す，あるいは流暢に話すが会話の規則や字義通りでない言語（例えばイロニーとか隠喩）の理解に対して非定型に反応することを，意味するかもしれない。対人的には，年少の自閉症児は他者を気にかけていないように見えるかもしれないが，スペクトラム上にある別の子どもは，友達をつくることに熱心ではあるものの，どのようにしたらそうできるのか知らなくて，神経定型の仲間には奇妙と思える近づき方をするかもしれない。同様に限局された反復的行動が，おもちゃを並べる，物を回す，手をパタパタさせる，まったくの「白か黒か」の考え方をする，といった行動を意味するかもしれないし，有機化学に驚くほど熱中し感嘆するほど細かい知識に興味を示すことで，明らかになるかもしれない。一つの適切な区別の次元は，知的障碍（技術的には標準化された測定法で70未満のIQであり，日常生活スキルの障碍を伴うと定義される）があるかないかである。しかし，IQレベルだけでどのように諸特徴が現れるかを決定できると考えるとすると，それは単純すぎる。

一つの例として，自閉症でよく見られるコミュニケーションの遅れを考えてみよう（Tager-Flusberg et al., 2005）。ある話さない自閉症児は，話しことばの獲得が困難になる要因として，著しい知的障碍を示すかもしれない。他の話さない子どもは，このような知的障碍がないが，彼らのコミュニケーションは，不安関連の緘黙（かんもく）と関係しているかもしれない。この特徴が問題となる他の要因は，日々の生活で，それがどの程度障碍となるかである。もしいずれかの子どもが，例えば視覚シンボルあるいはマカトンサインを使う読み上げ装置を利用してコミュニケーションすることを学べば，この話せないといった明らかに著しい差異は，ほとんど障碍にならないかもしれない（少なくともこれらのコミュニケーションの様式が理解されている環境では）。同様に，地質学の専門家およびそれへの熱烈な興味は，恋愛のパートナーとなる可能性のある人とおしゃべりをしようと試みるとき，阻害物となりうるかもしれない（パートナーもまた地質学者でない限りは！）。しかし，その興味は，鉱山会社への就職を希望するときには，恩恵であるかもしれない。

この複雑さを視覚化する一つの試みは，次の図（図 3.1）に示されている。この場合，われわれは自閉症を，スペクトラムとしてよりも症状布置として，描こうと試みている[原注 1)]。この図で，われわれは自閉症のある特定の特徴（この場合，感覚過敏）が，どのように知的能力や言語の特性とともに記入できるかを示している。診断を受けた自閉症の人々は，自らをこのように出来上がった三次元空間のどこかに位置づけられるだろう。彼らの正確な位置は，脈絡とともに，そして生涯にわたって，変化するだろう。この空間は，理論に適切な特徴，日常生活にとってもっと重要な特徴，あるいはそれらの組み合わせを用いて，それぞれの軸上で違った測定法に基づいて再構成可能である。例えば，われわれは対人関係に伴う満足と，対人関係の数や不安のレベルに対立する満足を，書き入れられる。この場合，少ない数の人々との対人関係が，高い対人関係の満足と低い不安と，ひとまとまりになるかもしれない。この人々のグループは，少ない数の友人といると幸せであり，不安の評価も低くなるといった特徴を示すだろう。他のグループは，少ない友人しか持たないかもしれないが，彼らとの関係による高い不安と低い満足を示すかもしれない。彼らに対して，もっと不安の少ない対人接触を増やすための支援が可能であろうか。第三のグループは高い満足と多くの対人接触と高い不安を経験しているかもしれない。たぶん彼らにとって大きな交友集団に参加することは，酬（むく）いられるが，ストレスの多いものである。それら二つの間に，より良い均衡を保つ

原注 1）われわれにこの用語を使うようすすめてくれたキャロライン・ハーストに感謝したい。www.autangel.org.uk/autism-constellation.html.

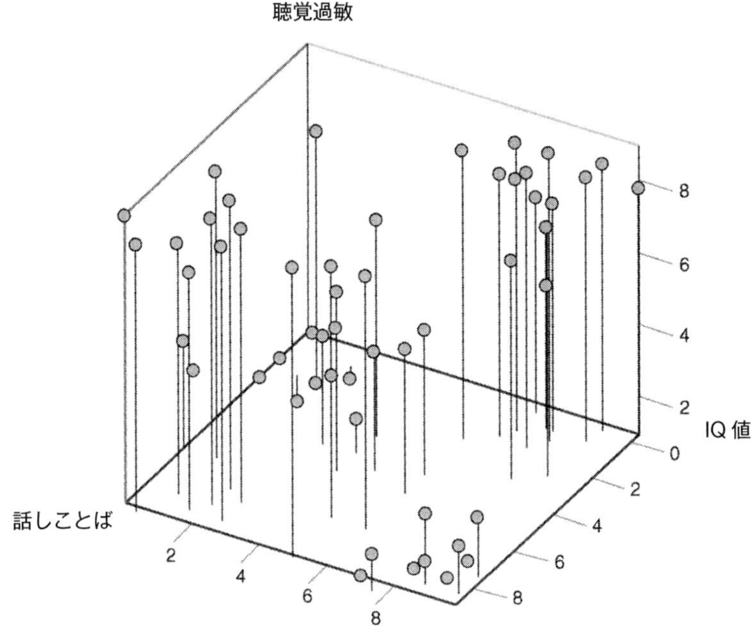

図3.1　自閉症症状布置

この三次元空間で，われわれはIQ値と話しことばと自閉症の人々がしばしば経験する感覚特徴を直交坐標として図示した。全てのデータは仮定的なものである。自閉症の人々は三次元空間のいずれかの地点に位置づけられるのであろう。しかもわれわれが適切な特徴を測定するならば，諸特徴がしばしば重なっているクラスターを同定できる可能性がある。

ことは可能であるだろうか。

これらの例は，個人の優先事項に応じて測定法の選択が大切であることを示している。その人が自ら自立を図るのが難しいとき，その人の優先事項を同定するために協力者と一緒になってその作業をおこなわねばならない。先の例では，もしその人が相対的に孤立していても，不利になる危険性がないならば，最初の特徴の一群で見られた対人接触の少なさは，障碍の症状とされるべきではない。鍵となる覚えておいてほしい伝達事項は，自閉症が概念としても生きた経験に関しても，複雑に相互作用する領域で現れることである。単線的に「自閉症的スペクトラム」を論ずること，あるいは「重症度」の測定を試みることは，現実を過度に単純化しすぎているか，あるいは誤って描写している。支援のニーズの測定が必要となる場合には，われわれは，例えばDSM-5に示されている，**レベル3：非常に実質的な支援を必要としている**，といったような用語を，正確に使用することを提案したい。

3. 診断をする

大雑把に定義された診断基準に頼ると，鑑別診断が難しくなるし，誤診の危険性も増すし，診断を適切な支援に合わせることが困難となる。これらの問題を少なくするために，いろいろな測定法が導入された。イギリスでは，「イギリス国立医療技術評価機構（National Institute of Clinical Excellence：NICE)」や「スコットランド大学連合指針ネットワーク(SIGN)」が，自閉症のための厳格な診断過程のための基準を出版している。診断過程には，さまざまな専門領域の評価，いくつかの場面（例えば診療所，家，学校など）での個人の直接の観察，そして標準化された評価方法の使用が含まれる。広く使用されている自閉症診断観察スケジュール(現在はADOS-2)（Lord et al., 2012b）と自閉症診断面接（ADI-R)（LeCouteur et al., 2003）は，直接の観察結果と病歴を用いたこのような標準化された診断法の中の二つである。しかしながら，診断の実施に関して懸念が残る。これらの診断法は実施に時間がかかるし，訓練を受けるのに高い費用が必要である。そのため資源のない場合には実施できない。短時間で実施でき，幅広い人々がおこなえる公開された診断法が，緊急に必要とされている。特に自閉症の人々の大部分が，低および中所得の国に住んでいることを思えば，そうである。成人期の診断のために現存の診断法を利用することも，また疑問視されてきた。このような方法が診断された人の性比に，影響を及ぼしているからである（このことはこの章の後の方でもっと述べる)。実施に際していくつかの欠陥（けっかん）があるにもかかわらず，臨床的診断過程の役割の一つは，適切なときに自閉症の診断を与えるだけでなく，その個人や家族と知り合いになる機会を得られることである，とわれわれは強調したい。詳細な診断過程には利点がある。臨床家は診断をおこなうために有力で情報を得られる立場であることから，詳細な診断過程を経ることで，理想的には将来のために入手すべき適切な情報の手掛かりを得て，必要なサービスと接触できるようになる。われわれは，多くの人々にとって，これが現実であるよりむしろ理想であることを知っている。だが，現時点での予備的研究による証拠は，診断を受けることが，自閉症の人々の生活の質の改善のためにも，彼らの家族のストレスの軽減のためにも，役立つであろうことを示している（McKechanie et al., 2017）。

現時点で，信頼できる自閉症の臨床診断は，18カ月で可能であると主張する人がいるものの，3歳以前ではまれである。自閉症で特徴的に異なっているとされる対人関係の型が，定型的な子どもでは，3歳以前には確実に出現しないからである（すでに述べた診断基準に従うと）。しかも，限局された反復的行動は，2歳頃には，全ての子どもによく見られる（Leekam et al., 2007a）。しかし，自閉症のより早期の指標を特定する可能性に興味を示す研究者はいる。ある子どもが自閉症になるだろうと予測できる非常に早期の症状を求める研究は，二つの違った関心によって促されてきた。早期介入が言語の出現のような早い段階の転帰に良い効果を及ぼすかもしれないとの期待によって，より早期の診断が臨床的に強く望まれた。また，発達における因果関係を探求するために，早期に自閉症を同定したいという理論的関心によって，早期の診断への強い要求があった。例えば，顔の認知処理の違いは，対人関係の困難の原因なのか結果なのか。早期の症状に関する最近の知見は，第4章および第7章で概説する。

比較的最近明らかになった出来事は，人々が，しばしば成人後に，そして時に家族の中の子どもの診断に促されて，自らを自閉症として認知し始めたことである。この選択の妥当性あるいは帰結に関して，ほとんどあるいはまったく研究による証拠がない。しかしながら，多くの人々が自らを自閉症と認知しながらも，医学の専門家による外部からの確認を必要と感じていないか，あるいは「障碍」を持つと烙印を押される結果になる正式の診断評価を受けることを積極的に拒否する理由は，確かに容易に理解できる（Kapp et al., 2013）。とはいっても自己認知は懸念を生じさせる。ある種の公衆の注目を浴びていると思えるグループに参加することを求めるためだけに，自主的に自己を自閉症と同定したいと思っている人々はいないのだろうか。精神保健支援によって利益を得たいと思っている人々が，自らの感情の原因を誤認していないだろうか。これらの事例はたぶんごく少数であるだろう。それにもかかわらず，自己認知の現象が，少なくとも出現率を評価する際に，学術研究に少なからず難問を突きつけている。

4. 出現率の評価

自閉症はどれほど見られるだろうか。これを理解することは，サービス提供の計画を立てるために極めて重要である。その中には自閉症のもたらす経済的影響のための予算を組むことも含まれている。その額はイギリス（Knapp et al., 2009）やアメリカ（Buescher et al., 2014 ; Lavelle et al., 2014）では，極めて高いと見積もられている。カナーとアスペルガーの両者は，この状態がまれであると記述した。しかし，最近の西ヨーロッパでの出現率の評価は，人口の1%前後となる傾向を示している。この数字にはかなり大きなばらつきが見られ，あるメタ分析では，0.6%の中央値を持つ0.3%から1.2%の間にあるとされている（Elsabbagh et al., 2012）。そして，低および中所得国での疫学研究がもっと求められている。このばらつきの正確な原因を知ることは，事実上不可能である。しかし，ばらつきの幅の多くは，診断手続きの差によって説明されるだろう。特に，健康保健システムが十分発達していないこれらの国々で，最も低い出現率が一貫して報告されているのである。同様に文化的差異が，診断後の決定に影響を与える（Mandell & Novak, 2005）。そして，この差異は国家間と同様に国の内部でも考慮されねばならない。

自閉症の出現率の評価が年とともに劇的に変化する原因の説明をめぐって，報道機関がかなり注目し，また学術的な努力が注がれた（Fombonne,

2005)。一連の大々的に報じられる説明の中には，環境汚染，食事の変化，そして有名ではあるが悲劇的でもあるワクチンの影響が含まれていた。自閉症の発症に影響する環境因があることは知られている。自閉症は100％遺伝によるものではないからである。しかし，これらの説明を支持するしっかりとした証拠はない。ワクチンが要因であるとする仮説は徹底的に，厳密に調査され，確実に否定された（Jain et al., 2015 ; Taylor et al., 1999, 2014）。自閉症の出現率の評価のばらつきは，以下のような要因の組み合わせによると，たぶん考えてよいであろう。

第一に，自閉症の診断基準が，自閉症が最初に診断指針に取り入れられて以後，劇的に変化した（1967年のICD-8では「幼児自閉症」，DSM-IおよびIIでは「児童期の統合失調症」，そして1980年のDSM-IIIでは「幼児自閉症」）。特に，自閉症の診断の下により幅広い個人の変異を含めるために，診断基準が拡大した。この変化によって，一般的にだけではなく医学専門家の間でも，自閉症への気づきが劇的に増加した。あなたがあなたの子どもの発達についての心配事を話すために家庭医を訪れたなら，（少なくとも子どもが男の子であるなら！）30年前，あるいは20年前でさえ考えられもしなかったにちがいない自閉症が，子どもの状態のありうる説明として医師の検索候補となるであろう。この増大しつつある気づきが，広くなった診断基準と組み合わさって，ある程度の診断の交代現象を生じさせてきた。自閉症の診断が増加するにつれて，全般的な発達遅滞あるいは知的障碍の診断は減少した。このことは，自閉症の人の数が絶対的に増加しているのではなく，単に自閉症と分類される人々が増加したことを意味している。気づきの増加と広くなった診断基準のこの一般的な経過の第四の側面は，以前ならば考えられなかった母集団での自閉症の同定の増加であった。成人での診断の比率が急激に増加している。知的障碍と診断された成人が自閉症として再評価され，また自ら自閉症と認知する成人も現れた。逸話的には，子どもが診断された後で，親が，そして時には祖父母が，自ら専門家の意見を求めるといった，特殊な現象があるようである。

最後に，出現率の差が，評価方法の違いによって生じる場合がある。アメリカ疾病管理予防センター（CDC）は，これまでの数値よりはるかに高い 68 人に 1 人の出現率の評価を最近発表した。しかし，この研究で採用された方法は批判されている。それは直接の評価ではなく，教育機関あるいは臨床サービス機関に，評価のために訪れた子どもや青年の事例の記録の中にある自閉症様の特徴と思われるものの出現頻度を基にした評価だったからである。

自閉症の出現率は依然として増加しているのだろうか。イギリスの二つの研究は，1990 年代に新しい診断基準が導入されて以後の過去 20 年間，自閉症の出現率はほぼ水平の状態に達したと示唆している（Baxter et al., 2015 ; Taylor et al., 2013）。DSM-5 と ICD-11 の最近の診断基準の変化が，再び出現率に影響するかどうかは，今後検討されねばならない。それに加えて，成人の診断と女性および女児の間での診断が，最近急激に増加しているように思える。このことは，最新の疫学データには，まだ反映されていないようである。

5．感覚の症状とそれに関連する特徴

すでに見てきたように，診断は対人およびコミュニケーションの行動と，限局された反復的行動の二つの「中核」領域に含まれる特徴の出現に基づいておこなわれる。しかし，一連の他の特徴が診断指針で述べられており，それらは診断のためには厳格に必要とされていないのだが，自閉症的経験にとってたぶん「中核」である。

これらの中で主たるものは，一連の感覚の症状であり，通常自閉症ではない人々なら苦もなく処理できる感覚刺激に対する著しく過敏な，あるいは過少な反応として現れる（Ben-Sasson et al., 2009 ; Leekam et al., 2007b）。これらの感受性は，全ての感覚領域に生じうる。そこには内臓感覚，固有感覚，および運動感覚のような「内部」感覚の混乱も含まれる（Schauder et al., 2015）。もっとも，それらは自閉症そのものよりもむしろ通常自閉症に

関連する状態（例えば自分自身の感情を認知するのが困難な失感情症）と関係しているのかもしれない（Shah et al., 2016）。同一人物が例えば掃除機の音をひどく嫌うといった感覚過敏と，例えば，強くぎゅっと締めつける感覚への選好とか明らかに寒さを感じないといった，感覚の低さの両方を経験するかもしれない。この過剰な感受性と過少な感受性の混合は，また単一の感覚領域でも出現しうるし，もちろんその体験や反応は脈絡に応じて，また生涯にわたって，変化するだろう。

感覚の感受性は，多くの自閉症の人にとって，日常生活の著しい妨げとなる。嫌な感覚の刺激を避けるために，自閉症の人々は家から出かけるのを渋るようになるだろう。甲高い悲鳴を聞くためにスーパーマーケットで見知らぬ人をつねる男の子の場合のように，感覚を求める行動もまた問題となる。感覚の過敏は有益ともなりうる。多くの自閉症の人々は彼らの高まった反応を強烈な美や喜びとして記述する。音の高さの感覚，嗅覚，あるいは触覚の増強された識別能は，ある種の職業や趣味に役立つ。共感覚は自閉症の人々の間では通常の出現率以上の頻度で見られ，これを視覚芸術制作の着想を得るために，音楽を創造するために，あるいは記憶や学習を助けるために，使っている人々がいる（例えば Tammet, 2007）。

自閉症の人々はまた，一般人口におけるよりも高い比率で他の診断を受ける。特記すべきは，不安症，うつ病，そしててんかんの出現率の高さである。翻って，これらの状態は，自閉症の早期の死亡と結びついている。てんかん発作に関連した死亡に加えて，自殺が以前に考えられていた以上によく見られる（Hirvikoski et al., 2016）。この悲劇的なパターンを明らかにするために，自閉症の人々の一般的な健康や精神保健を把握する研究が，始まったばかりである（Cassidy & Rodgers, 2017）。この仕事は難題である。その一つの例は，自閉症の不安症研究である。メタ分析によると，自閉症の子どもの 40％までもが，多くの不安症の診断基準に合致することが示されている（van Steensel & Bogels, 2011）。しかし，これらのデータを解きほぐすのはやっかいである。この明らかになった合併率は，どの程度，自閉症の特性と不安の特徴の両方を把握するために使用される自己評価法による症状の重なり合いの皮相な結果なのであろうか。一方，不安あるいは抑うつの経験は単に自閉症の要素と考えられるべきではないし，また適切な研究あるいは治療法がないまま，簡単に片づけられるべきではない。この領域でのわれわれの理解を発展させるための一つの有望な方法は，自閉症のある種の特徴と不安の両方の基にあると仮定されている**不確実性への耐性のなさ**といった，背後にある心理的構成物を同定することであった（Wigham et al., 2015）。このことを第５章でもっと詳細に論じる。

しかし，一つのことは確実である。多くの人々にとって問題なのは，自閉症ではなく，それに伴う全ての阻害物である。この状態への心理学的接近にとって重要な難題の一つは，これらの困難を説明し，取り組むことである。不安のような併存する問題の治療法は，利用可能であり，そのいくつかは，自閉症に特異的に有効である可能性を示す証拠がすでにある（例えば Guénolé et al., 2011）。他方，「通常の」精神医学的および心理学的介入が自閉症にも適用されるべきかどうか，そしてどのように適用されるべきかを探求するために，もっと研究が必要である（Spain et al., 2015）。

6. 症状布置と諸自閉症

自閉症スペクトラムは，自閉症の多様性を記述するためにローナ・ウィングが作り出した用語であった。しかし，すでに見たように，今やそれは自閉症の人々の間の変異の複雑な次元を十分に把握するためには，あまりにも単線的であるように思える。人々が「スペクトラムの一方の端」にある人々について書くとき，それは理論的に世界中の自閉症の人々全てを，彼らの自閉症的程度に応じて，順に並べることが可能であると示唆しているように思われる。ところが，自閉症の人々の間の差異は女性の間での差異よりもはるかに多様である。「最も女性的である人々から最も女性的でない人々」に応じて，一群の人々を順番に並べるように頼まれると，あなたは体型，衣類，髪形，職業の選択，パーソナリティ，そして態度などの一連の要素を考えるだろう。しかし，あなたが，他の人と同じ順序を採用する見込みはほとんどないであろう。あなたは，ある人が他の人よりも多少とも女性的でありうるという考えを，単純に拒否するかもしれない。たとえ拒否しないにしても，たぶんその試みを放棄するだろう。自閉症の著者は時々症状布置に言及する。それの方がよいと思われる。「**スペクトラムよりも症状布置の方が好ましい。それは低い所から高い所に至る一本線ではなく，多くの領域を巡る**」(Hearst, 2015)。自閉症の母集団の多様性を把握するために，われわれがどのような用語を選ぶにしても，自閉症が存在することは疑いがない。その結果，自閉症を意味のある下位グループに分解したいという思いは強い。

下位グループを同定するもっともな理由の一つは，ふさわしい支援をふさわしい人々に提供することである。例えば，われわれが，青年期に不安あるいは抑うつを最も経験しやすいと思われる人々を児童期に同定すれば，彼らのレジリエンスや対応戦略を増すために，適切に努力するだろう。しかし，知的障碍あるいは言語障碍があるなしの単純な特徴以外には，行動による自閉症の下位グループの区分はまったく成功していない。この理由の一つは，同一の個人が年を経るごとにさまざまな特徴を示すことである。例えば，アスペルガー症候群は，しばしば「古典的」自閉症児が大きくなって「アスペルガー型の」成人になることが知られるようになって，別の範疇とすることが疑問視されるようになった。下位グループを同定するための探求に関する他の問題は，莫大な標本を必要とすることである。詳細な遺伝型および表現型の情報を把握し，これを，発達の軌跡や成人期の転帰に関連させるためには，莫大な資金と，時に国際的な研究計画が必要であるだろう。このような研究の一つが，現在進行中である。EU-AIMS（ヨーロッパ自閉症への介入―新しい医療の発展のための多施設研究）連合は，自閉症の国際的研究のための大きな単一の補助金によって設立され，自閉症のための新しい治療の基礎となる知識や機構の開発を目指している。個別のあるいは精密な医薬品による治療のための生物学的標識を同定することが，この巨大で野心的な計画の重要な目的の一つである（Loth et al., 2017)。この研究計画はまた，活動開始時から自閉症者の関与が重要であるという有益な教訓をもたらした。その後の自閉症共同体との協議で，共同体の優先事項と当初の研究連合の目標の間に大きな隔たりのあることが明らかになったのである（Russell et al., 2018）。

スペクトラムの中で意味のある下位グループを同定する試みと同様に，より幅広い自閉症表現型（broader autism phenotype：BAP）の概念もまた，さかんに研究されてきた。この用語は一般人口で見られる自閉症様の特徴のパターンを把握するために用いられている。BAP はある一連の行動，例えば「**私はパーティーよりも図書館に行きたいとか，あるいは誰かが私に話しているとき，私は『行間を読む（言外の意味を読み取る）』ことがたやすいと思うとか**」（Baron-Cohen et al., 2001）といった自己評価に基づいて測定される。BAP の特徴は一般人口の中で正規分布しており，自閉症の生物学的親近者に，より高い率で見出される（例えば Bishop et al., 2004）。BAP の特性はさまざまな特徴，感覚の感受性（Robertson & Simmons, 2013），科学や技術の学科を学ぶこと（Stewart & Austin, 2009），そして非言語的コミュニケーションの手掛かりを読む能力（Ingersoll, 2010）などの特徴と，相関しているとされてきた。しかし，自閉症でない人々に見られる自閉症様の特徴を探求する研究によって，自閉症についてどれほどのことがいえるのかといった疑問は残ったままである。この研究は，臨床的なうつ病と悲哀の感情を（しかし善意で）結びつけることが，その診断を矮小化（わいしょうか）してしまうのと同様に，自閉症の経験をそのようにする危険を冒している。しかしながら，今日までの証拠は，同じ遺伝的影響が自閉症の特徴に作用しており，しかも病的でないレベルでも診断されるレベルでも，作用していることを示唆している（Constantino & Todd, 2003 ; Robinson et al., 2011）。

7．断片化した三つ組

「諸自閉症」という概念は，スペクトラム上の個人ごとに（たぶん違った特徴のパターンに反映される）さまざまな原因を自閉症が有しているといった現在のわれわれの信念を反映しているのであるが，多様性はまた

「断片化した三つ組」の考えによっても理解されうる（Happé et al., 2006）。これは，ある個人においてさえ，自閉症の別々の行動特徴が，われわれがそれを三つ組あるいは二つ組あるいは他のもっと多くの集合体に分離するにしても，多くの異なった原因を有するかもしれないことを示唆している。この考えは，一般人口で，典型的でない対人スキルあるいはコミュニケーションが，柔軟性のない反復的な行動や興味を伴わないで，しばしば見られることを示す研究に基づいている。さらに，伝統的な診断の鍵となる三つ組のそれぞれの評価の間の相関関係は，低いか中程度である（Happé & Ronald, 2008）。それに加えて，一般人口でのあるいは臨床レベルでの自閉症の特性に関する双子研究は，三つ組の三つの側面に対して個別の遺伝的影響があることを示している（Robinson et al., 2012）。これらの知見は，自閉症の人々の親族に見られるBAPの家族研究から得られた証拠と合致する。大伯母は社交を嫌う孤独な人といわれており，一方祖父は人づきあいができるが，融通がきかず，毎日昼食に同じ物を食べ，細部に対してすばらしい目を持つ校正係として働いているといった具合である。この説に従うと，さまざまな原因に由来する自閉症は対人的コミュニケーション様式や日常の取り決めへの偏好における相違を伴う，遺伝的および環境的「材料」の「調理法」の結果である。まったく同じように，われわれ自身が，例えば母親の巻き毛と父親の人目につきやすい耳といったさまざまな側面の混合物であると，われわれは認めるかもしれない！

この考え方は，レジリエンスの要素についての考えにも影響されている。レジリエンスは，なんらかの負の効果から回復する，あるいはそれらを避ける能力である。例えば，学校で良い友達を持つことは，両親の離婚の負の効果に対するレジリエンスを与える。自閉症の場合，すぐれた実行機能は，その人をより自閉症的でなくするレジリエンスの要素の候補ではないが，自閉症であることのいくつかの負の結果に対して，もっとレジリエンス的に機能するかもしれない。すぐれた作業記憶能力や計画能力を持つ自閉症の人は，神経定型の世界で作動する規則を学び，対人行動を観察し，調べ上げ，そして期待されている反応の仕方を突き止められるかもしれない。われわれはこのような心身を疲弊させる接近法を勧めはしないが，このような現象は，代償作用（Livingston & Happé, 2017）あるいは「偽装」と，そして男性以外での自閉症の同定の少なさと，関係しているかもしれない。これに関してはもっと言うべきことがあり，第6章で自閉症の認知の側面に関連して，断片化した三つ組をもう一度論じる。鍵となる点は，この仮説が，自閉症は生物学的および／あるいは認知的レベルで違った原因を持つ，いくつかのいくぶん独立した行動的諸相の構成物である，と示唆していることである。

8. 自閉症と性別

自閉症の疫学研究の全ては，一般人口では，女児より男児の方が有意に多いことを示している。歴史的には，男対女の比率は5対1とされた。この性比は能力によって変化すると考えられていて，知的に高い群ではたぶん10対1となり，知的障碍を有する人々の間ではしばしば2対1になるとされていた。つまり，自閉症と診断されるほとんどの女児は，知的障碍も有していた（Lord & Schopler, 1987）。そして，女性が自閉症の症状を示すには，「より大きな病因的負荷」が必要と考えられていた。しかしこのように描かれた像は今や変化している。最近5年間で女性の自閉症の特徴への興味が急激に高まり，自閉症は女性や女児で違った現れ方をするという気づきが生じてきた。最近のメタ分析によると，徹底した疫学調査がおこなわれると，臨床や登録のために診断された事例に基づく比率に比べると，男性の優勢さは3対1にまで低下し，知的能力の全ての領域でほとんど差が見られなかった（Loomes et al., 2017）。これらの数値は，現在の診断基準に合致する事例数を依然として反映している。もしわれわれの診断基準あるいは診断方法が男性に偏っているならば，われわれはスペクトラム上の多くの女性を見落としているかもしれない。確かに女性は自閉症研究から伝統的に見過ごされてきたし，除外さえされてきた。そして，このことが性差に関する無知の悪循環の形成につながった。

女性の自閉症の実態を探求する多くの研究は，彼女らの経験の質的記述を主として対象としてきた。そしてそれらはしばしば，診断を受けるに先立って存在する著しい困難を明らかにしてきた。いくつかの研究は，診断されていない多くの自閉症の女児が，青年期やそれ以後に著しい精神保健上の困難を経験することを明らかにしている（例えばDuvekot et al., 2017）。これらの知見は，摂食障碍の治療機関を訪れる女性に，それまでに診断されていない自閉症が高い比率で存在するというデータによって支持される（Mandy & Tchanturia, 2015）。これらの女児は，なぜ臨床サービスで取り上げられなかったのであろう。一つのありうる理由として，幾人かの自閉症の女児は彼女らの自閉症を隠すあるいは偽装するために，時間と能力を使っているとの説がある（Dean et al., 2017 ; Lai et al., 2017）。このことが，今度は逆に疲労や精神保健の問題を生じさせるのかもしれない。このパターンに対する他の考えられる原因は，自閉症は男性で多く見られると長年繰り返し述べられてきたので，臨床サービス機関が男児を診断するよう条件づけられており，よりいっそう男児の自閉症の特徴を見出すべく訓練されていることである。例えば，ほとんどの臨床家はたぶん，列車への興味がどの時点で「限られた興味」の定義に合致するかを，自信を持って判定するだろう。もし興味が化粧あるいは馬に魅了されるといった女性のジェンダー・ステレオタイプにもっと「ふさわしい」（Sutherland et al., 2017）何かであったなら，その判断はそれほど確信を持っておこなわれるだろうか。たぶん，そうならないだろう。そしてもし臨床家が対人困難を持つ女児に出会ったとき，「自閉症」と考えなかったら，彼らは対人不安，摂食障碍，あるいはうつ病を考えるかもしれない。臨床家が一つの表面化している問題にとどまり，例えば摂食障碍**および**自閉症を考えないならば，診断は曇ったものになるだろう。

女性の自閉症の状態像についての多くの疑問は，まだ解明されないままである。そしてこの領域には，いくつかの基本的な困難さがある。例えば，自閉症のための診断過程の構成要素を標準化するために使用される診断手段は，期待される男性の状態像の方向に歪んでいるかもしれない懸念がある。女性の状態像を把握するために，新しい評価法を作成する必要があるのだろうか。もしそうなら，全ての診断された女性が古い評価法を使って認定されている時点で，われわれはそのような評価手段を作成するために，どうすればよいのだろうか。

さらに，自閉症の人々の大きな一群が，男女の二項的分類の外部にいるという事実によって，別の困難が生じている（Cooper et al., 2018）。女性の自閉症を診断し理解することに関心が高まるにつれて，性別に関連して予期されることと，性の二分法の範疇に入らない人々の自閉症の特徴の間の，複雑な相互作用を見落とす危険性が生じている。例えば，生まれたときは男性で，のちに二分法的でない，あるいは女性として，あるいは他の性として自己同一化する人に，自閉症はどのように現れるのであろうか。彼らの自閉症を正確に把握するために，診断手段をどのように修正すればよいのであろうか。そして，逆に性転換の自閉症の人々のために，移行の過程をどのように改善することができるだろうか。自閉症と性の同一性の研究はまだ始まったばかりであるが，読者は自閉症の単純な性差を呼び起こす研究を考察するとき，この極めて重大な考察を考慮に入れることが賢明であるだろう。

9. 自閉症は老年期にどのようになるのか

この疑問に対する簡潔な答えは，誰も実際に知らない，である。もちろん，共有するべき個人的経験を持った高齢の自閉症者はいるが，年齢と自閉症について一般化されたしっかりとした論述をおこなえるためのデータはまだない（Howlin & Magiati, 2017）。カナーとアスペルガーによって1940年代に最初の子どもが記述され，そして1960年代および1970年代に至るまで，この診断は一般的になっていなかったので，自閉症と認められた最初の一群は，現在まだ年齢を重ねつつある。自閉症はまれであると考えられていたし，今日より狭い診断基準で診断されていたので，これらの子どもを老年期まで追跡する試みは，慎重を要するし，今日の広い診断基準で診断された人々の将来の加齢について，必ずしも何かを教えてくれるとは限らない。成人期に自閉症の診断を初めて受ける人々の数が増加しているが，長い間正しいあるいは完全な診断を受けないでなんとか生活してきたために，彼らは典型例とはならないであろう。

その結果，自閉症と典型的な加齢の過程，つまり認知の低下，変化する社会的支援ネットワーク，そして身体病などとの関連についての知識は，まだ初期の段階である。また重要であるが十分に研究されていない疑問は，年齢を重ねつつある自閉症者を支援する最善の方法は何かということである。なすべきことは多く残ってはいるものの，普通学級での自閉症の気づきは，今やかなり良好で，自閉症の生徒をどのように支援すべきかについて，教師は次第に自信を持ちつつある。われわれが知りうる限りでは，高齢者の福祉施設で働いている人々に，同じような情報を与えるための幅広い努力はなされていない。自閉症の加齢を理解する際の他の障碍物は，50年，60年，あるいは70年前に自閉症の子どもに提供されていた支援が，今日提供されている支援と根本的に違っていることである。このことが，児童期での介入の生涯にわたって与えるかもしれない影響を，われわれが理解する妨げとなっている。

加齢と自閉症について，われわれが言えることが他にあるだろうか。パット・ハウリンは，1960年代および70年代にロンドンのモーズレー病院で子どもの時に診断されて，研究参加を承諾した自閉症の人々の一群を長期にわたって追跡する研究をおこなった。彼らの40歳代および50歳代では，自立，雇用，および生活の質に関して，転帰は一般的に不良であった (Howlin et al., 2014)。1500人以上の大規模な自閉症の成人の健康記録の研究によると，自閉症でない人と比較すると，彼らにはほとんど全ての精神的身体的病態がより高い比率で見られた (Croen et al., 2015)。50歳以上が対象群の10%以下ではあったが，心臓疾患，糖尿病，および加齢と関連する病態（例えば認知症やパーキンソン病）の比率が上昇するので，高齢の自閉症の成人の身体的健康状態の研究が早急に必要である。自閉症の成人はまた，自閉症でない人々よりも低い質の生活を送っていると，一般的に報告されている（van Heijst & Geurts, 2015）。しかし，新しい自閉症に特化した妥当性のある生活の質の測定法は，将来もっと楽観的なデータを与えるかもしれない（McConachie et al., 2017）。逸話的な印象では，多くの自閉症の成人は，年齢を重ねるにつれて同じような精神構造を持つ伴侶，職業的な達成，および熱中できる趣味を見つけて，自らのニッチを見出すようである。この過程を加速し，できるだけ多くの潜在的受益者に行き渡るようにするために，どうすればよいかは，まだ不明のままである。

10. 自閉症的行動と社会的規範

> 神経定型症候群は対人的な配慮，優越性の妄想，そして順応への強迫によって特徴づけられる神経生物的障碍である[原注2)]。

自閉症に関連する行動特徴の描写を試みるとき，自閉症が想定されている規範的な標準を背景として大いに定義づけられていると認識することは重要である。この脈絡を詳しく調べると，多くの想定は科学的探求を前進させる点で建設的であるかもしれないが，ほとんど承認されるに値しないか，たぶん異議申し立てに値することが明らかになる。

一つの想定，特に自閉症の人々の間での多様性を論じるときの想定は，自閉症でない人々は全て，簡単に描写される「神経定型」の枠の中にきっちりと納まるというものである。これは明らかに事実ではない。しかし，この考えが定着した理由を理解するのは容易である。第一に，多くの研究は，例えばIQ検査のように，標準化された測定法を使ってきた。それらは通常大きな標本によるデータを基にして開発された。このような標本は正規分布に近づき，平均の成績を強調し，変異性を軽視する原因となる。データは年齢に応じた標準を定めるために使われる。そして，ここから自

原注2）https://angryautie.wordpress.com/2013/06/24/the-institute-for-the-study-of-the-neurologically-typical/

閉症でない個人は，誰もが彼らの年齢に応じて寸分たがわず申し分のない評点を得るという明らかに誤った結論に，一気に辿りつくことは容易である。

第二に，われわれの「定型」発達や行動を理解するための土台を提供する多くの研究は，しばしば非常に狭く限られた標本に依拠している。イギリスやアメリカあるいは他の先進国でしばしば公表されたデータは，大学の学生，あるいは大学の職員やその友人の子どもを利用したものである。これらの標本はしばしば，大部分白人であり中流および上流の社会経済階層の人々である。対照群はしばしば，いかなる種類の精神保健の問題も持たないように選択されており，その結果彼らはまったく一般人口を代表していない「超対照群」となる。これに対して，研究計画のために募集される自閉症群は，自閉症が比較的まれであるため，研究者は網をかなり遠くまで，そして広く張りめぐらし，その結果しばしば対照群よりも変異性の高い群が集まることになる。少なくとも，一般的に，研究では白人の中流階層の人々が過剰に含まれていることもわれわれは知っておくべきであろう。さらに，ある種の研究，特に無作為化比較対照試験（RCTs）では，対象を研究に含めるための基準は極端に厳密であり，外部への妥当性や臨床的な適切性を限定してしまっている（Jonsson et al., 2016）。

それとは別に，社会規範的な眼鏡を通して研究すべき疑問を設定し，研究を計画し，そしてデータを解釈することで，客観的とみなされている自閉症研究に社会的規範が浸透する。自閉症群の検査結果の平均が比較対照群のものと違っているとき，あまりにもしばしば自閉症の反応パターンが劣っていると，即時に結論が出される。これは，行動の発達的機能や帰結が十分に理解されていないときに，特に不当である。例えば，最近の一つの研究は，自閉症児がおもちゃを選ぶ際に，自閉症でない子どもに比べて「所有権効果」が少ないことを観察した。自閉症の子どもは，純粋に自分の利益に基づいておもちゃを選び，無作為に割り当てられた所有権（つまり実験者によって与えられたおもちゃ）に随伴する偏りを示さなかった。自閉症群はより合理的な行動を示したのだが，著者は，「**ASDでは自己理**

解の障碍が，所有権効果を減少させたかもしれない」（Hartley & Fisher, 2018, p.26）と結論づけた。

神経画像研究では，ある課題をおこなっている間の血流の差異が，対照群のデータとの差異の方向性を考慮しないで，自閉症群に問題があることを示すと解釈される。もし自閉症群がより大きな脳の活動性を示すとすると，彼らは「課題を解くためにより多くの労力を必要としている」のであり，低い活動を示すと，計算のための専用の脳の領域で期待される神経の特殊化が欠如しているとされる！　研究者は仕事に持ち込む規範にしばられた認知様式について振り返り，自閉症群と自閉症でない群の間の差が見出されるとき，もっと中立的な姿勢をとるのが適切かどうかを検討するべきであるだろう。もちろん，いずれの例でも，差異が，実験室での研究のための設定場面以外のところでも，真に不利を生じさせるかもしれない。もしそうなら，研究者は，実験室での差異から，その不利が生じる過程を明らかにする必要がある。このことにはもう一つ，自閉症の人々に変化すべき責任を機械的に押しつけないで，不利を解消させうる方法を同定するという利点もある。

11．現在の議論

◇ 要約

自閉症は，必須の基準（対人コミュニケーション，限局された反復的行動）および付加的なよく見られる特徴（合併する可能性のある知的あるいは言語障碍）を含む行動パターンに基づいて診断される。これらはさまざまな様相で現れ，個人間で，また個々の人の生涯の段階や脈絡で，大いに違って現れる。診断が行動上の標識に依拠しているので，出現頻度値の変化を解釈したり自閉症の症状布置の多様性を区分するときに，やっかいな問題が生じる。また，歴史的に研究されてこなかったグループ，例えば女性や高齢者の中での自閉症の同定に関する疑問が生じる。

◈ 大きな疑問

いわゆる中核領域の研究は，心理学的研究の重要な関心の的である。しかし，これらは自閉症の人々にとって，最も大きな問題ではないかもしれない。心理学者がこの領域に関心を持つのは，「中核」の困難から「表面的な」行動が生じる因果的経路が存在すると信じているためである。これらの信念は精密な吟味に耐えられるだろうか。またデータに基づいたものであるのだろうか。「背後にある」特徴（例えば実行機能）に研究の焦点を合わせることが，自閉症共同体にとっての優先事項である問題（例えば排尿のしつけ，発作の管理，良眠を得る方法）の探求を妨げていないのだろうか。

自閉症の人々の人生で，診断の役割は何か。診断の経験はその個人および彼らの家族にとって肯定的でありうるかもしれない。しかし，なぜそのような効果があるのか。この肯定的経験が自閉症共同体の一部になることと関係しているのか。あるいは単に自己認知を増加させているだけなのか。診断が負の影響を与える場合はあるのか。もしそうなら，われわれはそれにどのように対処すべきなのか。

自閉症の人々による自己認知が増えるにつれて，自閉症の臨床診断は将来も自閉症共同体にとって価値あるものであり続けるのか。結局，自閉症の診断的範疇は根本的には，外部の観察と，内的に生きた体験の間で非常に違っているかもしれない現象のパターンを記述する試みのために用いられてきた，社会的構成物以上ではありえない。もし診断的範疇がまったく消失したならば，研究やサービス提供にとって，それは何を意味するのであろうか。

われわれは自閉症の中の多様性をどのように理解できるのか。自閉症が単一のものであり，社会化，環境，生きた経験，そして個人のレジリエンスのような要素によって，異なって現れるのか。あるいは，別々の違った「諸自閉症」があるのか。われわれは行動的診断に依拠しつつ，これに対する答えをどのようにして発見できるのだろうか。

われわれの自閉症の概念は，文化による期待にどのように影響されているのだろうか。自閉症は諸文化を通して同じなのか。テクノロジーに媒介された対人世界ではどうなるのか。自閉症の人々は，インターネット上であるいは他のデジタルなコミュニケーションの脈絡で，自覚的に「自閉症的」に振る舞うのであろうか。

自閉症共同体の貢献――キャビー・ブルック：自閉症の活動家，発言者であり，権利擁護提唱者

最も新しい診断基準で，自閉症のためにただ一つの範疇が特定されることになった変化は，多くの自閉症の人々によって広く歓迎された。自閉症の人々の権利のために闘っている自閉症の活動家の見解からすれば，われわれはいつも包括的なやり方で自閉症の人々に言及してきたし，われわれは全てが平等で，平等のための闘いでは誰も取り残されるべきではないというしっかりした信念を持って，ある種の自閉症の人々ではなく，全ての自閉症の人々の権利のために闘ってきた。

ほとんどの自閉症の人々は，区別が人工的なものであり，われわれにとってほとんど役に立たない専門用語でなされており，しばしば有害なものであったと，認識している。ある人の診断的なレッテルは，その人が誰であるかとほとんど関係がなく，またしばしば無能力の根源ともなりえた。

例えば，私の子どもは幼い頃に診断された。彼は通常の学校に通っていたが，そこでは「教育不能」と言われた。教師は「私たちが教えられること全てを彼に教えた」と言った。彼らは息子がなんの資格も得られず学校を卒業するだろうと予測し，また，彼がスポーツが得意であることを私たちは喜ぶべきであるが，読む

ことを学ばせるのをあきらめるべきであるとも言った。彼は教室の一番後ろに坐り，ほとんど無視されていて，時間を過ごすために塗り絵の用紙を与えられていた。この時点で，私たちは親として，私たちの優先事項を変更する決心をした。読むこと，および幸せでいることを学ぶことが，息子の最も重要な目標であると決めた。私たちはできるだけ彼が自らの精神保健を害することなく，教育を終えてほしいと思った。私たちは自閉症の親として，ほとんどが神経定型である世界の中の少数派としての生活を深く理解してきた。私たちは学習は生涯にわたるものであり，しかし他者によって与えられた害もまた生涯続きうるのを知っていた。

私の息子は現在，大学に籍を置いており，学位のために彼の興味に合った研究をしており，良い成績を得ている。彼の旅の目的は，彼を信じ理解する教師を見つけることであった。その中には彼を教育する方法や，彼の能力を利用する方法を理解し，神経定型の子どもとは違っている彼の学習方法や学習速度を受け入れる，自閉症の教師を見つけることも含まれていた。

私は，多くの自閉症の人々，基本的な生活技能を身につけるために悪戦苦闘し，しかも学業を修めることに成功し，あるいは彼らが選んだ仕事の領域で重要な地位を獲得し，申し分のない成功を収めた自閉症の人々としてでなく，缺点のある神経定型と見られている人々から，これと同じ話を聞いた。人々を等級づけ，(日々，週ごとに変化することを含めた）凹凸のたくさんある輪郭を有する能力を無視しつつ，人々にとっての未来が何かを予測しても，それはまったく信頼できることではない。私自身を含めた家族および友人の人生の軌跡は，自閉症の人々のものと同様に，「できあいの」決まりきった型に基づいてはいない。私たちはしばしば自閉症でない人々が期待するようにはならない。しかしそれでも，私たちを分類し，私たちを巧妙な範疇に当てはめ，顕微鏡の下の病原菌のように私たちを観察しようとする，強迫的なまでの動機，ほとんどのところ要求が，増加しているように思われる。そして，これら全てが自閉症的であるとは何であるかを十分に理解せず，私たちの共同体，自閉症共同体に多大な力を揮うであろう圧倒的な神経定型の臨床家によって，なされているのである。

自閉症の人として，私たちが自閉症でない臨床家に話すとき，しばしば通訳が必要であるように感じられる。私たちは，私たちの素質を共有していない人々に容易に誤解される。私の自閉症の子どもに話しかける臨床家の観察は，いつも興味深いし，また欲求不満の種でもある。言われていること，それが意味すること，そして聞き手にそこから読み取られる意味が，しばしば非常に違っている。そうではあっても，障碍があると言われるのは，いつも自閉症の人である。現実には全てのコミュニケーションは活潑な双方向性の過程であり，それがうまくいくためには共有された理解を必要とするにもかかわらずである（この点をもっと詳しく知るためには第９章で述べられるダミアン・ミルトンの二重の共感性の問題を見よ）。同じことが社交性についても言える。われわれは他者が社交的であることを必要とする。そこでコミュニケーションにおける障碍は，正しいとレッテルを貼られている多数者と，障碍がある，間違っている，変則的とされる少数者にとって，本質的なものなのである。対人コミュニケーションにおける「障碍」は，私たちが交わる人々とほとんど似た者同士になればなるほど軽減する。

多くの自閉症の人々は他の自閉症の人々に出会うことで大きな

利益を得ていると話す。実際自閉症の人々によって自閉症の人々のために運営されている相互交流様式の会合 Autscape（www.autscape.org）は，私も含めて多くの人々に変化をもたらし続けている。自閉症空間にいること，自閉症共同体とその文化に浸ることは，育みであり，自己肯定であり，自閉症的でない社会でほとんど異邦人として経験している日々の苦闘と違って，私たちの生粋性を思い起こさせる。

自閉症の人々は，自閉症でない人々と同様に非常にさまざまである。このことは臨床家にいささか忘れられていると，しばしば感じられる。私たちの個性，私たちのパーソナリティは，一元的な白人男性の方向に過度に歪んだ教科書の定義に当てはまらない。このほとんど「個性のなさ」や「まったくの男性性」の想定は，自閉症の人々に敵対的に作用する。女性，性転換の人々，男女の二項に当てはまらない人々，有色の人々あるいは低収入の環境で育った人々は，そして人目につかない白人の男性でさえ，見過ごされ，無視される。私は一度ならず，自閉症の女性たちから，診断のために家庭医を受診しようとして，その医師が自閉症は男性の「病気」と信じていたがために，とても苦労した話を聞いた。私にとって，現在の診断の問題は，全ての自閉症の人々にとって解決される必要のあるものなのだが，まだそれについての議論はおこなわれていないように思われる。

私たちが必要としているのが革命であるのなら，私たちが現在「間に合わせの修理（tinkering）」をしているだけにすぎないように感じられる。臨床家が自閉症の人々を本当に理解することはほとんどない。彼らは私たちを，友人として，共同体として，同等者として見ていない。障碍モデルはしばしば，例えば，健康や教育といった支援への接近の欠如につながる。「問題」はいつも自閉症の人々の中にあると思われるためである。これには違う見方が必要である。自閉症の人々は，たとえ少数派であるとしても，まったくもって市民であることを明確に理解する必要がある。社会はもはや私たちの排除を容認すべきではない。

推薦図書

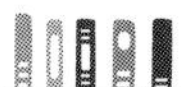

Baird, G., Douglas, H. R., & Murphy, M. S. (2011). Recognising and diagnosing autism in children and young people : Summary of NICE guidance. *British Medical Journal*, 343 (d6360), 10-1136.

Howlin, P., & Magiati, I. (2017). Autism spectrum disorder : Outcomes in adulthood. *Current Opinion in Psychiatry*, 30 (2), 69-76.

James, L. (2017). *Odd girl out : An autistic woman in a neurotypical world.* London : Pan Macmillan.

Lawson, W. B. (2015). *Older adults and autism spectrum conditions : An introduction and guide.* London, UK : Jessica Kingsley Publishers.

Smith, P. A., Wadsworth, A. M., McMahon, W., Cottle, K., Farley, M., Coon, H., Gregg, C., Bakian, A., Grandin, T., Endow, J., & Baron, M. (2016). *Autism spectrum disorder in mid and later life.* London, UK : Jessica Kingsley Publishers.

Tammet, D. (2007). *Born on a blue day : Inside the extraordinary mind of an autistic savant.* New York, NY : Simon & Schuster.

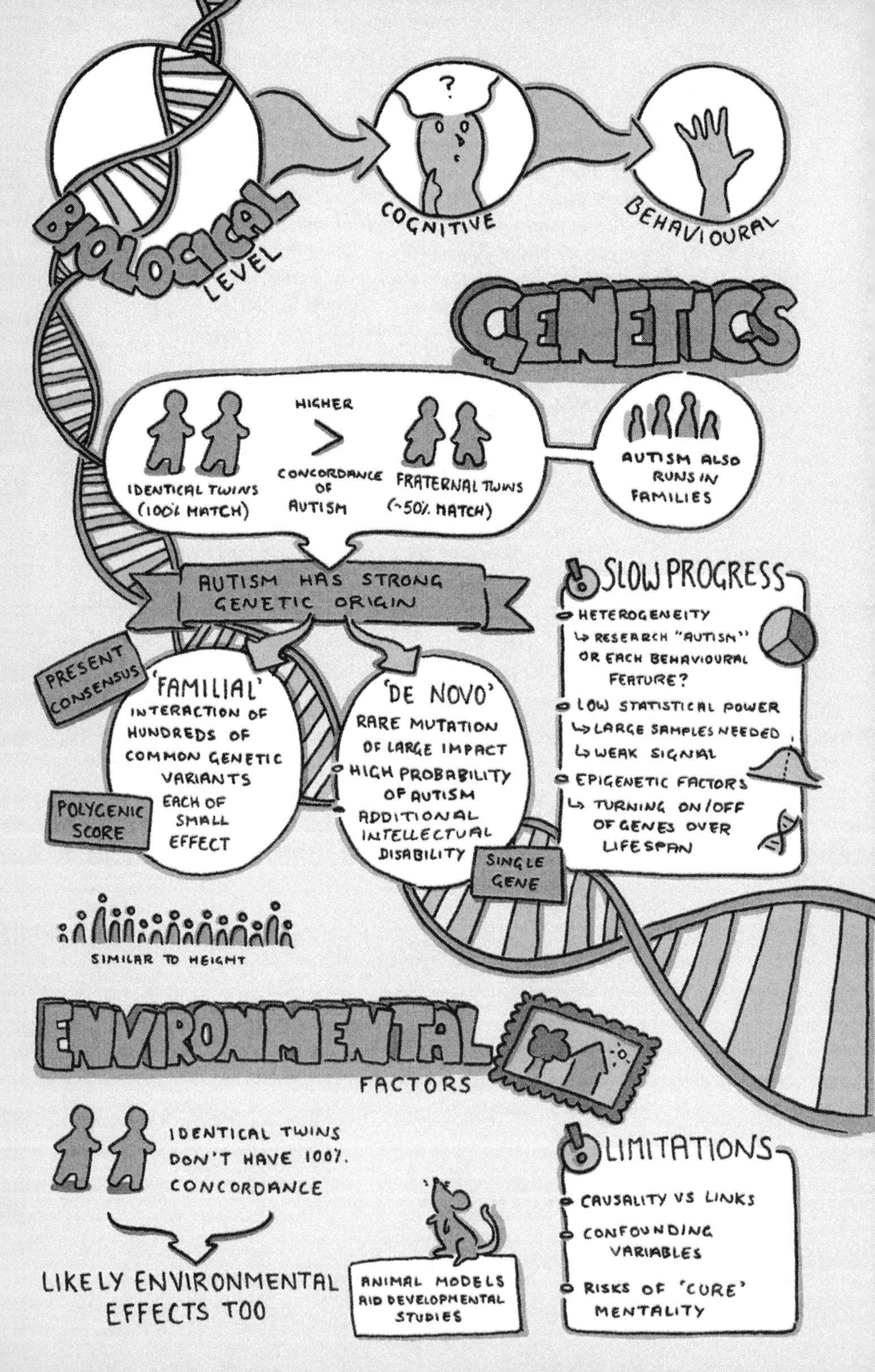
BIOLOGICAL LEVEL
?
COGNITIVE
BEHAVIOURAL
GENETICS
IDENTICAL TWINS (100% MATCH)
HIGHER > CONCORDANCE OF AUTISM
FRATERNAL TWINS (~50% MATCH)
AUTISM ALSO RUNS IN FAMILIES
AUTISM HAS STRONG GENETIC ORIGIN
PRESENT CONSENSUS
'FAMILIAL'
INTERACTION OF HUNDREDS OF COMMON GENETIC VARIANTS
EACH OF SMALL EFFECT
POLYGENIC SCORE
'DE NOVO'
RARE MUTATION OF LARGE IMPACT
HIGH PROBABILITY OF AUTISM
ADDITIONAL INTELLECTUAL DISABILITY
SINGLE GENE
SIMILAR TO HEIGHT
SLOW PROGRESS
HETEROGENEITY
↳ RESEARCH "AUTISM" OR EACH BEHAVIOURAL FEATURE?
LOW STATISTICAL POWER
↳ LARGE SAMPLES NEEDED
↳ WEAK SIGNAL
EPIGENETIC FACTORS
↳ TURNING ON/OFF OF GENES OVER LIFESPAN
ENVIRONMENTAL FACTORS
IDENTICAL TWINS DON'T HAVE 100% CONCORDANCE
LIKELY ENVIRONMENTAL EFFECTS TOO
ANIMAL MODELS AID DEVELOPMENTAL STUDIES
LIMITATIONS
CAUSALITY VS LINKS
CONFOUNDING VARIABLES
RISKS OF 'CURE' MENTALITY

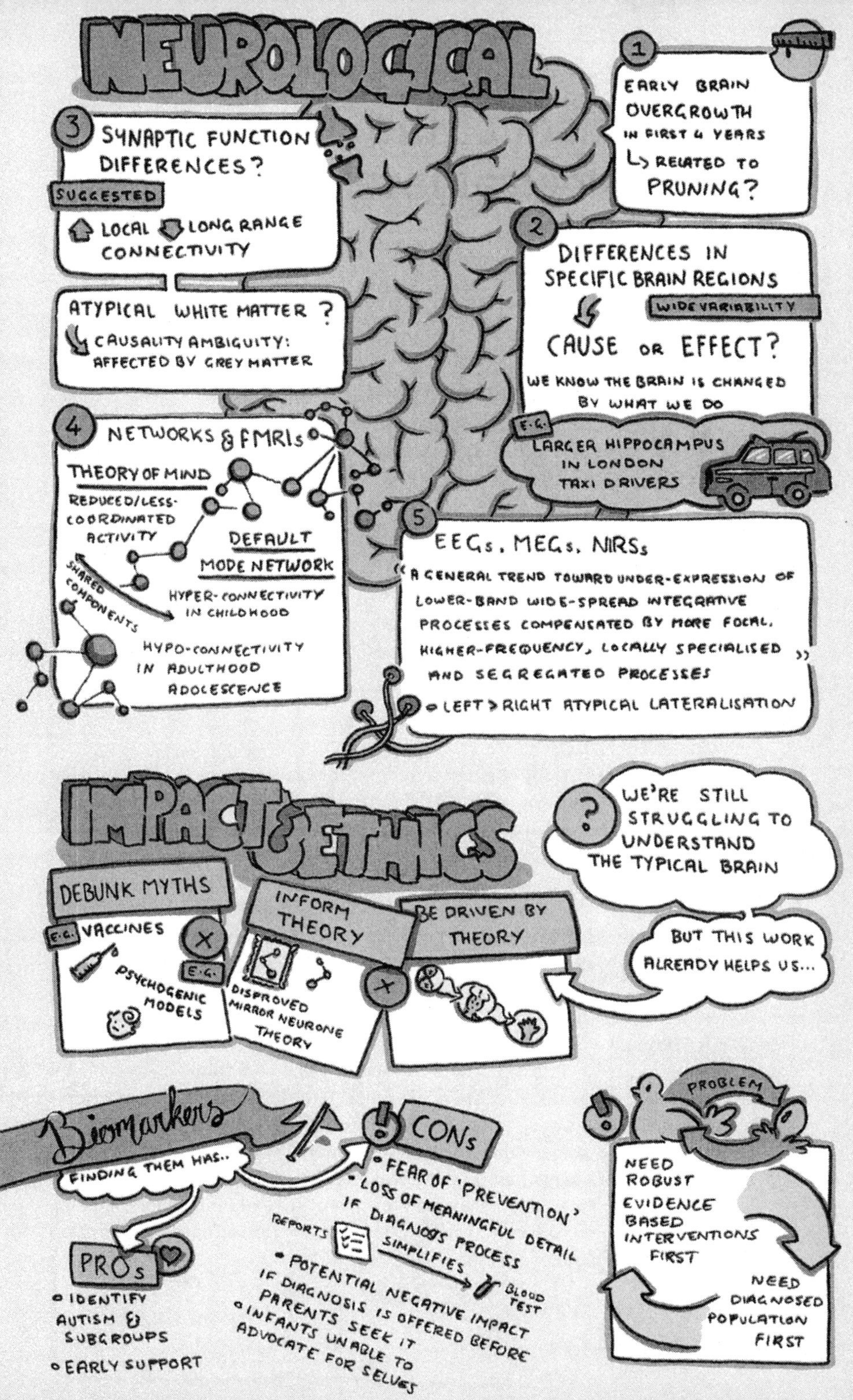
NEUROLOGICAL
1
EARLY BRAIN OVERGROWTH IN FIRST 4 YEARS
↳ RELATED TO PRUNING?
2
DIFFERENCES IN SPECIFIC BRAIN REGIONS
WIDE VARIABILITY
CAUSE OR EFFECT?
WE KNOW THE BRAIN IS CHANGED BY WHAT WE DO
E.G.
LARGER HIPPOCAMPUS IN LONDON TAXI DRIVERS
3
SYNAPTIC FUNCTION DIFFERENCES?
SUGGESTED
LOCAL LONG RANGE CONNECTIVITY
ATYPICAL WHITE MATTER ?
CAUSALITY AMBIGUITY: AFFECTED BY GREY MATTER
4
NETWORKS & FMRIs
THEORY OF MIND
REDUCED/LESS-COORDINATED ACTIVITY
DEFAULT MODE NETWORK
SHARED COMPONENTS
HYPER-CONNECTIVITY IN CHILDHOOD
HYPO-CONNECTIVITY IN ADULTHOOD ADOLESCENCE
5
EEGs, MEGs, NIRSs
"A GENERAL TREND TOWARD UNDER-EXPRESSION OF LOWER-BAND WIDE-SPREAD INTEGRATIVE PROCESSES COMPENSATED BY MORE FOCAL, HIGHER-FREQUENCY, LOCALLY SPECIALISED AND SEGREGATED PROCESSES"
○ LEFT > RIGHT ATYPICAL LATERALISATION
IMPACT & ETHICS
WE'RE STILL STRUGGLING TO UNDERSTAND THE TYPICAL BRAIN
BUT THIS WORK ALREADY HELPS US...
DEBUNK MYTHS
E.G. VACCINES
E.G. PSYCHOGENIC MODELS
INFORM THEORY
DISPROVED MIRROR NEURONE THEORY
BE DRIVEN BY THEORY
Biomarkers
FINDING THEM HAS..
CONs
• FEAR OF 'PREVENTION'
• LOSS OF MEANINGFUL DETAIL IF DIAGNOSIS PROCESS SIMPLIFIES
REPORTS
BLOOD TEST
• POTENTIAL NEGATIVE IMPACT IF DIAGNOSIS IS OFFERED BEFORE PARENTS SEEK IT
○ INFANTS UNABLE TO ADVOCATE FOR SELVES
PROs
○ IDENTIFY AUTISM & SUBGROUPS
○ EARLY SUPPORT
PROBLEM
NEED ROBUST EVIDENCE BASED INTERVENTIONS FIRST
NEED DIAGNOSED POPULATION FIRST

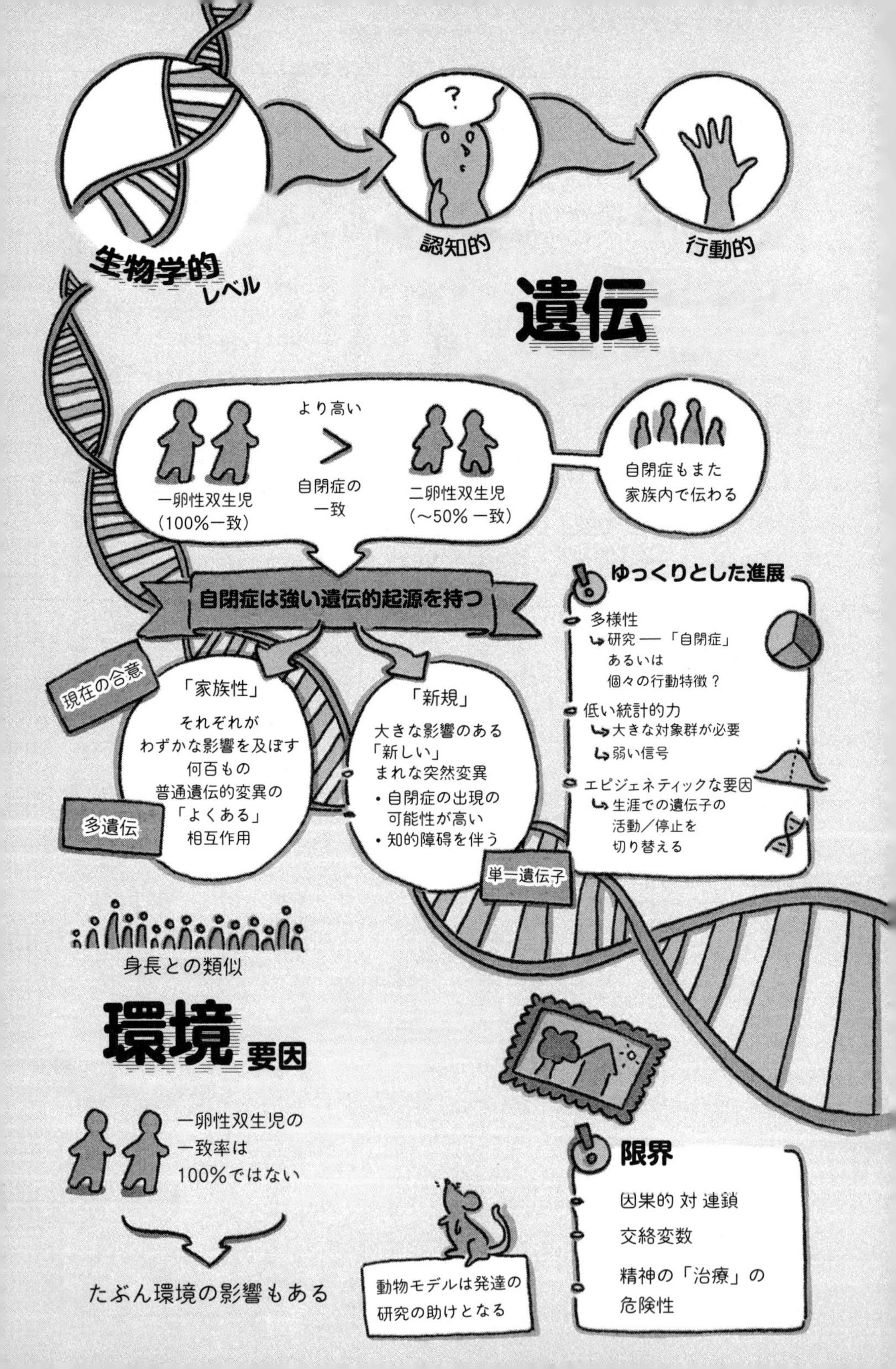

生物学的レベル

認知的

行動的

遺伝

一卵性双生児（100%一致）

より高い ＞ 自閉症の一致

二卵性双生児（～50% 一致）

自閉症もまた家族内で伝わる

自閉症は強い遺伝的起源を持つ

現在の合意

多遺伝

「家族性」

それぞれがわずかな影響を及ぼす何百もの普通遺伝的変異の「よくある」相互作用

単一遺伝子

「新規」

大きな影響のある「新しい」まれな突然変異

- 自閉症の出現の可能性が高い
- 知的障碍を伴う

ゆっくりとした進展

- 多様性
  - ↳研究 ── 「自閉症」あるいは個々の行動特徴？
- 低い統計的力
  - ↳大きな対象群が必要
  - ↳弱い信号
- エピジェネティックな要因
  - ↳生涯での遺伝子の活動／停止を切り替える

身長との類似

環境要因

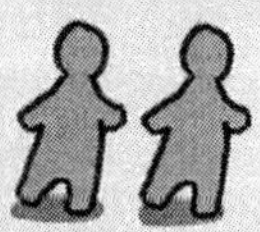

一卵性双生児の一致率は100%ではない

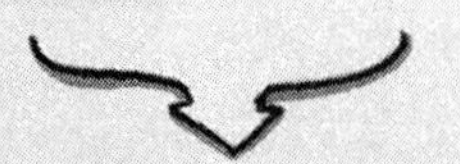

たぶん環境の影響もある

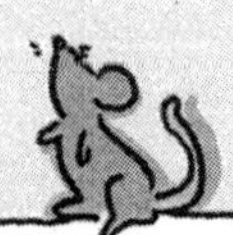

動物モデルは発達の研究の助けとなる

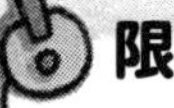

限界

- 因果的 対 連鎖
- 交絡変数
- 精神の「治療」の危険性

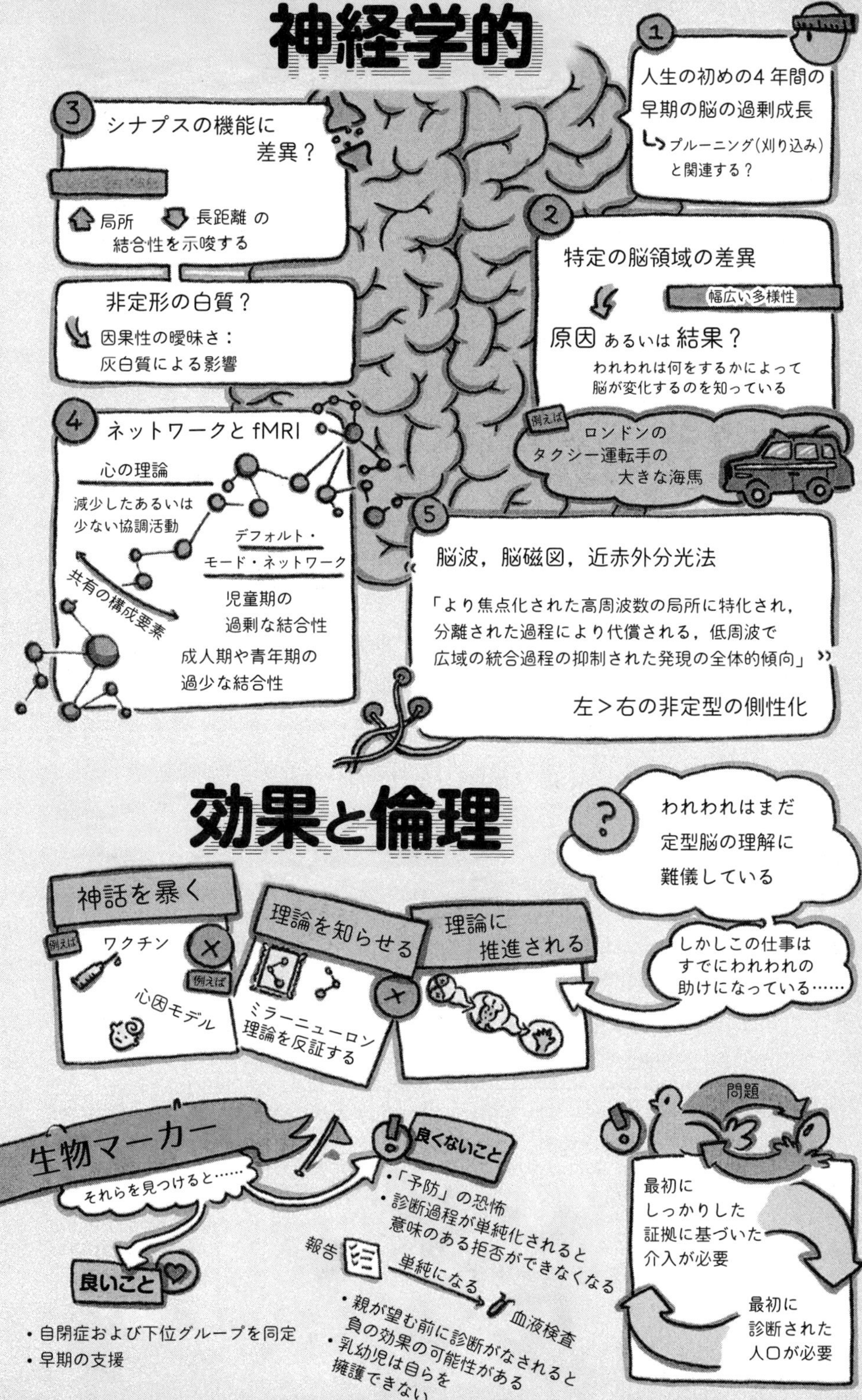

神経学的
1
人生の初めの4年間の
早期の脳の過剰成長
プルーニング（刈り込み）
と関連する？
3
シナプスの機能に
差異？
局所
長距離 の
結合性を示唆する
非定形の白質？
因果性の曖昧さ：
灰白質による影響
2
特定の脳領域の差異
幅広い多様性
原因 あるいは 結果？
われわれは何をするかによって
脳が変化するのを知っている
例えば
ロンドンの
タクシー運転手の
大きな海馬
4
ネットワークと fMRI
心の理論
減少したあるいは
少ない協調活動
デフォルト・
モード・ネットワーク
共有の構成要素
児童期の
過剰な結合性
成人期や青年期の
過少な結合性
5
脳波，脳磁図，近赤外分光法
«「より焦点化された高周波数の局所に特化され，
分離された過程により代償される，低周波で
広域の統合過程の抑制された発現の全体的傾向」»
左＞右の非定型の側性化
効果と倫理
?
われわれはまだ
定型脳の理解に
難儀している
しかしこの仕事は
すでにわれわれの
助けになっている……
神話を暴く
例えば
ワクチン
例えば
心因モデル
理論を知らせる
ミラーニューロン
理論を反証する
理論に
推進される
問題
生物マーカー
それらを見つけると……
良くないこと
•「予防」の恐怖
•診断過程が単純化されると
意味のある拒否ができなくなる
報告
単純になる
血液検査
•親が望む前に診断がなされると
負の効果の可能性がある
•乳幼児は自らを
擁護できない
良いこと
•自閉症および下位グループを同定
•早期の支援
最初に
しっかりした
証拠に基づいた
介入が必要
最初に
診断された
人口が必要

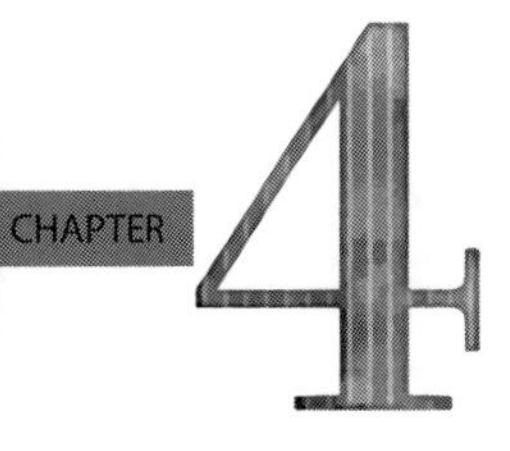

生物学レベルで見た自閉症

この本の初版が書かれたときは，自閉症は心因性因子で生じないと述べ，（当時はまだ限られていたが）自閉症の生物学的基盤の証拠，例えばてんかんの高い合併率を用いて，「冷蔵庫の母親」神話を直接論駁（ろんばく）する必要がまだあった。ありがたいことに，これを議論する必要はもはやない。現在，ほとんどの場所で，自閉症は遺伝因子と環境因子の複雑な相互作用から生じる紛うかたなき遺伝的な状態であることはよく知られている。とはいっても，自閉症の遺伝的，神経的な基盤を見出すべく膨大な努力がおこなわれてきたものの，残念ながら，大発見はなされていないと考えられている。これまでの研究は，自閉症を持つ人と持たない人で異なる生物学的な特徴の多くを，そして特定の行動に関して次元的に異なる特徴を，同定してきた。しかし，本書の執筆時点で，自閉症のはっきりとした標識あるいは特異的な原因を特定する生物学的な特徴はない（Muhle et al., 2018）。

病因が一つでないことが，研究の進展がゆっくりである理由の一つかもしれない。多くの人々は今や，異なる個人は異なる自閉症への生物学的経路を有するという信念の反映として，「諸自閉症」について語る。自閉症の病因を探すことに費やされてきた研究基金もまた論争と討論の主題である。多くの当事者は，生物学的研究が治療法の発見を目的におこなわれていると考えており，スペクトラム上の人々の生活をもっと直接に改善するために多くの資金を供給すべきであると論じている。われわれは，自閉症共同体内に強い感情があることを認識しており，自閉症が治療されるべき何かであるといった考えは拒絶する。しかし，生物学的研究が，「原因」に焦点を当てているものであっても，自閉症共同体の優先事項と同一歩調をとれないと想定することは誤りである。生物学のより良い理解を通じて，われわれは自閉症にしばしば合併する，そして自閉症の人々が取り組みたいと望む，困難への介入のための有意義な機会を発展させられる。感覚入力への脳の反応の仕方を調整する薬物の開発はその一例であり，それによって圧倒されるほど激しい感覚の体験を減衰させるための選択肢が得られる。この章の最後で，自閉症の遺伝的および神経的基盤に関する現状の理解と，認知理論が自閉症の生物学的研究に関する情報を人々に伝えられる方法を概観したのちに，これらの議論を再考したい。

1．遺伝学の貢献

自閉症が強い遺伝的起源を持つという初めての証拠は，遺伝子の構成要素の平均50％を共有する二卵性双生児よりも，遺伝子を100％共有する一卵性双生児の方が，より高い一致率（すなわち，一方が自閉症であれば，もう片方も自閉症である確率）を示すことを明らかにした，非常に影響力のある双生児研究で得られた（Bailey et al., 1995 ; Folstein & Rutter, 1977）。この知見と，これによってもたらされた高い遺伝率の推定値は，その後何度も，そしてもっと大きな研究で再確認されてきた（Tick et al., 2016）。自閉症は家族内での広がりも見せており，自閉症の子どもの弟や妹に自閉症が発生する可能性は高くなる。

遺伝学の領域の発展はとても速く，候補となる遺伝子の特定の情報はすぐに時代遅れになり，役に立たなくなる。しかしながら重要であるのは，多くの事例では，自閉症がそれぞれはとても小さな影響を与える何百もの通常生じる遺伝子の変異の作用の結果であるという，現在の共通認識を知ることである。この点で，自閉症は，身長のような他の量的に分散する特性と異なっていない。それゆえ，研究は「自閉症遺伝子」を探すことから離れ，「多遺伝子評価点」を構築することに向かっている。この場合，ある個人は自閉症関連遺伝子変異をどれだけ持っているかによって，ある評価点が与えられうる。そのような評価点は，われわれが十分に規模の大きい自閉症と非自閉症の対象群からのデータを得られれば，ある人が自閉症特性を示す，あるいは自閉症の診断基準を満たす蓋然性の確率論的な（決定論的でない）評価が得られる。

対照的に，自閉症を持つ人々のうちの少数者，通常知的障碍を併せ持つ人々に，自閉症の原因となると信じられているまれな遺伝子変異が見つかる可能性がある。その変異を持つほとんどあるいは全ての人が自閉症だからである。大きな効果のあるそのようなまれな変異の発見は難しいかもしれない。われわれはみな多くの特有の変異を持っているため，これまで見つかっていない変異の因果的役割の確証は困難である。まれな変異の中から，このような「大当たり」が見つかっても，その最終的な効果は，個人の遺伝的背景によって決まる。彼らが受け継いだ他の通常見られる遺伝子変異が，自閉症の発現を強めるか，あるいは軽減するかもしれないのである。

したがって，自閉症はそれぞれは小さな効果を持つ多くの遺伝子にまたがるありふれた遺伝的変異と，大きな影響を持つまれな変異の混合によって生じる。前者は「家族性（familial）」と考えられ，後者はほとんどの事例で「新規（de novo）」と考えられるであろう。しかし，この広大な雑多性があるとしたら，自閉症に関する遺伝研究はどの方向に進むべきなのだろうか。一つの取り組み方は，生物学的に妥当な少数の経路上に異なる関与が示唆されている多くの遺伝子を並べて，地図を作る試みである(Geschwind, 2008)。もし本当に重要性のある特定の経路への収束があれば，この取り組み方は不安などのよく見られる特定の併存症状を目標とした治療法の開発に手掛かりを与えるかもしれない。

自閉症の遺伝的原因の理解がもっと進展しなかったのはなぜだろうか。症状布置の雑多性を含む，いくつかの主要な難題がある。例えば，「断片化した三つ組」という考えは，ある個人の対人相互交流のような自閉症の一つの次元に影響する遺伝子の探索が，全体としての自閉症に素因として作用する遺伝子の探索よりももっと生産的であることを示唆する。遅い進展のもっと異論の少ない理由には，統計学的検出力の低さが含まれる。他の多くの臨床群と比較して，自閉症遺伝子研究はまだ初期段階にあり，相対的に標本の規模が小さい。数十万の DNA 標本が必要かもしれない。それぞれの遺伝子変異がわずかな効果しか持たず，それゆえ弱い信号しか発しない場合には，特にそうである。さらに，遺伝子は他の遺伝子と相互作用し，発達の経過中遺伝的あるいは環境的な要因により作用したり作用しなかったりするかもしれない。遺伝子の動きを調整するエピジェネティック因子に関する研究は，初期の段階にある。その理由の一部は，われわれの身体の全ての細胞で同じであるわれわれの DNA と異なり，エピジェネティックな徴候は組織が異なれば異なり，そして生涯にわたって，変化するようだからである。エピジェネティックスの解析のために脳組織を入手することと比べれば，唾液や血液から DNA の標本を得ることは容易である！

生物学的研究の究極的な目的は，一つのもので全てを間に合わせるやり方ではなく，いわゆる個別化された，あるいは「精密医療」の助けとなる生物学的標識を見つけることである。そして，それによって，自閉症のさまざまな考えられうる生物学的基盤の理解が，原理的により良い個別化された治療に結びつくはずなのである（Geschwind & Staite, 2015）。その一つの例は，シナプス機能を改善する薬物であり，それによって究極的には新たな情報を学ぶために知的障碍を持つ人の能力を改善することである。もちろん，この研究が，自閉症共同体に受け入れられ，しかも重要である薬物の標的を同定し，薬物自体が単なる「正常化」であるのを避ける助けとなると，当事者によって十分な情報に基づいて同意されていることが必須である。一つの危険性は，自らの研究が，自閉症の人々や協力者の日々の経験とは比較的掛け離れていて，有意義な当事者の意見を必要としていないと感じているのかもしれない生物医学的研究者が存在していることである。しかしながら，われわれは，基本的な生物医学的な研究が，実践的に応用できる結果を生み出すために，多くの年数，ときに数十年が必要であることも知っておくべきだろう。そのような場合，初めから当事者と協同で仕事をするための特別差し迫った理由があるだろう。基礎科学者は，彼らの努力や科学的革新が誰も望まない治療を生み出すことを避けるために，自閉症について最新の考えに遅れないようにしなければならない。

2. 神経学的な基盤の候補

自閉症の遺伝的基盤の研究とちょうど同じように，自閉症症状布置の人々の脳の中の異なったものの探求が，大きな関心の的になった。しかし，現在まで期待されたほどの進展はない。これもまた，おそらく部分的には，生物学的雑多性が原因であると考えられる。そのため「自閉症」よりは「諸自閉症」について語る研究者もいる。「断片化した三つ組」の概念は，ここでも妥当であるかもしれない。図 4.1 は，異なる脳領域が自閉症の異なる診断的特徴とどのように関連しているかを示している。例えば，自閉症で比較的よく再確認されている神経生物学的知見の一つは，人生の初めの 4 年間の早期の脳の過成長である (Zwaigenbaum et al., 2014)。しかしながら，この頭囲の加速した早期成長パターンを示す自閉症の子どもは少数である (Ecker, 2017)。それに関連する考慮すべき重要な要因もある。すなわち，頭囲の規準が最新であるか，異なる地域や人口にも適切なのか，そして全体的な成長や体の大きさが考慮されているか。それにもかかわらず，この知見は重要と解釈されてきた。研究者たちは，自閉症の幼児では脳の正常な刈り込み（プログラムされている細胞死，アポトーシス）とシナプスの競争の「使うかさもないと失われる」原則が破綻している，と仮定してきた。

全脳容積の差異が想定されたのと同じように，特定の脳領域の差異が報告された。そして，研究者たちはこれらを自閉症の行動特徴と関連づけようとしてきた (Ecker et al., 2015)。最も頻繁に想定されてきた領域には，前頭側頭領域と前頭頭頂領域，扁桃体－海馬複合，小脳，基底核，前部および後部帯状回がある。しかしながら，構造的神経画像研究が自閉症の人々とそうでない人々の群間差を示す一方で，群内でも幅広い多様性があり，個人レベルの差異を示す信頼できる自閉症の標識の知見はいまだにない。

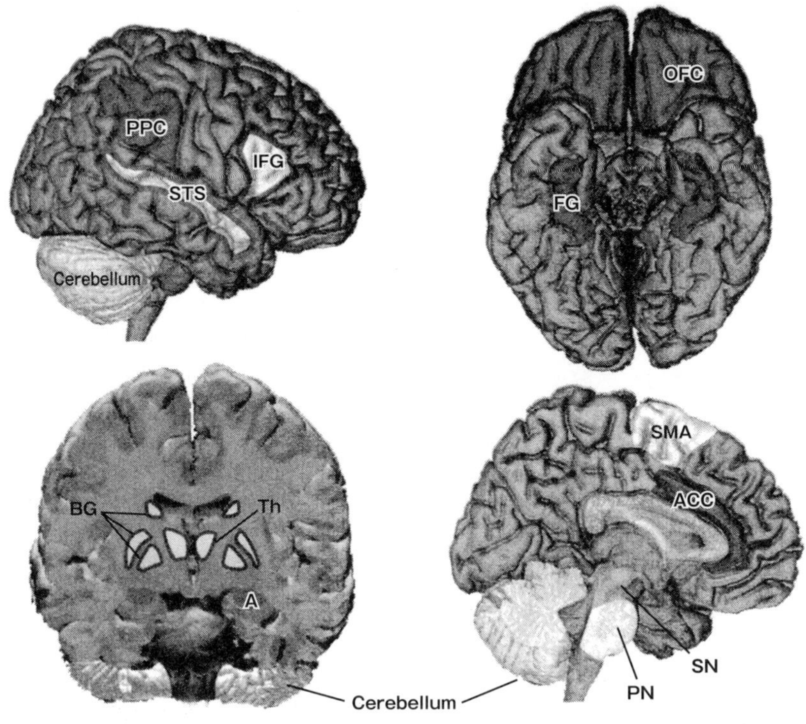

対人障碍	コミュニケーション障碍	反復行動
OFC－眼窩前頭皮質	IFG－内側前頭回	OFC－眼窩前頭皮質
ACC－前帯状皮質	（ブローカ野）	ACC－前帯状皮質
FG－紡錘状回	STS－上側頭溝	BG－大脳基底核
STS－上側頭溝	SMA－補足運動野	Th－視床
A－扁桃体	BG－大脳基底核	
ミラー・ニューロン領域	SN－黒質	
IFG－内側前頭回	Th－視床	
PPC－後頭頂皮質	PN－橋核	
	Cerebellum－小脳	

図4.1　自閉症の診断的特徴に関連する脳の領域
Amaral et al., 2008 より著者の許可を得て転載

脳と行動の個人的差異と，異なる脳領域の機能に関してわれわれが理解していることを基にして，研究者は特定の領域を自閉症の特徴と結びつけようとした。例えば，前頭側頭領域と扁桃体は対人・情動処理過程と結びつけられ，また前頭線条体系（眼窩前頭皮質と尾状核）が反復的常同行動と関係していると想定された。これらの差異が自閉症の原因なのか結果なのかは，疑問のままである。扁桃体は不安症のある，自閉症でない子どもでも大きくなっている。ロンドンのタクシー運転手の海馬容積が大きかったというよく知られた知見（Maguire, 2000）と同様に，われわれが何をおこない学ぶかによって，脳が変化することがわかっている。したがって，脳の差異は，少なくとも部分的には，自閉症の人々の生活（よりストレスの多い）と行動（より反復される）の差異を反映しているのかもしれない。

さまざまな脳領域の大きさの測定のほかには，構造的および機能的結合の差異が報告されてきた。ミクロレベルでは，多くの研究者は，自閉症がたぶん神経化学物質であるGABA（γ-アミノ酪酸）とグルタミン酸が鍵となっている神経の興奮と抑制の調整と関係があるかもしれないシナプス機能の差異により規定されることが証明されるであろう，と考えている。マクロレベルでは，自閉症では局所の結合が増加し，遠距離の結合が減少していると示唆されてきた（Ameis & Catani, 2015）。拡散テンソル画像（DTI）は，左右の半球をつなぐ主要な神経路である脳梁を含む白質の統合を可視化できる。それによって白質の異常が報告されてきた。しかし，白質の発達はそもそも灰白質の発達に影響されるので，自閉症でこの差異が一次的なのか二次的なのかは明らかでない。理想的には，構造的および機能的神経画像による情報が，死後脳の組織学的研究と結びつけられるべきだろうが，今日まで国際脳バンクへの献体は依然としてかなり少ないままである。

この本の以前の版が書かれたとき，ポジトロン放出断層撮影（PET）の利用がちょうど始まった頃で，機能的神経画像研究の有望性を述べた。はるかに侵襲の少ない技術である磁気共鳴画像（MRI）は，自閉症にはまだ応用されていなかった。その後，fMRIを用いた機能的画像研究の爆発的増加があった。それらの研究の中で，神経定型の被験者で，とりわけたぶん心の理論（theory of mind：ToM）課題中に賦活されると考えられる脳領域のネットワークが特定された。その領域には内側前頭前皮質，後上側頭回／側頭頭頂接合部，楔前部，側頭局が含まれている。同じ ToM 課題に取り組む自閉症の被験者の研究では，この「メンタライジング・ネットワーク」の全域にわたって，例によって低下した活動および／あるいは協調の少ない活動が示された。興味深いことに，このネットワークはいわゆるデフォルト・モード・ネットワークと重なる。このネットワークは，機能的に相互に結合した脳領域の一群（後部帯状皮質，楔前部，内側前頭前皮質，側頭頭頂接合部と海馬）であり，被験者がなんらかの課題に取り組んでいるときには活動が減少し，「安静に」しているときに最も活動的となる。自閉症では，デフォルト・モード・ネットワークの固有の機能的結合の差異が報告されてきており，このことは，児童期のデフォルト・モード・ネットワークの結節点の間の高い結合性が青年期および成人期になると低結合性に変化することを示唆している（Padmanabhan, 2017）。

自閉症の脳機能を探索するために，他の神経画像法も使われている。その中には脳波（EEG），脳磁図（MEG），および近赤外分光法（NIRS）が含まれる。EEG と MEG を用いた自閉症研究の最近の系統的概説（O'Reilly, 2017）によると，非定型の側性（機能的結合の比率が右側より左側優位に増加）がかなり一貫して報告されているのと同様に，「**より焦点化された高周波数の局所に特化され，分離された過程により代償される，低周波で広域の統合過程の抑制された発現の全体的な傾向**」が見られた。活動する脳の画像の他に，経頭蓋磁気刺激（TMS）と経頭蓋直流刺激（tDCS）のような技術が，特定の脳領域の機能の調節のために使用可能である。これらの方法は，神経定型の被験者で脳機能を調べ，認知理論を検証するために，使用されている。自閉症を含めた一連の臨床群でも，これらの方法が実験的治療のために使用されている。しかし，現在結論を得るには，対照試験があまりにも少ない。

3. 他の生物学的な影響

自閉症に対する遺伝の影響は大きいが，一卵性双生児でさえ100%の一致率を示さない。遺伝－環境の相互作用が遺伝の伝統的評価の後ろに隠れているかもしれない。自閉症の病因に寄与する環境因子はあるのか。ほぼ確実にある。しかし今日まで，われわれが広く曝露されている環境の側面（例えば，汚染，日常的な化学物質や食料品）に関する証拠は，根拠に乏しい。自閉症の発症率の増加に直接関連しうる曝露はまれながらある。例えば，抗てんかん薬であるバルプロ酸は，妊娠中に摂取されると，自閉症に関係するようである（Christensen et al., 2013）。

本書の執筆中になされたメタ分析と系統的概説の総説によると，自閉症とワクチン接種，チオメルサール曝露，母親の喫煙あるいは不妊治療との関連は見出されなかった（Modabbernia et al., 2017）。血流／酸素の減少，あるいは外傷を伴う出生時合併症は，自閉症と強い関連を示す。一方で妊娠の他の側面，例えば帝王切開や母体の肥満あるいは糖尿病はもっと弱い関連しか示さない。そして今日まで栄養の役割を推定するには十分な証拠がない。自閉症と，父親の高齢の間の関連を示す証拠は確固としている。それは人生のより後期につくられる精子の遺伝的変化によるのかもしれない。マダベルニアらは，「**非因果関係（交絡を含む），遺伝子に関連した効果，酸化ストレス，炎症，低酸素／虚血，内分泌異常，神経伝達物質の変化，シグナル経路の干渉**」を含む影響力の強いと思われる環境因子の一連の機序を考察している。彼らはまたこの領域の研究の限界と，「**前向き研究計画，正確な曝露測定，信頼できる発達の臨界期と関連した信頼しうる曝露時期，そして……遺伝学的に十分な情報を得た上での研究計画**」の必要性も強調している。

もちろん，曝露のRCTは簡単にあるいは倫理的に実施できないため，可能性のある環境因子の効果を明らかにするのは難しい。この理由により，動物モデルは重要である。例えば，科学者は，人間の父親の年齢効果が，人生においてちょっと遅くパートナーを見つけて子どもを持つ自閉症的特性の単なる反映でないことを検証するために，マウスの父親の年齢を制御できる。同様に，マウスモデルは，遺伝的摂動の効果の研究のためにも使われる。「ノックアウト」動物モデルは，鍵となる遺伝子が何をしており，特定の突然変異の効果が何であるかを明らかにするのに役立つ。ジャーナリストは，「科学者は自閉症マウスを創った」という見出しを好むが，もちろん，これらは大いに誤解を招く！　動物モデルは，生体内で作られる蛋白質とその機能を通して，同定された遺伝子の変異の機械論的効果を辿るのにたぶん最も有用である。動物における「自閉症的行動」探しははるかに生産的でないだろう。マウスで反復的な毛繕いや穴掘りが見られても，われわれは，それが自閉症の反復行動となんらかの共通性があるとどのように知るのだろうか。一部の科学者がなんらかの関連を調べることに熱心である理由の一つは，そのような動物との類推によって，遺伝的あるいは薬理学的な介入を試す可能性が生じるからである。例えば，X 連鎖遺伝子 MECP2 突然変異が原因の変性疾患である，レット症候群のマウスモデルを用いた研究は，ヒトの臨床症状（例えば運動と呼吸の問題）と密接につながりのある障碍の著しい改善を生じさせる可能性のあることを示したし，また成熟した動物でもそれが観察された（例えば Tillotson et al., 2017）。しかしながら，自閉症を治療あるいは予防するという考えは，知的障碍や言語障碍，てんかん，不安のようなしばしば自閉症に併存する不利な事柄の緩和とは対照的に，倫理的な論争の対象となっているだけでなく，大変問題でもある。

4. 神経生物学的説明と認知的説明の相互作用

われわれは，発症の説明においても，生涯にわたる進行の予測においても，自閉症の明確な神経学的あるいはより幅広い生物学的説明モデルをまだ持たない。実のところ，われわれはまだ定型脳の理解と格闘している。そこで，われわれが今有している神経生物学的データは，われわれの自閉症の理解にどのように影響するだろうか。

第一に，それらは自閉症の原因に関する神話の正体を暴くために使われうる。70年代の双子研究は，当時主流であった，親の行動に責任を負わせる自閉症の心因モデルを終わらせた。妊娠の最初の3カ月間の脳の変化の所見は，その後の環境的な曝露が単独では自閉症の原因となりえないことを示唆する。

第二に，それらはてんかんとたぶん知的障碍に影響を与える可能性のある治療を同定するために使われうる。もしこれらの生物学的標識が見つかれば，早期のあるいは予防的な治療が可能となるかもしれない。

第三に，それらはわれわれの心理学に情報を提供する可能性を持っている。いくつかの心理学的理論が特定の生物学的特徴の予測をしているからである。一つの例は，自閉症の「壊れた鏡」理論で，これは対人およびコミュニケーション困難の起源が，不完全な「ミラー・ニューロン・システム」にあるとする（Williams et al, 2001）。最初に猿で発見されたミラー・ニューロンは，動物がある特定の行動を実行するか，それが実行されているのを見るときに，発火するニューロンである。壊れた鏡仮説は，自閉症にある「不完全な」ミラー・ニューロン・システムが模倣と対人認知を妨げると提唱した。したがって，この心理学的理論は，心理学的な実験（例えば，自分自身の動きに対する観察された動きの干渉の減少）と同様に，神経画像法によって検証可能な予測をおこなう。しかしながら，自閉症のグループと神経定型のグループの間での，ミラー・ニューロン・システムの機能の差異を示すしっかりとした証拠は，いまだに得られていない（Hamilton, 2013）。

心理学的研究と生物学的研究の関係が持ちつ持たれつであることを強調するのも価値がある。われわれの認知理論は，自閉症の生物学に対する直接の研究を支援しうるのである。その最も明白な例は，機能的神経画像研究で，理論とよく企画された認知課題を使うことである（Philip et al., 2012）。心理学的理論は，遺伝学的研究にも役立ちうる。例えば，家族で誰が「罹病している」かを，われわれが再考することを助ける。細部への並外れた眼力が自閉症の特定の才能の基礎にあるかもしれないとする仮説に基づいて，双生児早期発達研究においての8歳の双生児の親が報告した自閉的特徴と特定の能力（音楽，数学，美術，あるいは記憶）に関して，遺伝的な影響の重なりが見出された（Vital et al., 2009）。自閉症の子どもがいる家族での遺伝的な影響を探索しようとすれば，誰が自閉症であるのかと同様に，誰が才能を持っているか（あるいは両方）を，あなたは知りたいだろう。

第四に，動物モデルは，関心を持っている行動についての心理学的理論による情報を必要とする。例えば，もしあなたが，特定の遺伝子のノックアウトが自閉症で見られる顔認識の障碍に影響するかどうかに関心を持っている場合，顔認識の差異についてのあなたの理論を考える必要がある。もしあなたの理論が，自閉症の人々は目や顔をあまり見ないがために，顔認知の熟達者にならないというのであれば，ノックアウトマウスで同一性認識を検証したいだろう。これは，嗅覚認識検査で最もよくおこなわれる。マウスは他のマウスを同定するために，視覚よりも嗅覚を用いるためである。しかしながら，あなたの理論が，細部に注目する認知様式のために自閉症で顔の認知処理が異なるというのであれば，あなたはマウスの嗅覚のスキルを検査はしないだろう。嗅覚の全体的な処理と局所の処理を分離できないからである。その代わりに，あなたは，部分あるいは全体に反応するよう報酬づけ可能な視覚課題を用いるだろう。

5. 生物学的標識の探求

自閉症を理解するために神経科学の方法が適用される一つのはっきりとした例は，早期生物学的標識の探求である（Loth et al., 2016）。そのような生物学的標識は，自閉症を出生前あるいは乳幼児期に同定するために，あるいは自閉症の下位タイプ（たぶん「諸自閉症」の一つ）を同定するために，使われるかもしれない。そのため，一般人口よりも自閉症の診断を得る可能性が高い対象群を募集し，彼らを出生前および出生後に追跡する必要がある。そのようなグループの一つは，自閉症の子どもの乳幼児のきょうだいである。第７章でこの方法による知見とこの方法が有する（方法論的，統計学的）問題点を概説するが，ここではこの分野のいくつかの概念的な問題に注目してもらいたい。

第一に，生物学的標識の追求は，一連の倫理的な問題を生じる。最も差し迫った問題は，もし出生前標識が同定された場合，新しい知識をどのように適用するかである。自閉症の活動家は，ダウン症（ダウン症候群）の事例でしばしば生じるように，いくつかの国では胎児で染色体異常が同定された場合，早期妊娠中絶が承認されていることに注意を促している。自閉症の人々とその協力者は，もし自閉症の出生前標識が見つかった場合，同じような処置が利用可能となり，通常におこなわれることすらあることを，当然ながら深く憂慮している。今後，親になる自閉症の人が，まだ生まれていない子どもが自分と同じ状態であれば，妊娠中絶の選択肢を提供されると考えることが，どれほど苦痛であるかを想像することは，神経定型の人々には困難である。研究者と臨床家は，自閉症の出生前を含む最早期の標識の同定には科学的価値があり，この研究は「自閉症の予防」の検討議題として解釈されるべきでないと指摘してきた。しかしながら，自閉症共同体が憂慮し続けるのは当然である。われわれはみなこれらの問題を認識し，新たな発見が自閉症共同体の理解を深めそれを支援し有力にするために，臨床適用されるよう用心すべきである。

また別の倫理的問題が，自閉症の早期徴候を探るために一般的に使用される方法により生じる。すなわち，自閉症である可能性の高いグループの乳幼児を募集し，彼らとその家族から，時にかなり長期間にわたって詳細なデータを収集することの問題である。スーは，この研究に対する自閉症共同体の態度について，最近調査をおこなった（Fletcher-Watson et al., 2017a, 2017b）。国際的調査によると，一般にこの研究の努力に対する圧倒的な支持があり，科学的優先順位（例えば早期診断）だけでなく，いくつかのもっと重要な細かい事柄に対する圧倒的な承認のあることが明らかになった。そして，「より高い機会（higher chance）」あるいは「より高い可能性（higher likelihood）」という用語が「危険性のある（at risk）」という用語より用いられていた。「危険性のある」という用語は，普通は研究のために募集される乳幼児のきょうだいを記述するときに使われる。親は，研究チームの透明性を特に重要視し，それぞれのデータ収集の時点で，彼らの子どもの評価点を十分に知らされることを求めた。それは倫理委員会にほとんど許可されないことである。この調査結果は，人々の態度と体験について人々に質問する価値を明らかにし，また可能な限り，研究計画と研究の実施を，自閉症共同体の価値と調整することの重要性を明らかにした。

研究者や自閉症共同体の多くの者が同意する，自閉症の早期生物学的標識の追求の主眼点は，より早期の診断である。このことは，この領域でのわれわれの二つ目の問題につながる。われわれは，重要な目標として，より早期の診断を手放しで受け入れられるのか。一方では，家族は自閉症かもしれないと初めて心配してから診断が確定されるまでの待ち時間を減らしたいと熱望する。もし生物学的標識が同定されれば，診断過程は効率的になり，経済的な節約になる。現時点で最良の臨床実践と考えられている多職種協働の評価と比較して，より少ない専門家が関わるだけでいいからである。しかしながら，現在のシステムを単一の血液検査あるいは脳のスキャンと置き換えると，診断経路の重要な特徴である子どもの強みとニーズに関する意味深く複雑な評価を，捨ててしまうことになるだろう。診断は単なるラベル以上のものであるべきで，理想的には，子どもを理解し，家族の将来の支援ニーズに向けての計画を立てるために，専門家チームと協力して活動する家族をめぐってのものなのである。だから，生物学的標識が同定されても，われわれは，これに加えて一連の評価をおこなうことを望むであろうし，今日，時間のかかる，骨の折れる，しかし十分な診断経路の多くの側面は存続されるべきである。

「疑いが生じたあと，より迅速に」とは対照的に，「子どもの人生のより早期に」という意味で，より早期の診断とは何なのか。これは自閉症の人々とその協力者にとって肯定的な結果となるだろうか。このこともまた，せいぜいのところ悲喜こもごもであるかもしれない。一つの心配は，既に認知されている差異についての説明のための診断と比較して，親が懸念を持つ前になされる診断は，家族に否定的な影響を与えるかもしれないことである。われわれはこの疑問を直接的にあつかった研究を知らないが，家族にすでに明らかになっているものについて役に立つ説明を与える診断の方が，出し抜けに与えられたラベルよりは，肯定的に受け入れられるであろうことは，容易に想像できる。

しかし，早期の診断によって，より早期の介入が可能とならないのだろうか。そして，それは家族にとって利益となるのではないか。実際，乳幼児期の可塑性のある発達期の支援は，心理学的理論と研究がのちの言語的，認知的，対人的転帰や，学習の成果の背後にあると想定している，基本的なスキルに的を絞れるだろう。これは嘘ではない。しかし，われわれはまた，人生の非常に早期の介入には，揺るぎのない証拠がないことを知っておくべきである。現状では，親は乳幼児期に診断を受けても，数カ月あるいは数年間適切な支援を受けられないままであるかもしれない。乳幼児期に使える選択肢を開発するために研究がおこなわれているが（Green et al., 2015, 2017 ; Rogers et al., 2014），われわれは自閉症文献の他の領域から，新しい介入法を考案し，特にそれらを実践に移すことがいかにゆっくりとしか進まないかを知っている（Dingfelder & Mandell, 2011）。自閉症人口の多数の人々が，年長になっても特別な支援をまだ受けておらず（Salomone et al., 2016），また裏づけの証拠がなく，一般におこなわれない接近法がはびこっている（Salomone, 2015）。

これはある程度，鶏が先か卵が先かの問題である。診断された人口がないと介入を開発できず，介入法を手にするまで診断すべきでない。さらには，どのような介入であっても，われわれは有害となる可能性を探求し，自閉症共同体の関与と承認を得る責任がある。これは，乳幼児に介入するときには特に難題であり，かつ重要である。参加者は，自分自身を擁護できないし，乳幼児期の環境を変えた場合の長期的な影響は知られておらず，深刻であるかもしれない。自閉症の権利擁護提唱者はいくつかの介入法を深刻に憂慮している。例えば，彼らは大人の指示に応じるよう，また子どもの自己表現や自己鎮静法の一部分である行動（手をパタパタさせるような行動）を消去するために，自閉症の子どもを系統的に訓練する介入法がそうであると指摘している（Bascom, 2012）。われわれは，変化の長期間のそして相互作用を伴う効果を深く理解することなく，乳幼児への介入を推奨すべきではない。そして，そのような理解を正確に記述するには，多くの年月がかかるだろう。

6. 現在の議論

◈ 要約

多額の研究基金が現在，自閉症に関連した生物学的および神経学的特性を理解するために費やされているが，サービス，介入，社会的問題に対する研究への資金提供はこれまで比較的少ないままであった（Pellicano et al., 2013）。今日を生きる人々に直接的で肯定的な影響を与えるための自閉症研究にも，等しく投資することが望ましい。

群間の差異や諸特性の関係が数多く見出されてきたが，はっきりとした生物学的標識は現在でもなく，生物学に基づく自閉症の有力な説明モデルもない。生物学的な説明の探求は，少なくとも自閉症に関するいくつかの危険な神話の正体を暴く上で有用であり，またてんかんのような事柄に対する治療に寄与している。それらはまた自閉症の症状布置の多様性を理解する上で重要であるかもしれず，あるいはわれわれが「諸自閉症」の間の差異を理解するのに役立つかもしれない。しかしながら，この科学的努力をおこなうために，神経生物学的研究に心理学的な理論による情報が与えられなければならない（そして，結局，逆もまた同様である）。さらには，これらの発見は，いかなる知見も建設的に使用されることを保証する，しっかりとした倫理的な枠組みに根ざしていることが不可欠（ふかけつ）である。

◈ 大きな疑問

多くの自閉症のモデルの追求に際して，どれが有望な道筋だろうか。遺伝学，神経学，心理学，それとも行動学なのか。われわれが意味があり，役に立つ下位グループを同定できる場所に至るための，より良い方法は，どれであろうか。

もし自閉症の生物学的標識が見つかり，しかし（おそらく）100パーセント信頼できるものではない場合に，生物学的標識を持つ人々と，生物学的標識を持っていないが高いレベルで自閉症の特性を示す人との違いを，われわれはどのようにあつかえばよいだろうか。現実に支援を必要としている人々が，自閉症のこの新しい生物学的な基準に合致しないために，支援を拒否されないのだろうか。

生物学そのものは，自閉症の人々がもっと能力を持てる世界をつくるためにどうすればいいか，あるいは教師がどのような方針で接するべきかを，われわれに教えてはくれない。ダウン症を例に挙げると，遺伝的な原因を知っても，個人の最適の発達をもたらす支援を企画できるようになっていない。同様に，脳梁無形成（形成不全）のようなまれな状態の場合に，脳の差異がわかっても，それ自体は子どもが強みを持てるように教師がどのように教育すればよいかを教えてはくれない。

われわれは専門領域間の情報の転換をどのように検証し発展させることができるだろうか。科学の専門領域の間でのもっと良いコミュニケーションが必要とされており，また分子生物学と臨床医学の両方を深く理解し，その理解をそれ以外の領域と結びつける熟達者が必要とされている。

自閉症共同体の貢献 —— アニヤ・ウタゼウスキ：自閉症者，作曲家，データベース管理者

2008年に，地域の慈善団体が，ブライトンとサセックスの医学校からの，アスペルガー症候群の診断を持つ人に，なぜ一部の人は対人行動の違いを示すのかを調べる研究に参加するように

と，要請する手紙を，転送してきた。私はもっと知りたかったし，興味を引いた主題の研究の参加者になる体験に好奇心をそそられた。そしてまたそれが学ぶ機会となるだろうと期待した。

私は，自閉症の強制的な「治癒」には強く反対するし，いつの日か自閉症の出生前検査がなされるという考えには深く心を乱される。研究者の一人への私の最初の電子メールは，彼らの研究が，そのようなことにともかくも貢献するために使われるのかどうかを問い合わせるものだった。私は研究がそのようなものではなく，また研究者自身は自閉症者の権利を支援していることを確かめた。

いくつかの心理学的質問紙を書き終えた後，私はMRIスキャンを受ける用意ができた。親切な助手が着替えのガウンを渡し，体から一切の金属を外すよう伝えた。スキャナーの中に私をするりと入れる，平らな「ベッド」に横たわった。利き手で押す四つのボタンを渡された。それによってスキャナーの中で尋ねられる質問に答えられるようになっていた。

「ベッド」が，MRIの「トンネル」の中に入った。最初，私はじっと横になって，まもなく答えの選択肢が多くある質問を伴った画像を示すスクリーンが映されている鏡を見なければならなかった。

MRI検査について私が唯一知っていたのは，それがとてもうるさいものであるということだった。いつもすごく聴覚が過敏であったため，私はこれがかなり不安であった。ひとたびスキャナーが雑音を発し始めると，私はうれしいことに驚いた。律動的に反復する，深く低い，そして質感のある濃厚な音と，時折付随する優しい振動は，美しかった。そして突然，それらの音は60年代のSFに出てくる兵器，あるいは古いDOSゲームの宇宙船の銃

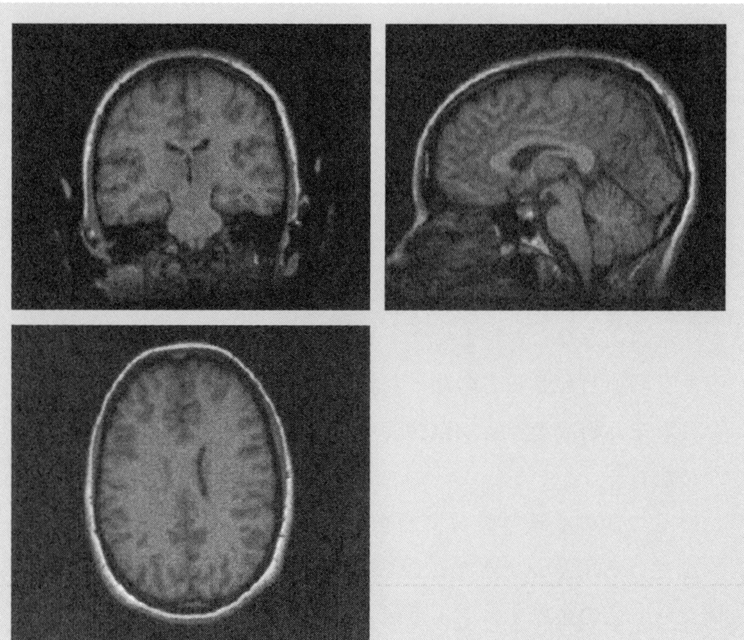

図4.2　この文章に記述されたMRIによるアニヤの脳の画像

の発砲を思い出させるようなものに変化した。私は音の中に沈められていると感じた。これは，私が想像できる文字通りの意味での，「取り巻く音」であった。

スキャナーの中で1時間以上が過ぎた後，研究者は必要なデータを得て，実験が終了した。私の脳の写真をもらえるか（図4.2に示した），そして彼らが準備できたら研究の知見の写しを電子メールで送ってもらえるかと尋ねた。どちらの要求も快く受け入れられた。

この経験以後，私は多くの他の研究にも参加した。それにはMRIスキャンの二つの研究もあった。私はスキャンと，これらの機会から学ぶ機会のどちらも楽しみ続けており，少しでも他の人を助けることに貢献できることを望んでいる。

推薦図書

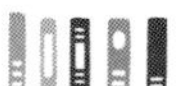

Ecker, C.（2017）. The neuroanatomy of autism spectrum disorder : An overview of structural neuroimaging findings and their translatability to the clinical setting. *Autism*, 21（1）, 18-28.

Geschwind, D. H.（2015）. Gene hunting in autism spectrum disorder : On the path to precision medicine. *The Lancet Neurology*, 14（11）, 1109-1120.

Pellicano, L., Dinsmore, A., & Charman, T.（2013）. *A future made together : Shaping autism research in the UK*. London : Centre for Research in Autism and Education, University College London.

Vorstman, J. A., Parr, J. R., Moreno-De-Luca, D., Anney, R. J., Nurnberger Jr, J. I., & Hallmayer, J. F.（2017）. Autism genetics : Opportunities and challenges for clinical translation. *Nature Reviews Genetics*, 18（6）, 362.

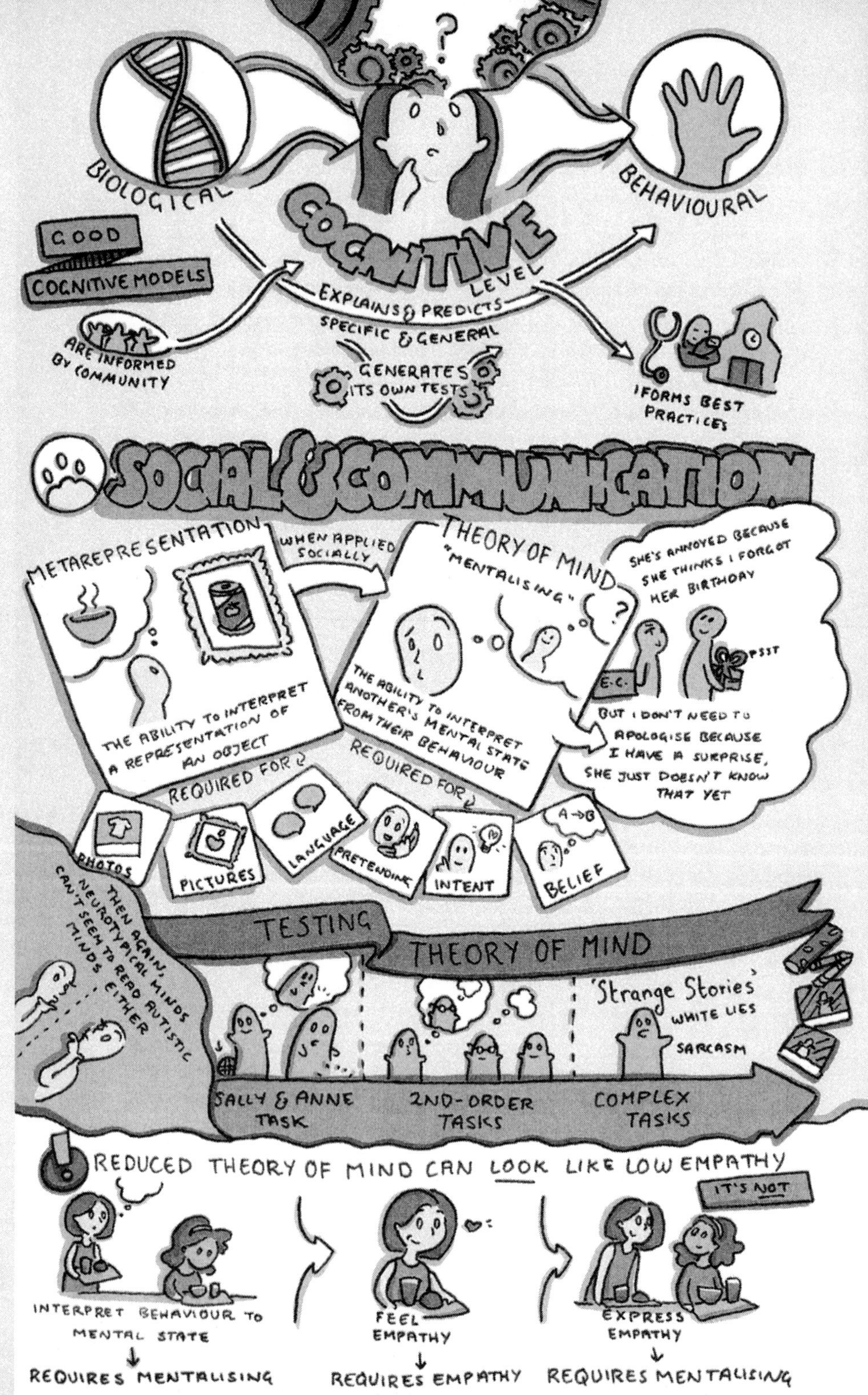
?
BIOLOGICAL
COGNITIVE LEVEL
BEHAVIOURAL
GOOD
COGNITIVE MODELS
ARE INFORMED BY COMMUNITY
EXPLAINS & PREDICTS
SPECIFIC & GENERAL
GENERATES ITS OWN TESTS
IFORMS BEST PRACTICES
SOCIAL & COMMUNICATION
METAREPRESENTATION
THE ABILITY TO INTERPRET A REPRESENTATION OF AN OBJECT
WHEN APPLIED SOCIALLY
THEORY OF MIND
"MENTALISING"
THE ABILITY TO INTERPRET ANOTHER'S MENTAL STATE FROM THEIR BEHAVIOUR
SHE'S ANNOYED BECAUSE SHE THINKS I FORGOT HER BIRTHDAY
PSST
E.C.
BUT I DON'T NEED TO APOLOGISE BECAUSE I HAVE A SURPRISE, SHE JUST DOESN'T KNOW THAT YET
REQUIRED FOR
REQUIRED FOR
PHOTOS
PICTURES
LANGUAGE
PRETENDING
INTENT
A→B
BELIEF
THEN AGAIN, NEUROTYPICAL MINDS CAN'T SEEM TO READ AUTISTIC MINDS EITHER
TESTING
THEORY OF MIND
'Strange Stories'
WHITE LIES
SARCASM
SALLY & ANNE TASK
2ND-ORDER TASKS
COMPLEX TASKS
REDUCED THEORY OF MIND CAN LOOK LIKE LOW EMPATHY
IT'S NOT
INTERPRET BEHAVIOUR TO MENTAL STATE
REQUIRES MENTALISING
FEEL EMPATHY
REQUIRES EMPATHY
EXPRESS EMPATHY
REQUIRES MENTALISING

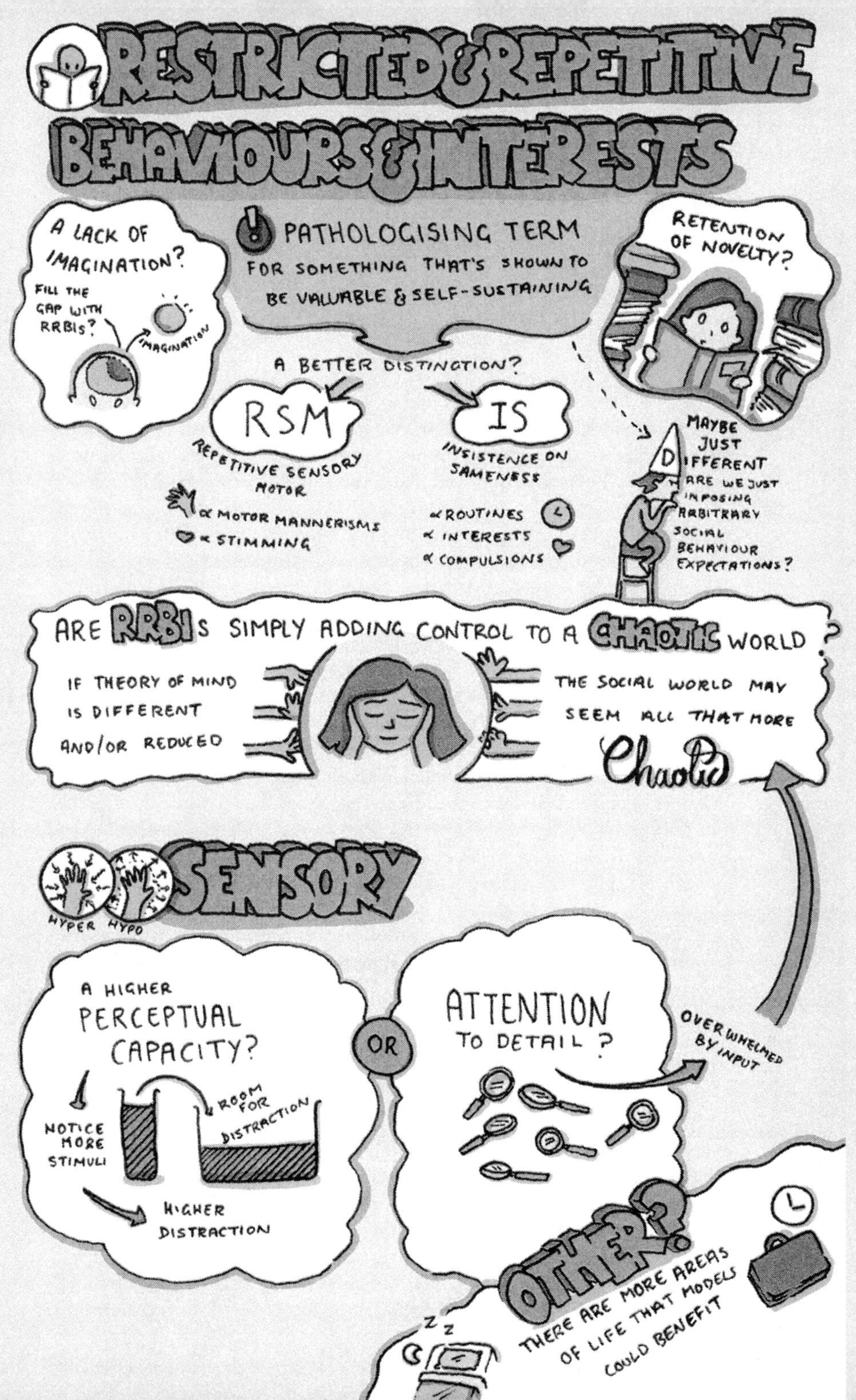

RESTRICTED & REPETITIVE BEHAVIOURS & INTERESTS
A LACK OF IMAGINATION?
FILL THE GAP WITH RRBIS?
IMAGINATION
PATHOLOGISING TERM
FOR SOMETHING THAT'S SHOWN TO BE VALUABLE & SELF-SUSTAINING
RETENTION OF NOVELTY?
A BETTER DISTINCTION?
RSM
REPETITIVE SENSORY MOTOR
∝ MOTOR MANNERISMS
∝ STIMMING
IS
INSISTENCE ON SAMENESS
∝ ROUTINES
∝ INTERESTS
∝ COMPULSIONS
MAYBE JUST DIFFERENT
ARE WE JUST IMPOSING ARBITRARY SOCIAL BEHAVIOUR EXPECTATIONS?
ARE RRBIS SIMPLY ADDING CONTROL TO A CHAOTIC WORLD?
IF THEORY OF MIND IS DIFFERENT AND/OR REDUCED
THE SOCIAL WORLD MAY SEEM ALL THAT MORE Chaotic
SENSORY
HYPER
HYPO
A HIGHER PERCEPTUAL CAPACITY?
NOTICE MORE STIMULI
ROOM FOR DISTRACTION
HIGHER DISTRACTION
OR
ATTENTION TO DETAIL?
OVERWHELMED BY INPUT
OTHER?
THERE ARE MORE AREAS OF LIFE THAT MODELS COULD BENEFIT
Z Z

生物学的

認知的
レベル

行動的

良い
認知モデル

自閉症共同体によって
同意を得られる

特異的なものや一般的なものを
説明し予測する

それ自身のテストを
つくり出す

最善の実践を知らせる

対人およびコミュニケーション

メタ表象

対象の表象を解釈する能力は
次のものに必要

写真　絵　言語

対人的に
応用されると

心の理論
「メンタライジング」

他人の心的状態を彼らの
行動から解釈する理論は
次のものに必要

ふり　意図　信念

例えば

彼女は私が
彼女の誕生日を忘れていると
考えて，腹を立てている

あのね

しかし，私は謝らない。
私は彼女を驚かせようと
思っているから。
彼女はまだそれを知らない

それでまた，神経定型の心は
自閉症の心を読んでいると思えない

心の理論の検証

サリーとアン課題　第二次の課題　複雑な課題

「奇妙な話」
罪のない嘘
皮肉

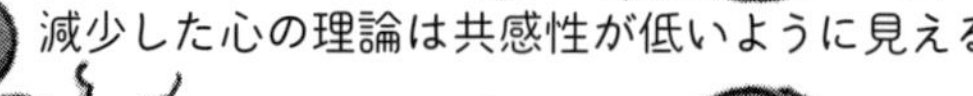

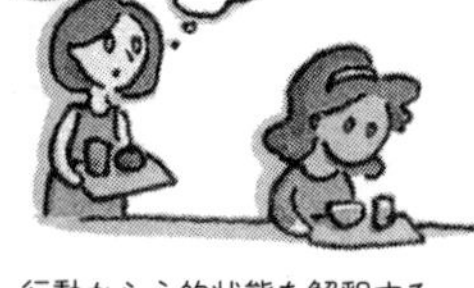

行動から心的状態を解釈する
↓
メンタライジングが必要

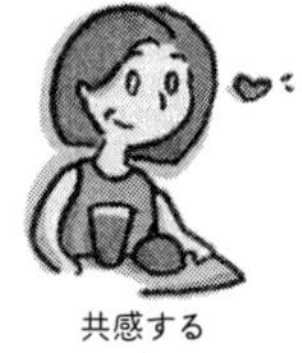

共感する
↓
共感性が必要

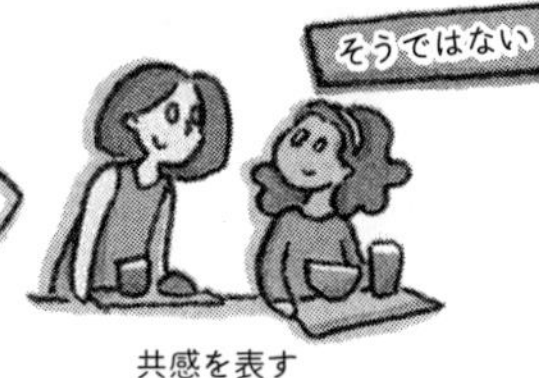

共感を表す
↓
メンタライジングが必要

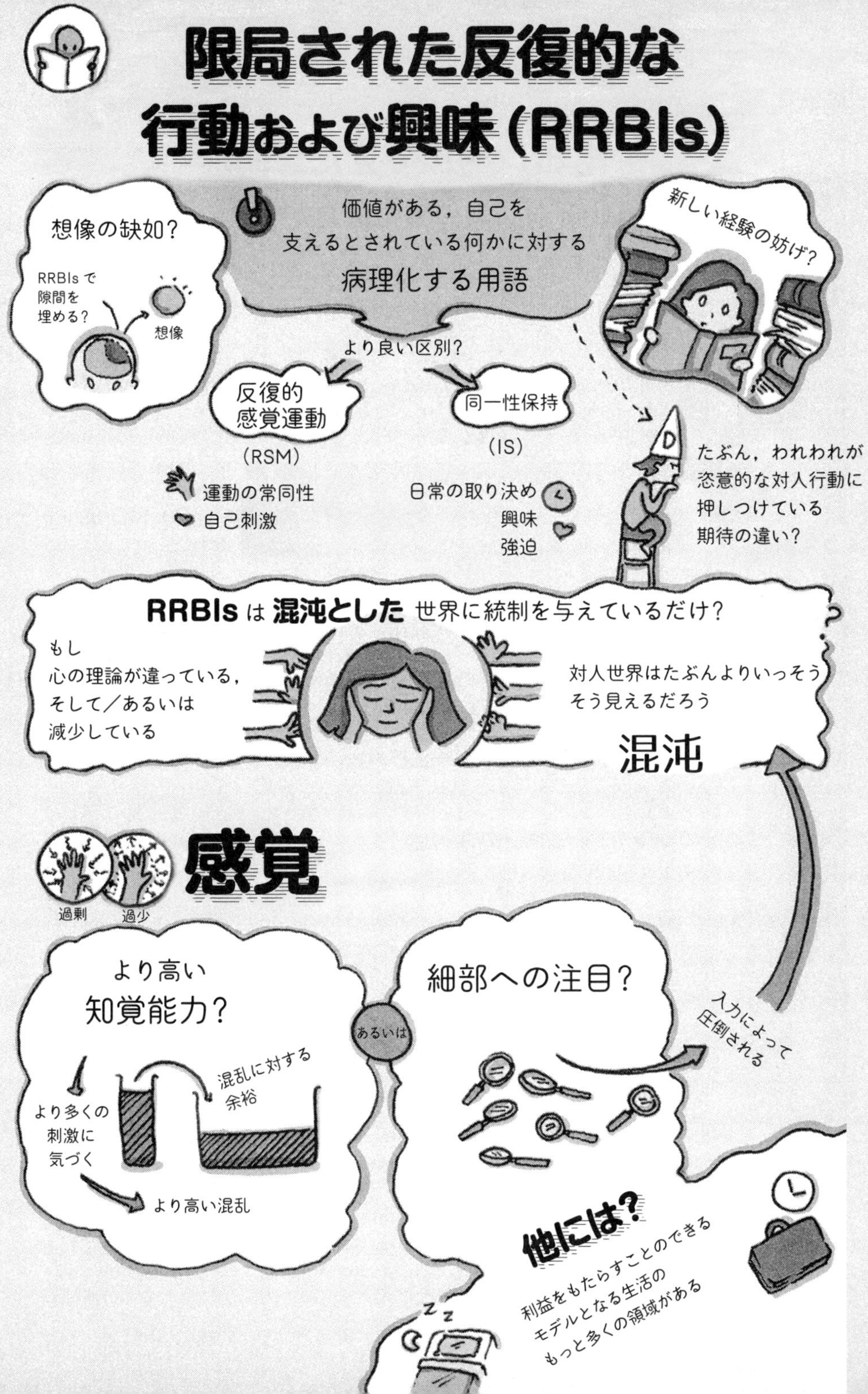

限局された反復的な行動および興味（RRBIs）

価値がある，自己を
支えるとされている何かに対する
病理化する用語

想像の欠如？

RRBIs で
隙間を
埋める？

想像

新しい経験の妨げ？

より良い区別？

反復的
感覚運動
（RSM）

運動の常同性
自己刺激

同一性保持
（IS）

日常の取り決め
興味
強迫

たぶん，われわれが
恣意的な対人行動に
押しつけている
期待の違い？

RRBIs は **混沌とした** 世界に統制を与えているだけ？

もし
心の理論が違っている，
そして／あるいは
減少している

対人世界はたぶんよりいっそう
そう見えるだろう

混沌

感覚

過剰
過少

より高い
知覚能力？

より多くの
刺激に
気づく

混乱に対する
余裕

より高い混乱

あるいは

細部への注目？

入力によって
圧倒される

他には？

利益をもたらすことのできる
モデルとなる生活の
もっと多くの領域がある

CHAPTER 5

認知レベルで見た自閉症
—何が良い理論をつくるのか—

この本の冒頭で，異なるレベルの説明の観点から，われわれの論述の枠組みを述べた。ここまで，現在考えられている自閉症の行動的および生物学的な特徴を，かなり簡潔にかつ記述的に説明しようと試みてきた。しかしながら，この本の大半は，中間のレベル，つまり認知レベルに焦点を合わせる。認知理論は，認知的単純さによって（単純だと仮定して！）生物学的な多様性と行動の多様性を繋ごうと試みる説明モデルである。生物学および行動のレベルでは，自閉症の症状布置はとてつもなく広大で複雑な変異性を有するのだが，認知レベルは有意義にかつ簡潔に自閉症を概念化する最善の方法かもしれない。例えば，対人相互作用は，年齢，知的障碍の有無，環境，パーソナリティ，性別その他によって，かなり異なるであろう。それでも，われわれはこれらの多数の現象を，共通の認知的な基盤によって，説明していこうと思う。

ここで，自閉症で観察される三つの鍵となる領域を考え，鍵となる用語，方法，概念を紹介するために，これらが認知レベルでどのように示されてきたかを探索しよう。この後の章では，さまざまな理論を支持したり反論したりする証拠を博捜するが，この章では認知レベルの説明を定義し記述することに焦点を絞る。さらに，認知モデルの潜在的な価値を概観し，心理学的理論の批判的吟味のための枠組みについて述べる。われわれが「認知」と「心理学的」をほとんど同じ意味で使用することを，心に留めておいてほしい。ここでの認知は，実行機能，記憶，言語のような学習過程やスキルと同様に，感情的情報の処理過程をも含んでいる。

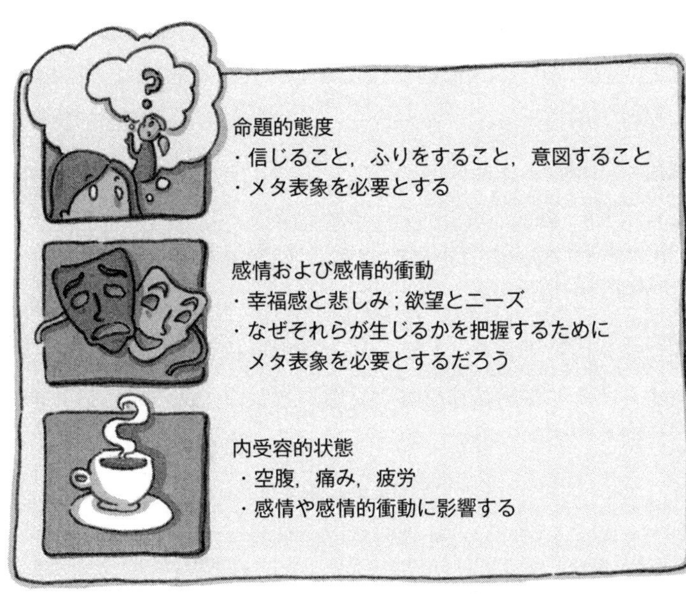

図5.1　心的状態の用語

1. 認知レベルでの対人相互作用とコミュニケーションの理解

認知レベルでは，対人相互作用とコミュニケーションの諸困難は，「メンタライジング」あるいは「心の理論（theory of mind：ToM）」に関する困難の現れと，しばしば規定される。これらの用語は，どちらも，他者の心的状態（例えば信念や意図）を理解し，表象し，解釈するありふれた能力を意味する。これまで発表された文献は，この領域を実験的研究と支援目標の両方の中心にある最優先事項と位置づけている。自閉症が，複雑で，多面的な帰結をもたらすことはよく知られているにもかかわらず，しばしば，対人関係の差異の観点から考察されている。結果として，実験的研究および質的な研究や，自閉症特異的な支援の重要な主要部分は，対人領域に焦点を当てている。

心的状態は，図 5.1 に示されているように，われわれが分類してきた，信念，思考，および感情の幅広い範囲を含んでいる。認知的に心の理論に基づく心的状態の範疇は，**命題的態度**である。それらには，信じること，意図すること，ふりをすることが含まれる。これらは心理学的説明のために重要である。他の人々の命題的態度を把握するには，メタ表象つまり表象の表象を必要とするからである。メタ表象によって，われわれは世界の心象を，世界そのものとしてだけでなく，他者の心の中にあるかもしれないものとしても形成できる（これらについては第6章で詳述する）。しかしながら，対人相互交流に重要な，しかしメタ表象を必要としない，他のタイプの内的状態もある。**感情状態**は，幸せ感，悲しみ，あるいは怒りを，さらには嫉妬，困惑，および優しさのようなもっと複雑な感情を含む。感情状態の理解は，心の理論を必要としない。しかし，ある人が**なぜ**怒っているようなのかを考えるには，その人の信念を推論する必要があるだろう。ある人が怒っているのがわかるには，メタ表象は必要ないが，「私が彼女の誕生日を忘れたということに，彼女は怒っている」や，「私はサプライズパーティーを計画しているが，彼女はそれを知らないのだから，私は謝る必要はない」と考えるには，心の理論が必要である。（例えば，片方の眉を上げて，微笑み，もう一切れのケーキに手を伸ばしながら，「私は本当にこのケーキが嫌い」と言う）矛盾している表情と発言のような解釈が難しい感情的な手掛かり，あるいは曖昧な感情的な信号は，その人が考える，あるいは信じていることについての，メタ表象的な情報を用いることで，明確になるかもしれない。

感情状態の下に，われわれは**感情的衝動**を見出す。それらはさらに単純なもの（例えば，コーヒーが欲しい）と，複雑なもの（例えば，次のカフェでは美味しいエスプレッソを出してほしい）に分けられる。そしてまた，他者の感情的衝動の解釈もメタ表象を含むかもしれない（例えば，「彼女はそこにコーヒーショップがあると考えて，その方向に歩いているが，私はそこにないことを知っている」）。**感情的衝動**は**感情状態**と重なるが，特定の行動とより密接に結びついている。それらは，それ自体，最も基本的なタイプの内的状態，すなわち，空腹，痛み，疲労のような**内受容**

的状態あるいは身体感覚にしばしば基づいている。元々心理学的用語「心の理論」の意味は，メタ表象を必要とする心的状態に関連していることを忘れないことが重要である。容易にわかるように，これは内的状態のただ一つの範疇だけを含む。もっとも現実世界では，命題的態度の理解は，はるかに幅広い範囲の行動と感情についての解釈と連動している。

第６章では，心的状態の理解の困難によって自閉症における一連の対人コミュニケーションの差異がどのように説明されるかを，より詳細に考察する。要するに，自発的に心の中にメタ表象を構成する，あるいは保持する困難さが，自閉症の人々が他者の信念と意図を容易に理解できなくしているのかもしれないのである。われわれは，このことがさらに一連の対人相互交流スキル，すなわち遊びでふりをする，言語の関連性の側面（例えば，「私のコップ」と「あなたのコップ」の差異）を理解する，あるいは物語を語ることを，どのように妨げているかを検討する。

2. 対人認知の測定

心理学の文献でメンタライジングを測定するために，一連の課題が用いられている。ほとんどの課題は，被験者に，ある人の間違ったあるいは誤りの信念を辿ることを求める（Wellman et al., 2001）。これは，被験者自身の信念（および現実）と異なる信念を想定する必要があるため，メンタライジングのリトマス試験紙と考えられてきた。古典的な「誤信念」検査は，サリーとアン課題で，図 5.2 に示されている。この課題では，検査者がサリーとアンの二つの人形を使って，物語を伝える。アンは，サリーが場面からいなくなっている間に，サリーのボールを移動させる。被験者は，サリーがもどってきたときにボールを求めてどこを探すかを，指し示さなければならない。正しい答えは，サリーは自分がボールを置いた場所を見る，というものである。つまり，実際には（被験者も知っているように）ボールは箱の中に入っているのだが，サリーはボールがまだ籠の中にあるという誤りの信念を持っている。

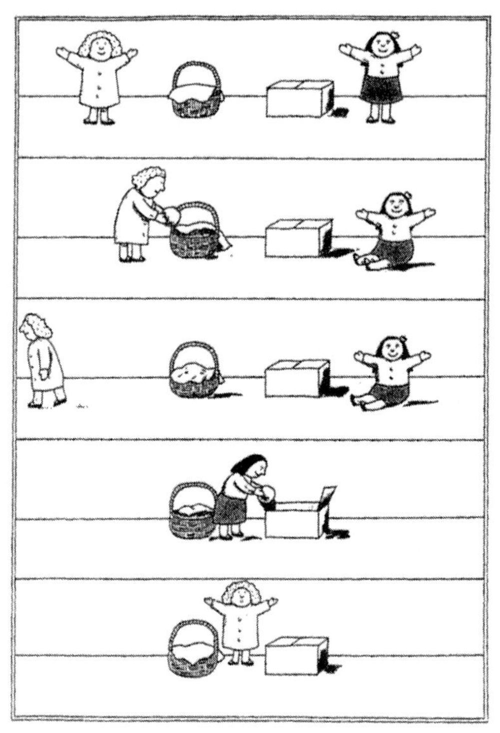

図5.2　サリーとアン課題
Uta Frith, 1989 より著者と画家 Axel Scheffler の許可を得て転載

メンタライジングを検査するために，一連の多くの他の検査が使われてきた。それらには，スマーティー課題のような偽の中身の課題も含まれる。その課題では，子どもがお菓子の筒に実際にはクレヨンが入っているのを見つけるのだが，被験者は他の人がお菓子が入っていると考えると，正しく予測しなければならない。偽りの写真課題は，メンタライジングをおこなわない脈絡でのメタ表象を捉えるために開発された。この課題では，子どもは人形の現在の服（赤い服）と以前に撮られた写真の中の服（緑の服）の両方の表象を思い浮かべなければならない。年長児には，二次の誤信念課題がある。この課題は，ある人物が他の人物の信念について誤った信念を持っているという物語から成り立っている。例えば，メアリ

ーは，ジョンがアイスクリーム屋がどこに行ったかを知らないと考える（しかし実際にはジョンは知っている）。成人用には，本当らしい筋書きからなる「**奇妙な物語**」のような課題（文書形式のものはHappé, 1994, もっと最近の短い動画形式のものはMurray, 2017）がある。この課題では，人物の字義通りでない発語や曖昧な行動，例えば似合わない髪型についての罪のない嘘を言うとか，皮肉を用いるなどを解釈するために，メンタライジングが必要となる。

3. メンタライジングと感情

顔，身ぶり言語，そして物語から感情の表出を知覚的に探索し同定することに関する差異についてはどうであろうか。もしわれわれがそこに差異を認めるとすれば，このことは特にメタ表象を超えて広がる何かが自閉症で生じていることを示唆する。自閉症的な差異があるとの証拠がある一方で，多くの研究は差異がないと報告する（Uljarevic & Hamilton, 2013）。感情認識の困難が自閉症のためというよりは，併存する失感情症，つまり感じている感情を認識することの困難によるとする証拠が，急速に増加しつつある（Bird & Cook, 2013）。さらには，自閉症における感情認識が神経定型群に見られるのと異なる機序によるのかどうか，あるいはそれらの差異が自閉症に基本的なものなのかどうか，あるいは単に対人経験の少なさあるいは差異の結果なのかが，明らかでない（Harms et al., 2010）。

最近のデータは，神経定型の人々が，自閉症の人々の感情反応を彼らのものと同じようにはっきりしていて表現性に富むと評価しつつ，それらを認識し解釈するのに苦労することを明らかにし始めた（Brewer et al., 2016 ; Sheppard et al., 2016）。内部感覚レベルでは，自閉症の人々の中には，空腹や痛みのような基本的な状態でさえ，一般人口の人々とは異なって体験する人がいるかもしれないことを示す証拠がある（DuBois et al., 2016 ; Moore, 2015）。失感情症は，内側をどのように感じているかを同定する際の幅広い困難の一部として，変わってしまった内部感覚と関連づけられてきた（Murphy, 2018)。自閉症の内部感覚をもっと理解することは，自閉症の対人領域における差異と同じく，感覚の感受性や経験を解き明かすために重要であるかもしれない。自閉症の人々と自閉症でない人々の間で，感情状態と内部感覚状態をどのように体験し，表現し，あるいは知覚しているかについて，おそらく差異があるという事実（われわれはこれらをはっきりと説明できていないが）を前提にすると，自閉症の対人特徴を説明するために，われわれの認知的な説明はメタ表象だけでなくそれ以上のものを探索する必要があると思われる。

同時に，自閉症の人々が，他者が考えていることを知る点で困難を抱えているとしても，それは彼らが他者がどう感じているかを気にしていないことを意味しないと，強調することは重要である。他の人々の心理的状態を理解するために求められるスキル（メンタライジング）と，感情的共感の間には乖離がある。図 5.3 がその一例を示している。母親が，飼っていた猫が死んで泣いていた。彼女の自閉症の息子はおもちゃ箱のところに行ってその中を探し，子どものマンガ映画『サンダーキャッツ』に登場する人の体と猫の頭を持つ硬いプラスチックの人形を見つけた。泣いている母親を慰めようとして，彼は母親をやさしくその人形でつついた。母親が彼を無視すると，ついに彼は母親の目に近づけ，顔に押しつけた。この行為は母親を慰めるのに効果がなかった。しかし，この少年の解決法が（論理的だが），実際には効き目がなかったにしても，彼が共感と母親を助けたいという強い願望に動機づけられていたことは，明らかであると思われる。

したがって，われわれは，おそらく難しい課題である人の考えを知ることと，自然に生じる他者を気にかけ感じることの間の，自閉症に見られる乖離を理解できる。同じ乖離が，まったく異なるグループであるサイコパスでも見られる。サイコパスは，自閉症の対極にある。彼らは，あなたが考えていることを上手に話し，あなたを操縦するためにそのスキルを使うかもしれないが，あなたの感情をちっとも気にしない。自閉症でも，**共感する**ことが，**共感を表現する**ことと区別されているにちがいない。後者

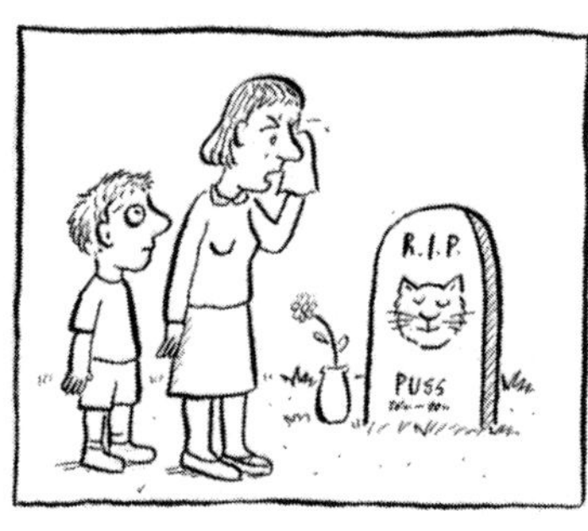

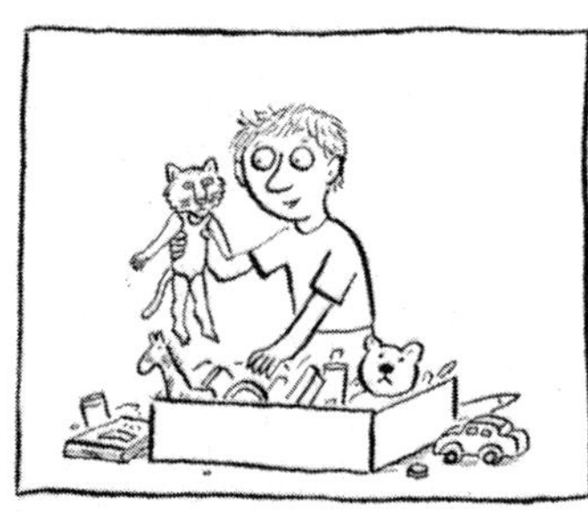

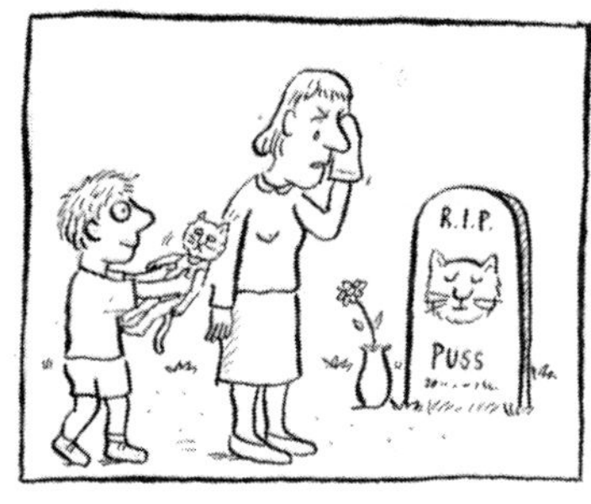

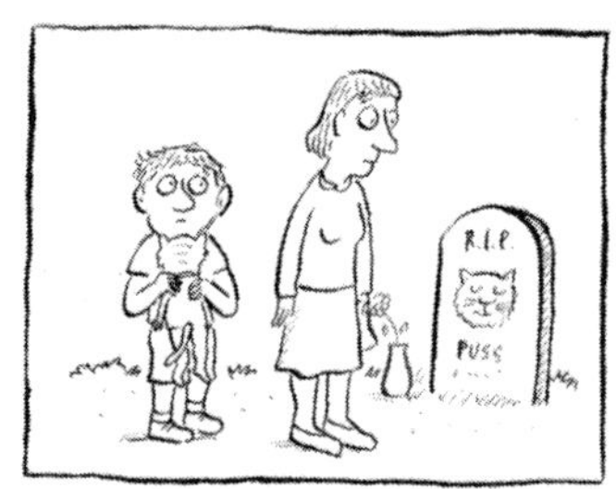

図5.3　実生活ですぐれた感情的共感を持っていながら心的状態を誤解している絵
画家 Axel Scheffler の許可を得て転載

は，自閉症の人々には困難な作業となるかもしれない。特に，気にかけていることを示すために，狭く限定された規範的な方法で行動することが期待される場合にはそうであるだろう。最後に，自閉症で見られる対人領域における差異の，全てではないにしても，多くが，対人的でない説明によって認知的に実証可能かもしれないことを明記しておかねばならない。この理論的な観点は第 8 章で探究する。

4. 認知レベルでの限局された反復的な行動および興味の理解

ここで繰り返すべき最初の要点は，「限局された反復的な行動および興味」（以後，RRBIs）という用語が，自閉症共同体で評判が良くないことである。その理由は理解可能である。この用語は，複雑さや機能の点で大いに多様であり，また，多くの者にすばらしい喜びと快適さをもたらす一連の行動を，病的としてしまう。確かに，いくつかの RRBIs は深刻な不利益をもたらす。自傷行為はこの診断領域に分類される。だがそのような場合でさえ，単に自傷行為を無理やり止めさせることは，利益よりもむしろ害になるかもしれない。それ以外でも，われわれの RRBIs の判断が，不必要な，そしてある程度恣意的な，行動に対する社会的期待に固執する結果，生じているのではないかと，反省することが重要である。これらを考慮するものの，われわれの議論をもっと広範な心理学的，および臨床的文献と対応可能にするために，本書で RRBIs という用語を用いる。

RRBIs の認知レベルの説明は，自閉症と関連する対人的およびコミュニケーションの差異に対するものほど明確ではない。ローナ・ウィングは，RRBIs を自閉症における想像力（とりわけふり遊び）の障碍の結果と定義した。彼女にとって，反復的行動は，他にすべきことを考えられないことに原因があるものであった。しかしまた，RRBIs が対人世界への関与の減少の裏面である可能性もある。RRBIs が，対人相互交流によって通常占められるであろう空間を埋めるのである。いずれの説明でも，RRBIs は，他に採りうる方法がないことを起源としている。しかしながら，これはもはや説得力のある説明ではない。RRBIsについてのより最近の理解は，想像力（不十分にしか定義されておらず，心理学的用語の中での構成概念として評価するのは難しい）と，これらの行動パターンの間で仮定された因果関係を逆転させたように思われる。現在は，RRBIsがそれ自体に動機があり，自己持続的で，特別な形態の創造性を促進するかもしれないと認識されている。実際，自閉症の人々の想像力と創造的な才能に対してますます関心が持たれ，それらの存在が気づかれるようになっている（Diener et al., 2014 ; Pring et al., 2012）。

RRBIsが，自閉症のある人々にとってそれほど報酬をもたらすのは，なぜだろうか。それらが不安の行動的表れ，おそらく理解が困難な対人的な世界で活動せざるをえない経験に対する反応である可能性がある。RRBIsは世界を制御するための手段を追加するのかもしれず，そのことで不安な感情を軽減させるのかもしれない。この説明を支持するいくらかの証拠がある。自閉症群では不安の尺度がRRBIsの尺度と高い相関があり，RRBIsと不安は両方とも根底にある心理学的な構成概念いわゆる**不確実性への不耐性**と結びついているのかもしれない（Wigham et al., 2015）。もし自閉症の人々が高い不確実性への不耐性を持っているならば，これは特に対人場面における不安の原因となりうるだろう。他者の心的状態を表象し，彼らの行動を予測しようと努力する場合，対人場面は高い水準の不確実性を伴うからである。不確実性と不安を減らすために，予測可能で，慣れた活動や決まり事に従事するだろう。心理生理学的研究が示唆するように，なじみのある，あるいは繰り返される刺激への馴化が，自閉症では，弱まる，あるいは見られないのなら，安らぎを与える反復は退屈ではない（Sinha et al., 2014）。弱まった馴化は，快と不快の感覚が初期の魅力あるいは嫌悪感を長期間保続していることを意味し，その結果RRBIsと感覚過敏が生じるのかもしれない。

RRBIsは，自閉症の人々の一連の神経心理学的検査による評価を実施するときに見られる能力のパターンとも関連しているかもしれない。いわゆる能力の凸凹のパターンがしばしば見られ，その際言語性IQの評点に比して動作性IQのいくつかの側面が高いあるいは低くないレベルに保たれる。自閉症の強みの領域（例えば細部への注意）は，特定の興味（例えばサーモスタットの収集）の発現を助けているのかもしれない。高い視空間スキルは，STEM（科学，技術，工学，数学）の学科や鉄道ファンのような自閉症でよく見られる興味や熟達の技のいくつかを説明するかもしれないと考えられている。一方で，強く焦点を絞った興味が，反復練習と特化の過程を通して，高いスキルを作り上げるのかもしれない。このように細部への注意のような認知能力とRRBIsのどちらが因果関係で第一位性であるかについては，まだはっきりしていない。因果関係における第一位性を決定するにあたって，事態を混乱させるもう一つの要因は，細部への注意が高い水準の「同一性保持」にとっての必要な前提条件であると思われることである。なんといっても，環境における小さな変化に気づかなければ，それに関連したストレスを感じがたい。別の言い方をすれば，高い水準の細部への注意は，適応することが特に難しく，同一性保持の症状を生じさせるのかもしれない，環境のわずかな変化でさえ感知してしまい，苦痛の原因となるからである。

将来，われわれがRRBIsを行動レベルで確実に現れる二つの因子に分ければ，われわれの認知モデルに役に立つかもしれない：

> 反復的感覚運動（RSM）行動と同一性保持（IS）行動……RSM行動は物の反復的な使用，複雑な特有の運動様式，感覚探求行動によって特徴づけられる……IS行動は，儀式，強迫行動，日常生活手順の変化への抵抗を含む。
>
> (Hundley et al., 2016, p.3449)

ハンドレイらは，反復的感覚運動行動が低い年齢と低いIQとに関連しているのに対して，同一性保持は年齢とともに強まるか，あるいは年齢の因子とは独立していることを指摘する。われわれがRRBIsをさらに理解するためのもう一つの方法は，自閉症の人々の生活の中で，RRBIsがどのように作動し，体験されているかを理解するための，より質的で創造的な方法を採用することである（例えば Dickerson et al., 2007）。

5. 認知レベルでの感覚とその他の特徴の理解

自閉症の感覚的諸相は感受性の過剰と過少の両方を含む。認知レベルでは，それらは，細部への注目と感覚の感受性のパターンとの関係を仮定することによって，注意の枠組みの中で理解されるかもしれない。例えば，電気掃除機の音のような複雑な聴覚刺激の中の特定の周波数などの感覚入力の細部への注目は，その音を特に耐えがたいものにするかもしれない。他の興味の分野と同様，この場合の因果関係は不明瞭である。細部への注目は，感覚の感受性の現れなのか，あるいはそれの結果なのか。

感覚の症状は，認知レベルで，いくつかの RRBIs，特に手をパタパタさせたり体を揺すったりするような身体的な RRBIs と関連づけられるかもしれない。この説明の枠組みは，RRBIs を，自己刺激行動でシステムを覆ってしまうことによって，望まない入力を遮断する方法と定義する。例えば，目の前で指をパチンとはじく感覚に完全に集中すれば蛍光灯の唸る音は聞こえない。同じシステムが，慢性的に過少な感受性を経験しており，過少に刺激されているシステムにもっと入力を供給するために，自己刺激を用いる人々によって使われるかもしれない。一部の自閉症の人々は，空間中の彼らの身体の縁をはっきりさせるために，重くしたベストや毛布，あるいは窮屈な衣服を必要とすると話す。

研究の興味深い一つの方向は，自閉症が知覚能力の増加により特徴づけられるかもしれない，と示唆している。そのことで，一見矛盾しているようだが，課題に無関係な刺激でいっそうの注意散漫が生じるとする (Remington et al., 2009)。つまり高い「知覚負荷」を伴う課題（例えば，とてもよく似た品目の中から目標物を見分けること）に，われわれの知覚能力の全てが関わっているときには，われわれは注意散漫になりにくいが，課題が簡単である（目標物を見分けるのが簡単である）ときには，無関係な刺激によって注意がすぐに散漫になることが考えられる。自閉症における，高い知覚能力は，無関係な感覚刺激のより容易な注意への侵入を引き起こし，その結果，感覚刺激による望ましくない注意散漫が生じるのかもしれない。

自閉症共同体の多くの人々に共通の，しかし認知的に説明されていない，複数の他の経験がある。実際，自閉症の人々や，親のような彼らを支援している人々の間で，生活における最も切迫した問題のいくつかが科学者に研究されていないと，しばしば異議が唱えられる。彼らは，トイレットトレーニングの研究が，睡眠の研究が，そして就労スキルの研究が，どこにあるのかと問う。そして彼らは正しい。人々の生活に疑いもなく強い影響を与えるこれらの問題に直接的に焦点を絞った研究が，ほんのわずかしかないからである。一方で，これらの問題の一部は，自閉症に特異的ではなく，他の分野で研究が進められているかもしれない（例えば，睡眠に対するメラトニンの治験）。もう一方で，われわれの心理学的理論をより良いものにする**全ての**自閉症研究が，これらの実践的な問題の理解と，それらへの取り組みに寄与することが望まれる。再び，睡眠を例に挙げると，自閉症の人々がどうして眠るのに苦労するのかを理解するためには，彼らの不安とストレスを理解しなければならない。自閉症の人々から見れば，これらが，神経定型の人々の期待に合わせて組織された対人世界で，しばしば当惑させられながら活動する結果であるなら，自閉症の人々とそうでない人々の間の対人面の差異を理解し，もっと調整するための研究が，自閉症の睡眠問題の改善にとって（長い目で見れば）実際に適切なのである。

6. 心理学的理論に何を求めるべきか

この章では，認知の術語で自閉症の特徴を記述するためにわれわれが用いる，いくつかの重要な専門用語と概念を紹介した。この後の章では，自閉症を説明するために提唱されてきた異なる種類の理論を詳細に検討し，

表5.1　良い自閉症の理論に求められること

1. 厳密な検証を生み出す，具体的な予測
2. 証拠の単純な記述ではない，解釈
3. 自閉症症状布置における特徴のパターンの詳細な説明
4. 原因の説明
5. われわれが定型発達について知っていることを含む，基本的な科学的真実に矛盾しないこと
6. 自閉症共同体の視点と優先性に基づいて，承認されていること

それぞれの理論を支持あるいは否定する証拠を調べる。しかしながら，われわれが先に進む前の最後の歩みは，心理学的理論に何を求めるべきかについて同意することである。ある理論はわれわれにとって何をしてくれるのか。その理論が，事実に対してわれわれの目をどのように開いてくれるのか，そして十分に考えられていない概念によって事態が見えなくなるのを，われわれはどのように避けられるのか。表 5.1 に，自閉症の良い理論に求められることをまとめた。

第 1 章にもどって考えてみよう。そこではわれわれは自閉症が複数の生物学的および行動的症状を有する状態であり，共通する認知的な次元によってそれらがどのように統合されるかを述べた。いくつかの特徴が信頼に足る水準で同時に発生すれば，それらは同じ基本的な差異によって起こるとするのが，最も倹約的な説明である。自閉症の症状布置に見られるとてつもない多様性と，われわれの診断の定式化の何度かの変更にもかかわらず，自閉症は対人およびコミュニケーションの差異と RRBIs の共存として定義される。したがって，おそらく確実であると思われるが，一つの認知的な特徴が，自閉症のこれらの多様な特徴の基本にある可能性がある。

良い理論は因果的説明を与えるべきなのであるが，しかしこのことは，これらの理論が自閉症の「治癒」を提唱していることを意味していると解釈すべきでないことは，強調するに値する。何を優先すべきかを理解すると，理解に伴う援助と支持が可能となるが，それは予防的な取り組みを示唆しない。良い理論は，また高い質の証拠により支持されるべきである。

このことは質的方法の使用を排除するものでないと確認することは重要である。研究では，問われている疑問にうまく合致する方法が選択されることが，非常に重要である。多くの疑問に対して，質的研究方法が最も適切で，それらは，例えば，自閉症の対人構成概念の性質（O'Reilly et al., 2017）や，自閉症にやさしい共同体の設定のための実践的な方法（Fletcher-Watson & May, 2018）を調べるための，類のない機会を提供できる。他の場合では，質的研究は，実験的に同定された現象について豊かな補足情報を提供し，あるいは量的調査に対して新たな疑問を提起する（例えば，自閉症の感情体験に関するLosh & Capps, 2006）。しかしながら，量的な技法が要求されるときには，最高水準の証拠を期待するのが正しい。それ以下の水準の証拠は，政策と実践のための不安定な基盤しか提供せず，それによって自閉症共同体を軽視するおそれがある。

1994年に，本書が初めて出版されたとき，十分な標本数を有する研究や，症状群間の比較研究，そしてRCTや縦断的研究のような質の高い方法を用いた研究は，ごくまれであった。現在は，研究の領域は成長し，われわれは質の高い研究や，特に入手可能な場合には研究の系統的再検討とメタ分析の研究に関心の焦点を当てるだろう。同時に，われわれは自閉症研究では常に新しい考えが出現していることを認識している。これらの考えはしばしば最初小さな実験的な研究で検証されるのだが，そのような研究は比較対照できるうまく工夫された課題や，潜在的な交絡因子の測定を含む，賢明な実験方法の使用によって強化されうる。

良質の証拠が頑健な理論を支持するために利用可能になると，その理論は行動的および生物学的レベルの理解に影響を与え，その後，学校，診療所，および自閉症共同体における最善の実践を形作ることができる。心理学的理論は，生物学的なデータ（神経画像，遺伝的特徴）の解釈を支える枠組みを提供でき，動物モデルを用いた研究の影響を増すために，その成果をヒトに応用する方法の開発を助けられる。強い理論は，どの行動特徴が自閉症に特有で，診断や症状測定にとって重要かを，いつも指し示すことができる。やっかいな問題がある場合，心理学によって，われわれは表面的な行動（例えば頭を打ちつける行動）に目を奪われることなく，根本にある問題（例えば不安）に注意が向けられる。もしわれわれが自閉症の深い基盤を理解するようになれば，見せかけの同盟ではなくより大きな共感と忍耐と理解が生じるであろう。さらに，良質の研究は自閉症で違っていないものに光を当てる，つまりわれわれ全てに共通のものは何か，そしてわれわれがこの情報を，相互理解ともろもろの機会の共有を発展させるためにどのように使えるのかに，光を当てることができる。

心理学的理論の探求の鍵となる部分は，仮定をしっかりと偏りなく調査することである。あなた自身が（もし，われわれと同様に，神経定型のイギリス人であるならば），自閉症の人々にとって人生は，日本の田舎に放り出されたことがわかった私の人生とちょっと似ているのではないか，と自問することは有益である。私がそこでおこなうであろうことは，典型的に自閉症的であろうか。たぶんコミュニケーションの試みは失敗し，かなり人々を誤解し，時には違反行為をなし，大いにストレスを感じ，友達をつくったり仕事を得たりするのに苦労し，対処戦略として決まりきった日常手順を採用し，他者を真似するだろう。もしあなたが明らかに違うように見えたら，比較的容易にやっていけるだろう。あなたの周囲の日本人は，あなたがさっぱりわかっていないことを知っており，過失を悪意というよりはむしろ無知として許し，あなたのニーズに合わせて行動を変えてくれる。隠れた障碍としての自閉症は，そのような機会は与えない。われわれは，この本では，**障碍**でなく**差異**であると強調するために，中立的な用語を採用しようと試みた。一方で自閉症的存在は神経定型の世界では不利であると認識している。自閉症を説明するこの後のいかなる試みにおいても，読者は，自らに有利に作用する対人ルールと伝統を発展させてきた，自閉症ではない多数派によって規定されたパラダイムの中で，われわれが仕事をしていることを，心に留めておいてほしい。この立場を反省することが，単に自閉症的**差異**が規範に合わないからといって，それを自閉症的**障碍**に安易に変換してしまわないことを保証するために，非常に重要である。

7. 現在の議論

◈ 要約

自閉症の診断上のそして行動の諸特徴は，一見多様な行動を（相対的に）統一されたやり方で理解するために，より単純なモデルを提供する認知的な枠組みを介して，解釈可能である。例えば自閉症の対人特徴をメタ表象の観点から記述する，限局された反復的な行動を細部への注目と関連づける，増加した知覚能力の脈絡で感覚の感受性を理解するなどである。しっかりとした心理学的理論は，生きた経験と生物学的データを，最良の実践をもたらすかもしれない首尾一貫したモデルに結びつけることができる。

◈ 大きな疑問

心理学の文献では，歴史的に，対人的コミュニケーションの領域が圧倒的に注目されてきた。それは正当なのだろうか。このことは自閉症の人々の最優先のニーズに合致しているのだろうか。あるいは，例えば「定型発達をかいまみる窓」として自閉症を用いる，研究者の関心に合致したものだろうか。

われわれは，どのように認知的研究をより明確に自閉症共同体の優先事項と結びつけることができるのだろうか。学術的な論文で，われわれが書くかもしれないそのような結びつきが，実を結ぶ可能性はあるのだろうか。われわれが自閉症共同体に，理論的に洗練されており証拠に基づく支援を提供することによって，心理学的研究を実践し続けるには，どのようにすべきなのだろうか。

自閉症の異なった特徴の間の因果関係は何だろうか。自閉症の発達の動因となる特徴と結果である特徴を，同定することは可能なのだろうか，あるいは望ましいのだろうか。例えば，RRBIs は困惑をもたらすストレスに満ちた対人世界の生活に対する典型的な反応なのだろうか。あるいは，自閉症の体験に特有の基本的な部分なのだろうか。

自閉症共同体の貢献 ── クレア・エヴァンズ＝ウィリアムズ博士：自閉症者，自閉症権利擁護提唱者および上級臨床心理士

> この天と地のあいだにはな，ホレーシオ，君の哲学では思いもよらぬことがあるのだ。
>
> （シェイクスピア，1603）

この章を終えるにあたり，賢明な読者は自閉症の**理論**の長所と短所について批判的に熟考するかもしれない。そうしながら，われわれは人間の認知，感情，行動を**理論化する**ことに伴う普遍的難題や限界を考慮すべきである。人間は，豊かな多様性に富む文化や言語，信念体系を有しているだけでなく，われわれはそもそも生得的に（生物学的，心理学的そして社会的に）複雑なのである。要するに，自閉症性（Autistic-*ness*）の本質を捉え，単一の一元的な心理学的理論に還元することができると想定すること自体が，有害なのである。

理論は，範疇に有用な定義と構造と定まった境界を提供できる。確かに，理論（への接続および知識）は，複雑な情報の大きな塊を系統立てるときに，便利で実用的な道具であり，安心して寄りかかれる柱であると言っておこう。私の毎日の専門家としての実践では，自閉症の理論的モデルは，例えば，認知的状態の閾値の同定を可能とする。そしてその同定によって臨床実践と研究状況における普遍的認知とコミュニケーションの過程が単純化されうる。だが，心理学的理論の狭くて限りのある次元は，自閉症の巨大な多様性について述べることができない。もしわれわれが

理論に盲従するならば，それは自閉症の研究と実践の厳密さへの真の脅威である。例えば，「自閉症の人々は共感できない」，あるいは「自閉症の人々はメンタライジングの能力がない」，そして「もしあなたが自閉症であれば，対人援助職に就くことは不可能だ」といったような信念の表出は，自閉症共同体を傷つけるし，時代遅れの自閉症理論に基づくものにすぎないだろう。

自閉症研究の過去70年をざっと見渡すと，たかだか漸進的，最悪の状態では動乱とみなせる歴史が明らかになる。現在の心理学的理論を通して表面に現れている，われわれの自閉症の共通の知識と理解は，一過性で，一時的で，不完全なものとするのが，たぶん最も気がきいた認識だろう。著者らは，**「常に自閉症研究に新しい考えが現れている」**と賢明にも強調し，そして新たな研究仮説，実験パラダイム，理論的な見通しが頻繁に発生する中で，しかし，われわれが確信できるただ一つの確実なものがあると明言する。つまり自閉症の人々（その家族，友人，介護者）の人間性（human-ness）は，理論が提供するいかなるものも超越するのである。自閉症の人々の生きた経験と人生についての語りに心を開くことによってのみ，われわれは自閉症であることが意味するものを理解できるのかもしれない。

推薦図書

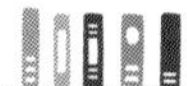

Adams, J. (2017). *Active but odd : An unswerving 'compulsion' to create.* Blog post published at Museum for Object Research, www.museumforobjectresearch.com /jon-adams/

Baron-Cohen, S., Tager-Flusberg, H., & Lombardo, M. eds. (2013). *Understanding other minds : Perspectives from developmental social neuroscience.* Oxford : Oxford University Press.

Frith, U. (2008). *Autism : A very short introduction* (Vol.195) Oxford : Oxford University Press.

Grinker, Roy Richard. (2007). *Unstrange minds.* New York : Basic Books.

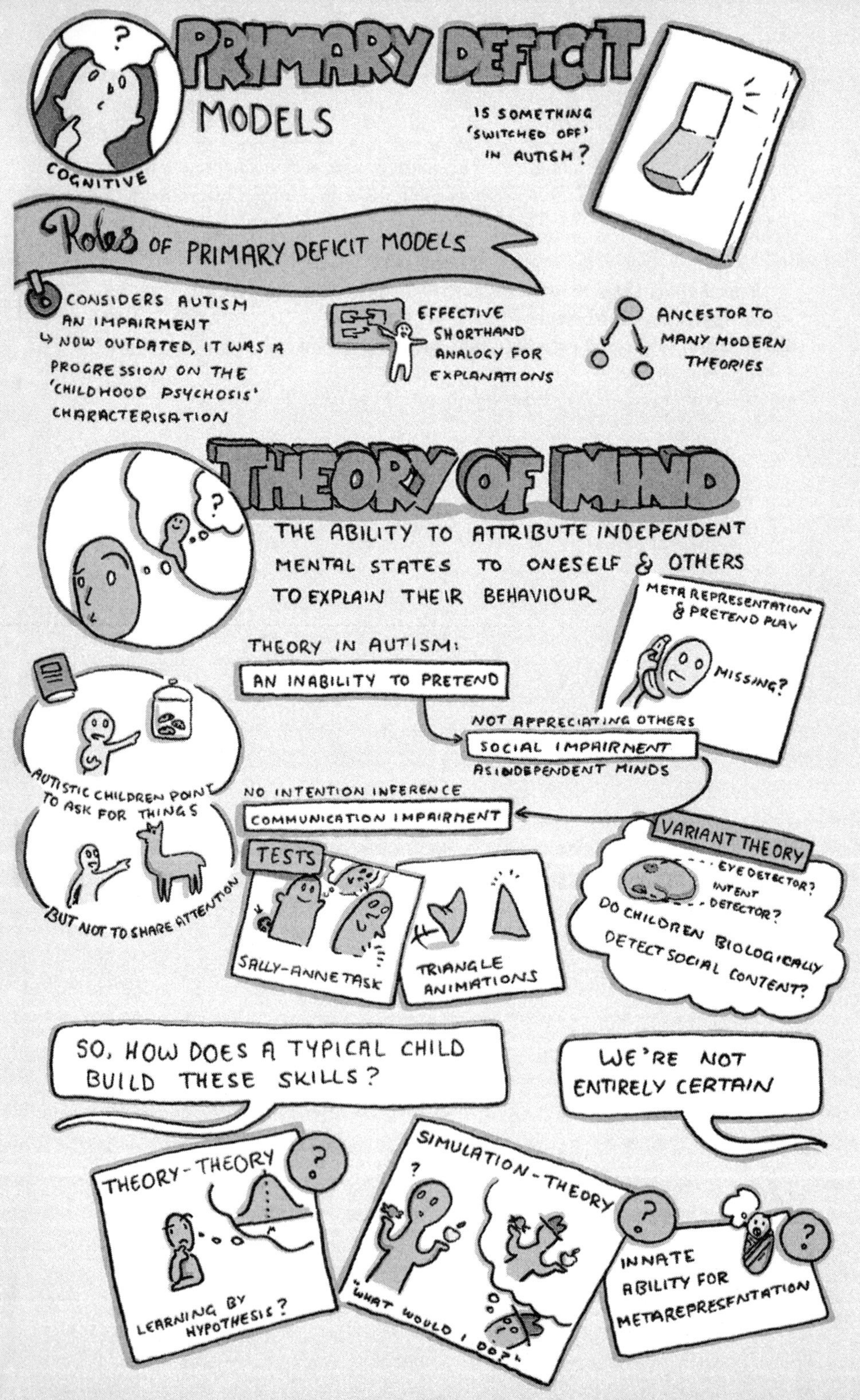
PRIMARY DEFICIT MODELS
COGNITIVE
IS SOMETHING 'SWITCHED OFF' IN AUTISM?
Roles OF PRIMARY DEFICIT MODELS
CONSIDERS AUTISM AN IMPAIRMENT
↳ NOW OUTDATED, IT WAS A PROGRESSION ON THE 'CHILDHOOD PSYCHOSIS' CHARACTERISATION
EFFECTIVE SHORTHAND ANALOGY FOR EXPLANATIONS
ANCESTOR TO MANY MODERN THEORIES
THEORY OF MIND
THE ABILITY TO ATTRIBUTE INDEPENDENT MENTAL STATES TO ONESELF & OTHERS TO EXPLAIN THEIR BEHAVIOUR
META REPRESENTATION & PRETEND PLAY
MISSING?
THEORY IN AUTISM:
AN INABILITY TO PRETEND
NOT APPRECIATING OTHERS
SOCIAL IMPAIRMENT
AS INDEPENDENT MINDS
AUTISTIC CHILDREN POINT TO ASK FOR THINGS
BUT NOT TO SHARE ATTENTION
NO INTENTION INFERENCE
COMMUNICATION IMPAIRMENT
TESTS
SALLY-ANNE TASK
TRIANGLE ANIMATIONS
VARIANT THEORY
EYE DETECTOR?
INTENT DETECTOR?
DO CHILDREN BIOLOGICALLY DETECT SOCIAL CONTENT?
SO, HOW DOES A TYPICAL CHILD BUILD THESE SKILLS?
WE'RE NOT ENTIRELY CERTAIN
THEORY-THEORY
LEARNING BY HYPOTHESIS?
SIMULATION-THEORY
"WHAT WOULD I DO?"
INNATE ABILITY FOR METAREPRESENTATION

A 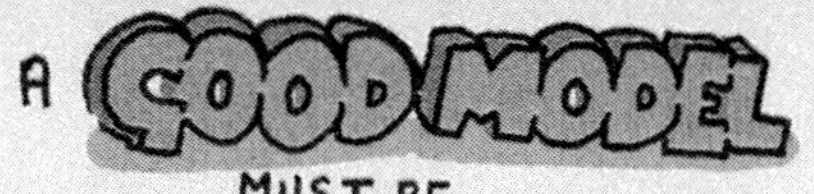

MUST BE...

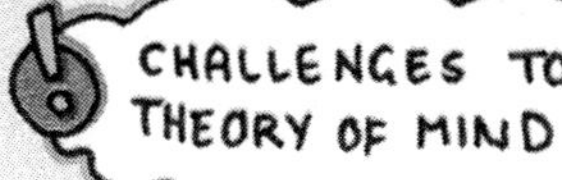

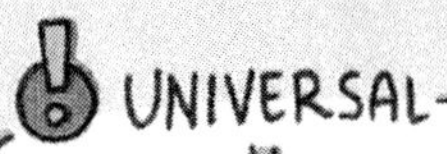

SOME AUTISTIC CHILDREN PASS THEORY OF MIND TEST!

WHY?

- CONFOUNDABLE TEST?
- DEVELOPMENTAL DELAY?
  - LIKE A SECOND LANGUAGE
- PROCESSING DIFFERENCE?

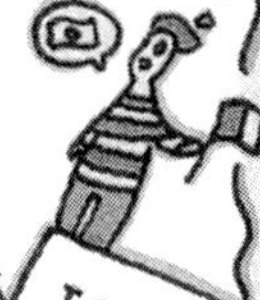

IQ / THEORY OF MIND

CORRELATION IN AUTISM

PRIMARY

DOES IT EXPLAIN RRBIs?

FILLING THE GAP LEFT BY THEORY OF MIND?

A COPING MECHANISM FOR ANXIETY FROM LACK OF THEORY OF MIND?

SPECIFIC

THEORY OF MIND DIFFICULTIES SHOW UP ELSEWHERE

- SCHIZOPHRENIA (OVERACTIVE)
- DEAF CHILDREN IN NON-SIGNING HOMES
- CHILDREN UNDER THREE YEARS

CONCEPT OF ToM IS ALSO BECOMING ENRICHED

DESIRE REASONING → TEASING, JOKING → SALLY-ANNE

DEVELOPMENTAL TIMELINE

EXECUTIVE FUNCTION

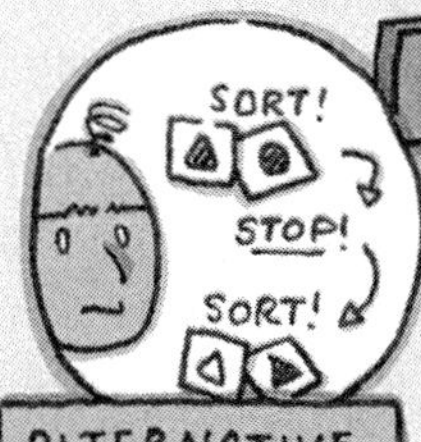

ALTERNATIVE THEORY

THE ABILITY TO INHIBIT A PREPONENT

POINT TO WHERE IT'S NOT

CHALLENGES TO EXECUTIVE FUNCTION

SPECIFICITY:

- ALSO EVIDENT IN ADHD

BEWARE OF

ASSUMPTIONS

PERFORMANCE 'GAP' IN AUTISTIC PARTICIPANTS DISAPPEARED WITH OUT OBSERVER

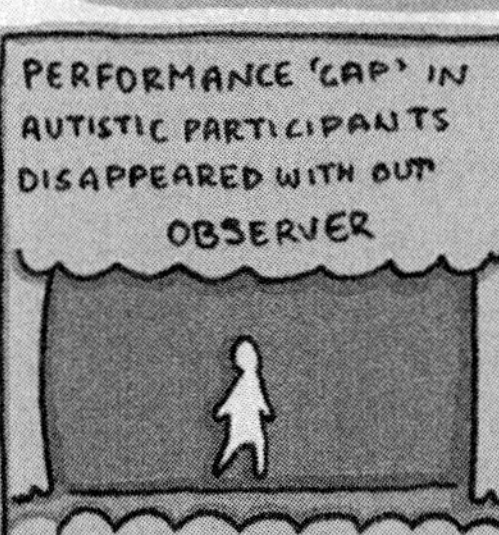

AUTISTIC PARTICIPANTS SEEM LESS SUSCEPTIBLE TO 'AUDIENCE EFFECTS'

OUT-GROUP STATUS

A LOT OF AUTISTIC BEHAVIOUR COULD BE EXPLAINED BY FEELING 'SEPARATE' FROM THE EXPERIMENTER

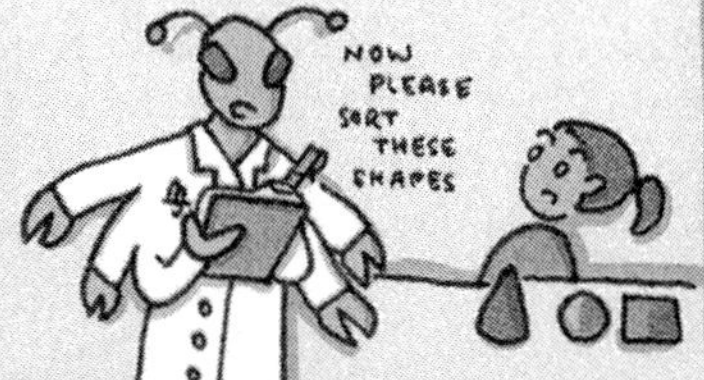

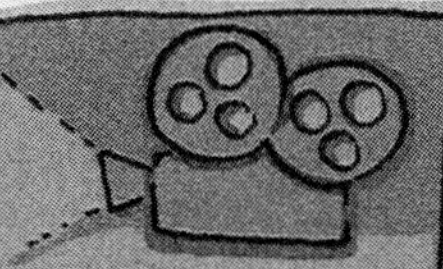

NEUROTYPICAL PARTICIPANTS ALSO STRUGGLE TO INTERPRET ANIMATIONS CREATED BY AUTISTIC PARTICIPANTS

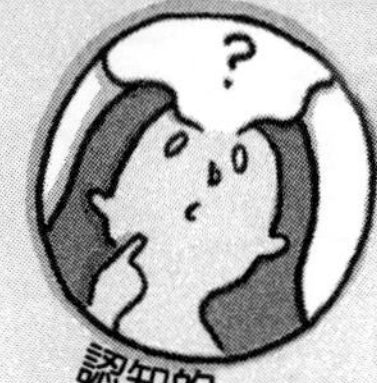

第一次欠損モデル

認知的

自閉症では
何かが電源を
入れられていない？

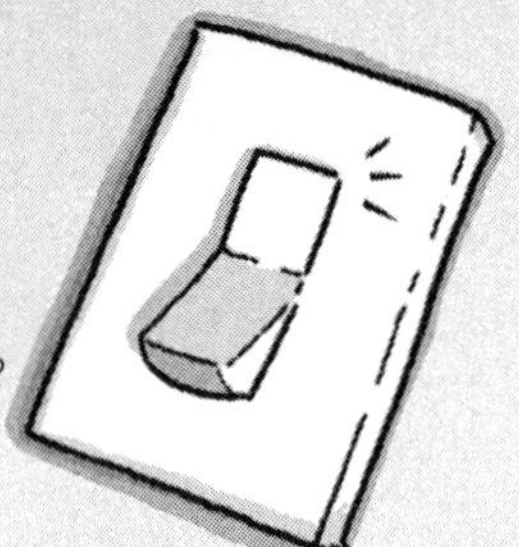

第一次欠損モデルの役割

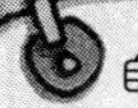

自閉症を障碍と考える
↳今では自閉症を
「児童期精神病」の特徴を持つ
過程であるとするのは時代遅れ

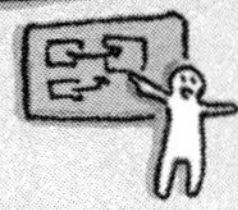

説明のための
効果的で
簡便な類比

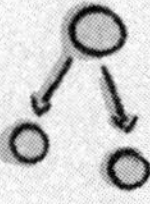

多くの
現在の理論の
原型

心の理論

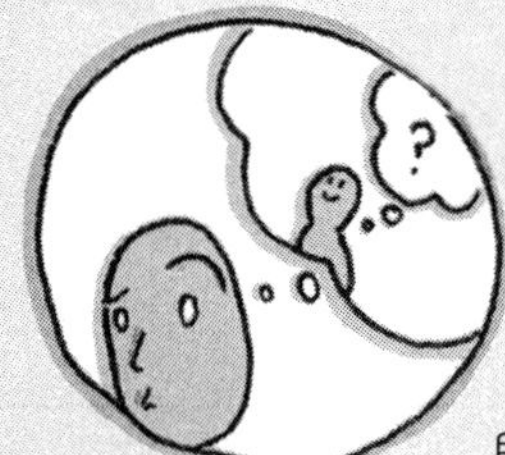

自己および他者の行動を説明するために
心的状態を想定する能力

メタ表象とふり遊び
失われている？

自閉症の理論：

ふりができない

他者を独立した心を持つと認知しない

対人障碍

意図を推測しない

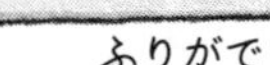

コミュニケーション障碍

自閉症の
子どもは
ものを要求するために
指さしをする

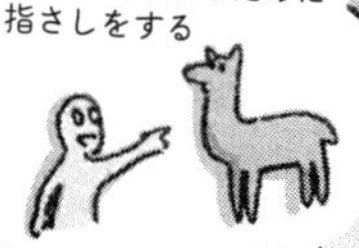

しかし注意を共有しない

テスト

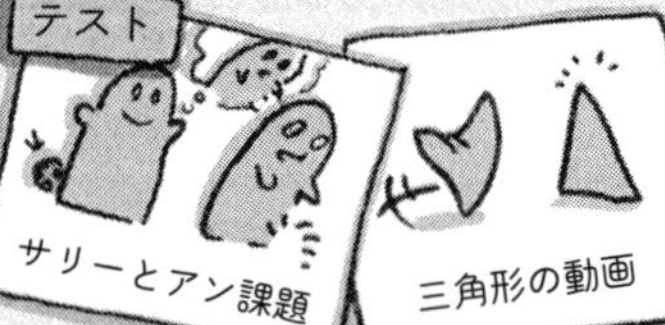

サリーとアン課題

三角形の動画

別の理論

視線検出器？
意図検出器？
子どもは対人的内容に
生物学的に欠損がある？

そこで，定型児はこれらのスキルを
どのように構築するのか？

われわれは
必ずしも確実ではない

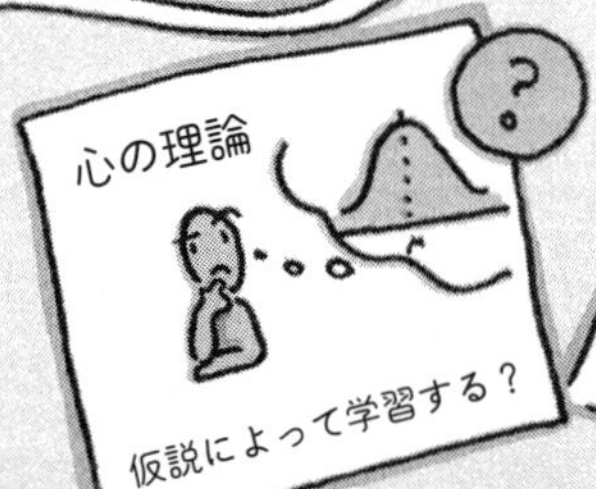

心の理論

仮説によって学習する？

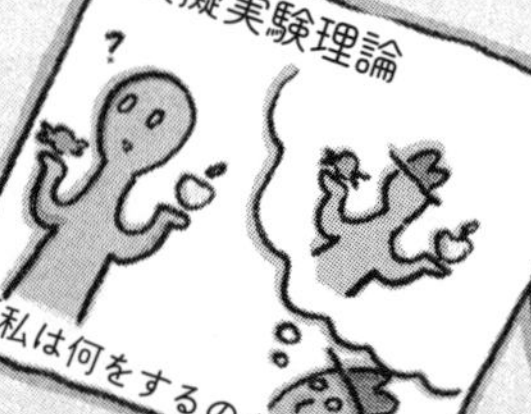

模擬実験理論

「私は何をするのか？」

乳幼児の
メタ表象の能力

良い理論は

次のようでなければならない……

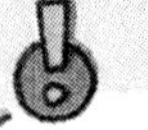

心の理論にとっても難題

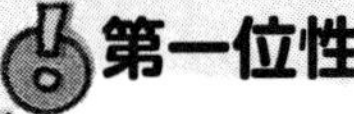

普遍性

何人かの自閉症児は
心の理論課題を通過する！

なぜか？

- 混乱をもたらす課題？
- 発達の遅れ？
  - 第二言語のように
- 処理過程の違い？

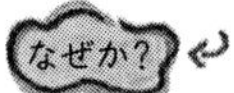

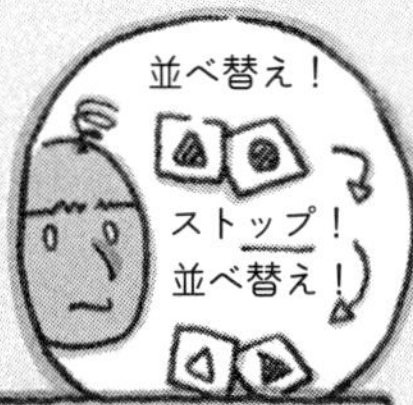

IQ
心の理論
自閉症では相関する

第一位性

それは RRBIs を説明するか？

心の理論が残した隙間を埋めるか？

心の理論の欠如による不安に対処する機構？

特異性

心の理論の困難は他の場合にも見られる

- 統合失調症（過剰反応）
- 手話のない家庭で育った難聴児
- 3 歳以下の子ども

心の理論の概念もまた豊かになっている

欲求の推理 → からかう，冗談を言う → サリーとアン

発達の時間軸

実行機能

優勢なものを抑制する能力

並べ替え！
ストップ！
並べ替え！

代替の理論

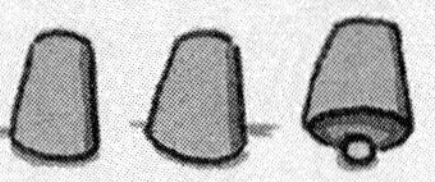

それがない場所を指さす

実行機能にとっての難題
- 特異性：
- また ADHD でも見られる

推測への警戒

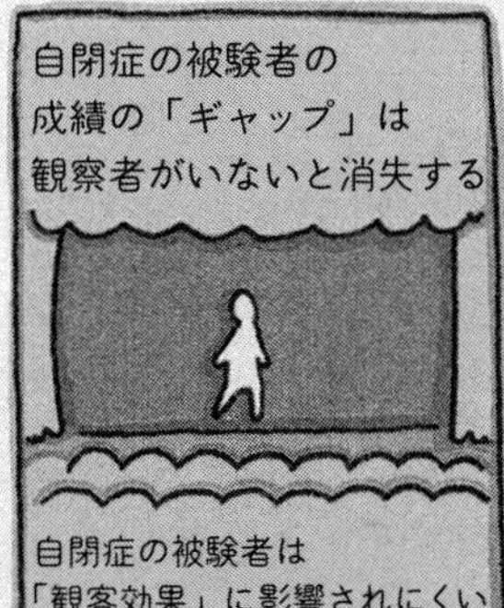

自閉症の被験者の成績の「ギャップ」は観察者がいないと消失する

自閉症の被験者は「観客効果」に影響されにくい

グループ外状況

自閉症の行動の多くは実験者から「離れている」との感覚によって説明されるかもしれない

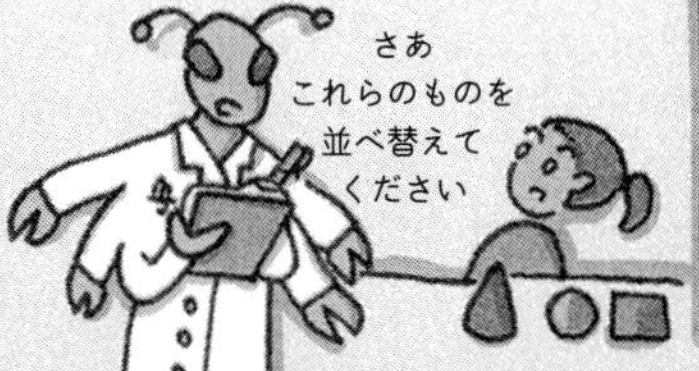

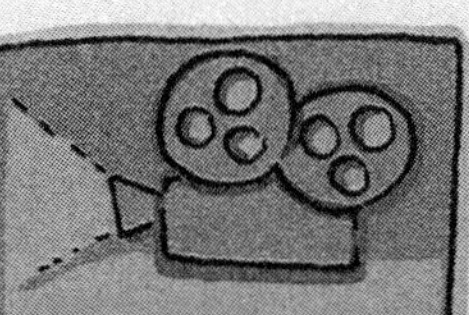

神経定型の被験者もまた自閉症の被験者によって制作された動画の解釈に難儀する

認知レベルで見た自閉症
―第一次欠損モデル―

現代の心理学の枠組みで自閉症を理解しようとする最初の試みは，1980年代に生じた。当時自閉症は（DSM-Ⅲの中で），今よりも狭く定義されており，比較的まれな状態であると，まだ考えられていた。ウィングの対人相互交流，コミュニケーション，想像力の「三つ組の障碍」の枠組みで，研究がおこなわれた。その三つ組は，DSM-Ⅲでは対人相互交流，コミュニケーション，RRBIs，の三つ組として表現されていた。それにもかかわらず，心理学者は自閉症の診断に用いられる多様な特徴を全て説明できる，ただ一つの基本的な差異を確定しようと目論んだ。ある特定の特徴の第一位性を評価するために広く受け入れられている三つの基準は，その状態を有する人々の間で普遍的に見られること，その状態に特異的であること，そして発達過程で因果的に先行することである。加えて，このような自閉症に関するいかなる理論も，あまりにもわずかしか説明しない（単に特徴を記述するだけに終わる）か，あまりにも多く説明しすぎるかの間で，うまく舵取りをしなければならない。自閉症的な人々は著しく凸凹の平らでない能力を示す。すなわち，説明を要する困難と同じくらい説明を要する卓越した能力を示す。課題は，自閉症の人々とそうでない人々との間での差異を説明するのに十分に有意でありながら，能力の平らでない側面を説明するのにも十分な，どちらの要素も含めた中核的な心理学的スキルを突き止めることであった。

今日，われわれは自閉症を神経定型の社会規範や期待との関連で，有利や不利となる差異のパターンとして定義していて，欠陥（けっかん）や障碍の観点から定義しない。しかしながら，これらの当初の第一次欠損（けっそん）モデルは，自閉症がほぼすべての面で障碍とみなされていた脈絡で定式化されたのである。われわれは，この歴史上の事実を糊塗(こと)するのではなく，これらの枠組みを説明するために「第一次欠損」という用語を使うことにする（もっとも，これらを現代的に言い換えるのなら，「第一次差異」モデルと規定されうるかもしれない)。このモデルが，自閉症の子どもは基本的に他人に興味を示さないか，あるいは児童期精神病を患っているという，それ以前の考えと比べると，著しい前進を示したことは，明記されるべきである。それらはまた，知的障碍を伴い，しばしば言語の障碍をも伴い，はっきりと，著しく支援を必要とする子どもを主に対象とした研究に基づいて定式化された。当時の心理学でのもう一つの鍵となる事実は，発達上の現象の説明を試みる際に，脳と行動の関係に関してモジュール的観点を採用する傾向にあったことである。多くの心理学者は，自閉症では「スイッチが切れている」が，他の人々ではスイッチが入っているある種の分離可能な能力を探し求めていた。この考えは今から見ると時代遅れである。今日の心理学では，全ての発達上の道標やグループ間の差異の要因となる絡み合う多数の因子に主として関心を向けている。それでもなお，認知のレベルで自閉症を定義しようとするこれらの当時の試みから，われわれは多くを学べるのである。

1. 心の理論モデル

「心の理論（theory of mind：ToM)」という用語は，チンパンジーの社会認知を研究していたプレマックとウッドラフ（1978）により作り出されたのであるが，行動を説明するために自分自身と他人にそれぞれ独立した心的状態を想定する能力を意味している。想定された心的状態は，出来事の現実世界の状態とは「独立」しており，（人々は真でないことを信じられるから)，また他人の心的状態とも「独立」している（あなたと私は互いに異なることを信じ，欲し，ふりをするので)。哲学者のダニエル・デネット（1978）は，**偽りの**信念に基づいて人物の行動を理解し予測することのみが，決定的にToMの存在を示すと指摘した。そうでない課題を通過するためには，事態の現実の状態（あるいは被験者の信念）だけで十分なので，心的状態を仮定する必要がないであろう（Dennett, 1978）。したがってサリーとアンの誤信念課題（前章の図5.3に示す）は，ウタ・フリスとアラン・レスリーとサイモン・バロン＝コーエンが自閉症におけるToMを評価するために使用したリトマス試験紙だったのである。この画期的な論文の中で，定型発達群や知的障碍群と比較すると，自閉症群の子どもが，有意に高い比率で，誤信念課題に間違った答えを示した。メタ表象の缺如を自閉症のはっきりとした特徴であると仮定する，自閉症の心の理論仮説が生まれた。

この本の初版では，歴史に残ることになるその論文がまだ比較的新しかったので，ToM仮説がふり遊びのメタ表象的基盤であるとするアラン・レスリーの理論とどのように結びつくかを，そしてそれに合わせてローナ・ウィングらによる自閉症にはふり遊びがほとんど見られないという観察を説明するのに，一つの章の多くの部分を割り当てた。今やToM仮説は登場から30年以上経過しており，1985年の原論文は，グーグルスカラー検索によると，8000回以上引用されている！　この仮説は研究に非常に大きな影響を与えてきたばかりでなく，教師や保護者や臨床家の自閉症に関する考えにも浸透した。なぜか。たぶん少なくとももともとの形の様式によると，この理論が自閉症の人々にとって「対人的な振る舞い」のどの側面が難しいのか，そしてそれと同じくらい重要なことだが，どの側面が簡単なのかについて，明確にそして特異的に予測したからである。

ToMによる自閉症の説明により，研究者は一見すると非常によく似た行動の間を明確に区別できるようになった。つまり，根底にある認知的「骨格」に関する一つの正確な理論に従って，「自然を接合部で切り分ける」ことができるようになったのである。例えば，アトウッドら（1988）は，臨床的に認められる自閉症の身ぶりの使用の減少が，普通は精神の状態に影響する身ぶり（例えば慰めや当惑，好意の表現）でのみ見られ，それに対して行動を操作する身ぶり（例えば，こっちへ来て，静かにして，あるいはあっちへ行って）を，自閉症の子どもは対象群の知的障碍の被験者と同じくらい多く示すことを見出した。同様に，バロン＝コーエン（1989）は，自閉症の子どもの一群が注意を共有するための指差し（原叙述的指差し）を使用しない，あるいは理解していないようであるが，望んだ対象物を手に入れるための指差し（原命令的指差し）はおこなえることを見出した。他の明確な区別が，例えば，見ることの理解と知ることの理解との間で（Perner et al., 1989 ; Baron-Cohen & Goodhart, 1994），そして幸せを認識することと驚きを認識することの間で（Baron-Cohen et al., 1993）なされた。日々の行動の滑らかな連続体の中でのそのような区別は，自閉症の他の心理学理論（例えば対人的な動機づけを一次的問題とする仮説〔これについての詳細は第７章を見よ〕）によっては，推論したり説明したりするのが困難だろう。

自閉症の ToM による説明のもう一つの主要な魅力は，一見するとウィングの三つ組の全てを明確に説明できることだった。仮定される状態発現の順序は次のようになる。自閉症の子どもははじめにメタ表象能力を持たない。これはふり遊びの欠如として表れる。次に，独立した心を持つ行為者として人々を理解するには，メタ表象が必要なので，対人的相互交流の差異が生じる。そして意図を表象できない，あるいは話し手の考えを伝えるものとして発語を認識できないために，自閉症のコミュニケーションの特徴的な諸側面が出現する。

2. さまざまな ToM のモデル

自閉症の ToM モデルは，自閉症研究において非常に大きな影響力を発揮したし，今も自閉症に関する多くの教育や訓練の中心的な構成要素であり続けている。この仮説が証拠で支持されてきたかどうか（これについては次に述べる）の詳細にかかわらず，他の人々が考えていることを理解するのが困難という観点から自閉症について語ることは，自閉症に関して知識を持たない神経定型の人々が，自閉症を考える上で有用であるのは，ほとんど疑う余地がない。ウタ・フリスが1989年に著した影響力のある本『自閉症の謎を解き明かす（原題：Autism：Explaining the Enigma)』により，自閉症のToM仮説は，親や教師を含めた幅広い人々に知られるようになった。その最初の画期的躍進後に，ToMを基盤にした説明は多様化し，競合する複数の説が出現した。その多くはアラン・レスリーの画期的な研究（Leslie, 1987）に従って，誤信念の理解の発達上の前駆能力を同定しようと試みた。

サイモン・バロン＝コーエンの著作『自閉症とマインド・ブラインドネス（原題：Mindblindness)」(1997）は，ToMの認知的要素のモデルを提示した。この中で初めて視線検出器と意図検出器が具体的に示された。このモデルにおいて，これらの二つの心理学的な構成要素によって，子どもは他人の視線や意図に注意を払えるようになる。そのことが二者の相互交流の脈絡の中で心的状態の理解を発達させるために必要なのであった。これらのスキルの結合によって，（例えば父と娘が蝶を共に見るなどのように）二人の人間と第三の共有される対象物の間の三者の相互交流を可能にする共同注視メカニズムの基礎が与えられる。このメカニズムが，心的状態を理解するために必要とされる究極のToMメカニズムの基礎を提供するとされた。バロン＝コーエンにとって，自閉症の根本は共同注視の発達および発揮ができないことであり，これは共同注視の欠如が診断に至る前の信頼できる標識であるとする証拠によって支持された（Baron-Cohen et al., 1992)。

他のToMモデルの変異体は，定型発達の子どもがこれらのスキルを**どのように**確立するかを探求した。多くの競合する理論（一連の関連する章のためにCarruthers & Smith, 1996を見よ）が生まれた。理論－理論仮説は，子どもが自分の周囲の人々の行動について仮説を設定し，それを現実場面で試して検証する小さな科学者のように振る舞うと主張した。このようにして，子どもはある状況で人々がどのように行動するのかを予想し，行動や信念に関する複雑な規則を推定することを学ぶだろう。他の理論は，子どもが誤信念課題を年少で理解でき，またその早期の理解が比較的普遍的であるのが，そのことは意識的推論を ToM の発達に至る経路とすることと矛盾する，と論じた。一方，アラン・レスリーらは，ふりや他人の心的状態についての推論の基礎にあるメタ表象の能力を発達させるための生得的な素地を，子どもが持っていると主張した。また，シミュレーション－理論説は，ToM の基盤が子どもと周囲の人々の間での同一化，すなわち他の人々が「自分と似ている」と気づくことであると示唆した。これにより，その子どもは特定の状況で人々が何をするだろうかと自問することで，他者の行動を模倣できるようになる。

3. 心の理論モデルにとっての難題：普遍性

1985 年の原論文を含む，ToM 検査を用いる全ての研究において，自閉症の人々の中にこの試験に合格してしまう人がいることが見出された。この試験の合格をわれわれはどのように説明できるだろうか。最初の疑問は，これらの ToM 検査に合格する自閉症の被験者は，定型発達の被験者と同じように自動的かつ直感的なメンタライジングを使用しているのだろうか，それともまったく別の道筋を辿って他人が考えていることを理解するのだろうか，ということである。もし後者なら，直感的に他人の心的状態を表象する困難が，依然として自閉症には普遍的にあり，それが対人的およびコミュニケーション的差異をうまく説明するだろう[原注1)]。一方，もし何人かの自閉症の人々が，心的状態を表象でき，それでもなおかつ自閉症の対人的およびコミュニケーション的特徴を示すとわれわれが信じるなら，第二の可能性として，メンタライジングの能力の獲得の遅れが生涯に

原注 1）ある個人，あるいはある集団全体の「心的状態の表象不能」が，自閉症の人が他の人々のことを気にかけない，あるいは関心を持たないことを意味していると，決して考えるべきではないと，ここで繰り返し述べておくのが重要であるように思われる。われわれは，自閉症でない人々が，「心を読む」ために用いている，基礎にある自動的表象メカニズムが，自閉症の人々には「配線されて」いないのかもしれないと，単に述べているだけである。

わたって影響を及ぼし，相互交流に持続的差異を生じさせることが考えられる。この獲得の遅れが，発達期の間にメンタライジング・システムと他の能力の正常な協調を阻害し，発達期の対人経験に干渉する可能性がある。これは第二言語を早く学ぶことと遅く学ぶことの対比と比較できるかもしれない。遅くに習得すると，流暢に訛らず話せるのはまれである。第二言語の類推は以下の理由で役立つ。すなわち遅くに習得した第二言語を話すことは楽しいかもしれないし，欲求不満になるかもしれない。またひどく心身を消耗させるし，また疲れているときは話すのがより困難になるだろう。これら全ては，自閉症の人々が人生の後年に努力して発達させる対人理解に当てはまるだろう。

知的能力の高い自閉症の女性が，サリーとアン課題で検査されたとき，ボールが実際に入っている「箱」と答えたかったが，心理学者が質問するときにはいつもたくらみがあると記憶していたので，反対の「かご」と答えたと，フランチェスカに言った。そうして試験に合格したのである！多くの自閉症の人々は，対人場面で何が起きているかを意識して考え出していると述べ，これはまるで暗算をしている感じだという。何人かの自閉症の人々は，ToM 課題に対する答えを，経験のおかげで，一般的な問題解決能力を使いながら，なんとか捻り出していた証拠がある（Frith et al., 1991）。そのような捻り出しは，相対的に柔軟性に乏しく，単純で不自然な ToM の検査に合格するが，現実の生活で必要とされる柔軟性や自動性を缺いているだろう。もっと生態学的に妥当で，答えを捻り出しづらく，それゆえ多くの自閉症の人々が経験する実生活の対人困難の具体例となる ToM 課題を作り出そうと，さまざまな試みがなされてきた。

奇妙な話課題（図 6.1）は，字義通りでない発語の背後にある話し手の意図を理解するために，メンタライジングを必要とする複雑な実世界の短い逸話を提示する早期の試みの一つであった（Happé, 1994）。それらは最近映像化された課題となった（Brewer et al., 2017, Murray et al., 2017）。フリスとハッペの三角形のアニメーションは，ハイダーとジンメルの作品に示唆を受けて作られたのだが，被験者に抽象的な動く図形の活動の解釈を求めた

二重のだましの例

戦争の時，赤軍が青軍の一人の兵士を捕まえました。赤軍は彼に青軍の戦車がどこにあるかを喋らせたいと思っています。赤軍は戦車が海のそばか山の中かいずれかにあることを知っていました。捕虜は喋りたくないであろうこと，自分の軍隊を救いたいであろうこと，そしてきっと嘘をつくであろうことは赤軍にもわかっていました。その捕虜は，大変勇敢で利口だったので，敵の軍隊に味方の戦車のありかをわからせないようにしようとするでしょう。本当は戦車は山の中にあります。さて，敵が戦車のありかを尋ねたところ，彼はこう言いました。「山の中にある」

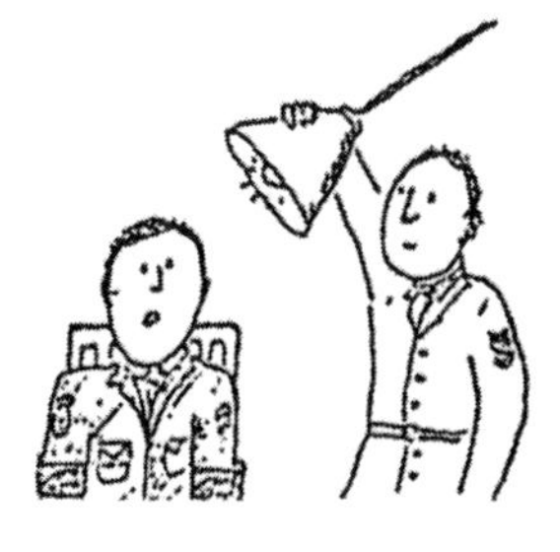

問：捕虜が言ったことは本当ですか。
問：赤軍は青軍の戦車をどこで探すでしょうか。
問：なぜその捕虜はそう言ったのでしょうか。

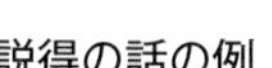

説得の話の例

ジルは子猫を飼いたがっていました。そこでジルはスミスさんの所へ会いに行きました。スミスさんは欲しくないのに子猫をたくさん飼っていました。今では，スミスさんは子猫を大好きになり，スミスさんは全部一人では飼えないけれど，子猫を傷つけるようなことは絶対にしたくありませんでした。ジルが訪れたとき，スミスさんの子猫をもらうのか決めかねていました。スミスさんの子猫はみなオスで，ジルはメスの子猫が欲しかったからです。ところが，スミスさんはこう言いました。「もし誰も私の子猫を飼ってくれなければ，私はこの子猫たちを溺れさせるしかしようがないわ！」

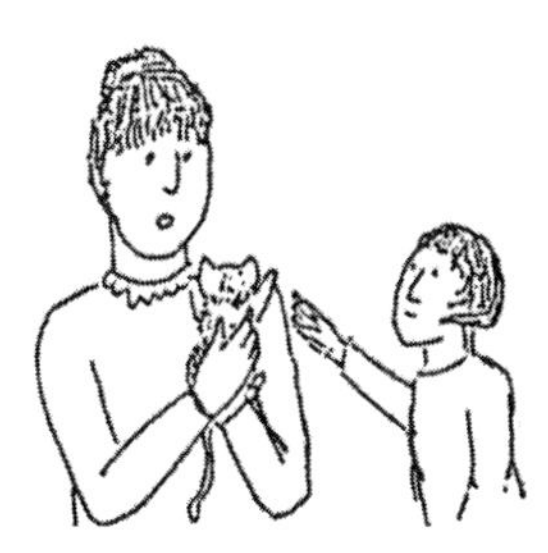

問：スミスさんが言ったことは本当ですか。
問：なぜスミスさんはジルにそんなことを言ったのですか。

図6.1　奇妙な話のいくつかの例

(Abell et al., 2000)。被験者の説明が，心的状態を表す用語を使っていると，そのアニメーションが意図を持つと自発的に解釈されている証拠とみなされた。これらの課題は，いつもの如く例外はあるものの，知的障碍のない自閉症の成人で，一貫してメンタライジングの低下があることを明らかにした。自閉症の人々とそうでない人々の間のメンタライジングへの接近のわずかな差異の証拠が，視線追跡を介したことばを用いない ToM 評価法からも得られた (Schneider et al., 2012)。これらの実験では，人々がサリーとアン型の筋書きに基づいた一連の出来事を見ている間に，彼らの視線の動きが記録される。「サリー」が隠されているおもちゃを取りにもどってきたとき，神経定型の人々は，彼女が誤った信念に基づいて最初に探すと彼らが考える場所を，優先的に凝視する傾向にある。自閉症の被験者はことばで答えるタイプの誤信念課題を通過するときでも，そうした傾向を示さない (Schuwerk et al., 2015)。

われわれは，多くの自閉症の人々が ToM 課題を通過する事実に対する二つの可能な解釈を検討してきた。一つは児童期に見られる差異を成長して克服するというものであり，もう一つは ToM 課題に取り組む戦略を学習しうるというものである。ToM における何らかの遅れは避けられないと，われわれは知っているが（就学前の自閉症の子どもが ToM 課題を通過する証拠は今のところない)，「異なる戦略」という解釈と「発達の遅れ」という解釈を，範疇的に区別するために利用可能な証拠はまだない。どちらの説明も，自閉症の人々が簡単な ToM 課題であれば解決できるはずだが，より複雑な課題や日常生活ではメンタライジングを利用することの不器用さが明白になると予想する。これら二つの説明を区別するための一つの方法は，ToM 課題の成績が年齢や知的能力によって予想できるかどうかを，われわれに教えてくれる縦断的なデータを用いることである。もし ToM 課題の成功が年齢とともに達成されるのであれば，発達的な遅れ説が支持される。しかし，もし ToM 課題の達成が IQ とより密接に関連しているのであれば，われわれは他の戦略に頼る説に賛成するだろう。とはいえ，発達の遅れ説と異なる戦略説は厳密には二者択一ではない。例えば，ToM の早期の遅れが後年の異なった戦略の発達を導くかもしれない。

IQ が ToM の得点に影響するという証拠があるので，第三の解釈が生まれる。自閉症の人々にとって付加的な情報処理の困難のために，メンタライジングは難しいという解釈である。われわれは，メンタライジングの

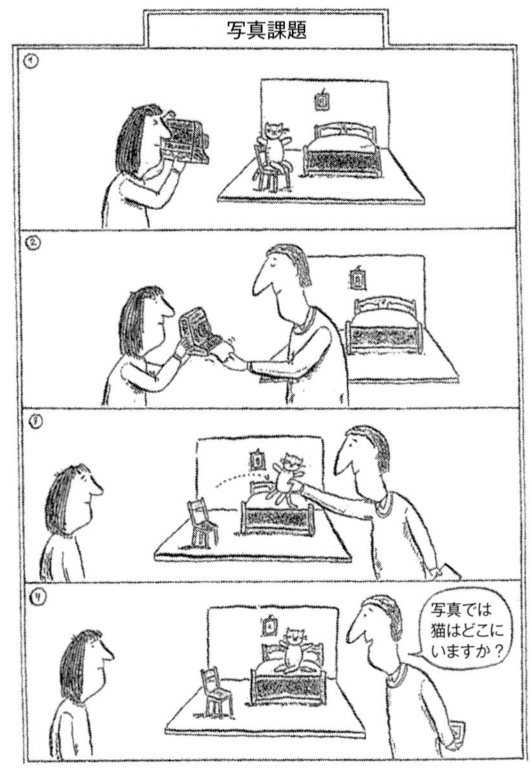

図6.2　偽りの写真課題

画家 Axel Scheffler の許可を得て転載

ためには，それほど高い知的な能力が必要でないことを知っている。定型発達では，4歳の精神年齢であれば，標準的な ToM 課題を通過し，またさまざまな違った一群の課題でこの能力を発揮するのに十分である (Gopnik & Astington, 1988)。実際，ことばを用いない課題は，もっと早期に通過可能である（第7章を見よ）。知的障碍を有する被験者も，また全般的な知的能力や問題解決能力が相対的に損なわれているにもかかわらず，これらの課題を通過する（Baron-Cohen et al., 1985）。偽りの写真課題（図6.2──この課題では，被験者の子どもは猫の人形の今の位置とその前に撮られた写真中の位置の二つの像を記憶しなければならない）（第5章も見よ）

によるデータは，メンタライジングに苦労する自閉症の子どもが対人領域以外でメタ表象を処理できることを示すようであった。その一方で，言語的，非言語的，および非対人的なメタ表象課題を比較した別の研究は，自閉症の子どもがメンタライジング以外の課題でも，一般的に苦労することを示している（Iao & Leekam, 2014）。自閉症における領域全般的な情報処理の差異は，第８章でもっと考察する。

どうしてこのこと全てが重要なのか。われわれは，一貫していないとしても，明白な自閉症のメンタライジングの困難の根源を確定することが，心理学者にとってなぜ重要なのかを明らかにしたい。第一に，他者の心的状態を予想し，解釈し，それに働きかける能力は有用だと想定しよう（これは必ずしも真実ではない。これに関する詳細は本章の後半）。第二に，ほとんど自閉症的でない世界でなんとかやっていくために，子どもがこのスキルの適用を学ぶことが望ましいと，自閉症共同体が同意すると想定しよう。その場合，われわれは，自閉スペクトラムの子どもにメンタライジングのスキルを教える最良の方法を，理解したいと思うだろう。教える最良の方法は，おそらくそれまでに自閉症の人々がすでに適用し磨き上げてきた戦略を，子どもが模倣するのを援助することであろう。このことは，その戦略がどのように働くかを理解することが，教えるための前提であることを意味する。一つの出発点は，自閉症の人々の心的状態についての考え方をもっと直接に調べることである。ある革新的な研究において，エディら（2016）は，異なる心的状態を表す動画を制作するよう求められたとき，自閉症の人々が作った映像は，神経定型の人々が作ったものと違っているだけでなく，神経定型の視聴者はそれらの映像を解釈するのに苦労することを示した。この種の研究は，年少の自閉症の人々のメンタライジングの学習を支援するだけではなく，自閉症の人々とそうでない人々との間の対人コミュニケーションの障壁を前にして，自閉症でない人々が自らの役割を直視するのを助けるための鍵となるであろう。

4. 心の理論モデルにとっての難題：特異性と第一位性

自閉症の中でメンタライジングの困難が普遍的でない問題と同様に，ToM の困難が自閉症以外の集団でも見られる問題が示唆されてきた。もしメンタライジングが妨げられているのに，自閉症の行動上の特徴を生じないのであれば，このことは提案されている因果的役割に対する脅威と思われるだろう。後天的あるいは人生の後半で生じるメンタライジングの困難が，多くの他の疾病群で見られることが報告されてきた。それらには脳卒中による右脳の損傷や，パラノイア妄想に関係するかもしれない過剰な思い込みを示す統合失調症が含まれる。さらに，伝統的な誤信念課題の失敗が**発達期に見られる**三つの鍵となる群があり，それらは3歳未満の定型発達の子ども，（自閉症でない）知的障碍の子ども，そして手話が使えない家庭に生まれた生得的な難聴の子どもである。

三つ全ての群では，自閉症と違って，誤信念課題の失敗があっても日々の生活の対人的困難が必ずしも見られるわけではない。その理由として，課題の失敗はそのまま心的状態の想定の困難によるのではなく，課題が要求する他の側面，例えば実行機能によることが考えられるかもしれない。結局，2歳児は心的状態について話すし，聴力障碍の子どもや知的障碍の子どもは普通に友人関係を形成する。重要なことは，課題の難度が下げられると，例えば自発的に見る行動を測定するためのことばを使わない誤信念課題を使うと，定型発達の幼児は15カ月の月齢でも，心的状態を探知している証拠を示す（Scott & Baillargeon, 2017 ; Setoh et al., 2016）。銅貨を隠す遊び，つまり大人がどちらの手に硬貨を隠しているかを子どもが推測し，隠している手の方を指差す遊びのような単純な検査でも，自閉症でない知的障碍を持つ子どもでは，自閉症と知的障碍を両方持つ子どもと比べて，ToM がより典型的に作動していることが示された（San José Cáceres et al., 2015）。

ToM 仮説の提唱者たちは，第一次欠損を同定しようとして，厳しい基準を自らに課した。たとえメンタライジングが自閉症の人々にとって普遍的に困難であるとしても，これは本当に**第一次的な**差異なのだろうか。一つの難題は，ToM が自閉症を説明するのに第一次的役割を果たすためには，ToM が対人的およびコミュニケーションの差異だけでなく，他の特徴も説明する必要があることである。何人かの研究者は，RRBIs が，早期のメンタライジング能力に基づいて組み立てられる豊かな対人知識によって占められるはずであった認知空間に侵入すると主張した。例えば，フィンランドの建造物とか自転車の整備に対する強い興味が，ほとんどの自閉症でない人々が他者に関する詳細を記憶し処理するのに費やす資源を，単純に吸い尽くしてしまうのかもしれない。もう一つの可能性として，第 3 章ですでに考察したとおり，RRBIs は理解しがたい対人世界で活動せねばならないことから生じる不安に対処する一つの方法であると考えられる。これらの提案から，ToM の困難が最も深刻であれば RRBIs が最も強くなるはずであることが予想される。いくつかの論文は，ToM と RRBIs の関係を見出しているが（例えば Jones et al., 2018），一般にはこれらの関連が乏しいので，自閉症を認知のレベルで理解するためには「断片化した三つ組」の接近法（Brunsdon & Happé, 2014）の方がいっそう支持される結果となる。

ToM モデルにとってのもう一つの難題は，自閉症の人と自閉症でない人の発達経路の分岐点を特定することである。ToM モデルを，自閉症や定型発達のいずれにおいても探求すると，さまざまな発達経過のあることが明らかになっており，そのためこの分岐点を特定することがより難しくなっている（図 6.3）。この過程での重要な要因は，ToM を測定する方法が多様であることだ。誤信念課題は判定基準（gold standard）であり続けるが，誤信念より先に発達する ToM に関連する能力が一連の実験で明らかになっている。一例を挙げると，欲求推定課題だ。生後 18 カ月の幼い子どもが，他人は自分とは別の欲求を持っている（ビスケットよりもブロッコリーを欲しがる）だろうと正しく認識できる（Repacholi & Gopnik, 1997）。他の研究では，2 歳半から子どもは他人を欺くために偽りの行動をたくらむことができるので，その年齢の子どもにはことばを用い

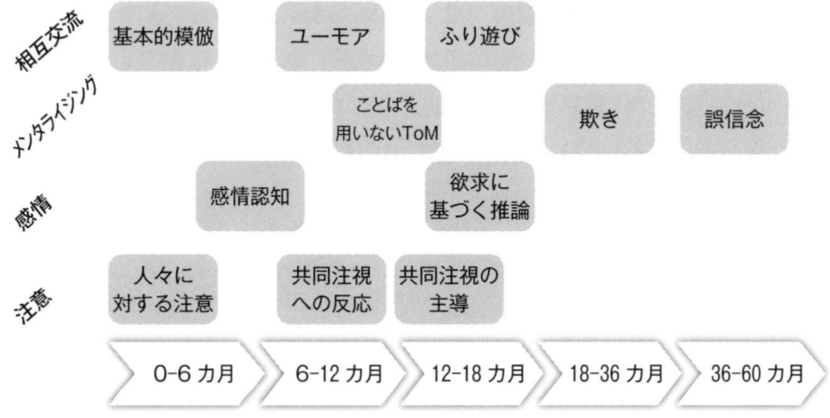

図6.3　心の理論に関連した発達道標の近似的な発達経路

ないメンタライジング行動があることが示されている（Chandler Friz & Hala, 1989）。ヴァス・レディは幼少期のユーモアに関する研究の先駆者であったが，幼児がメンタライジングの初歩的能力に頼っていると思われる方法で，どのように冗談を言ったり，人をからかったりするかを示した（Reddy, 1991）。つまり，自分自身と他人の心的状態，あるいは現実と見掛けについての心的状態を表象する能力は，発達の極めて早期から見られるのである。

さらに，メンタライジングのスキルは，例えば他者への注意，他人との共同注意，模倣，そして感情の認識のような，他の早期の発達上の道標と関連している（Baron-Cohen, 2000）。共同注意は，しばしば自閉症の子どもで有意に遅れる発達における「中軸のスキル」といわれてきた（Charman, 2003）。この用語は三方向，あるいは三項関係の注意のことを意味しており，つまり二人の人と彼らが共有する外的対象物の間で生じうる活動を意味する。例えば，母親が空の飛行機を指差し，「見て！」と言う。彼女の息子は彼女を見上げ，それからその飛行機を見る。そして母親は息子を再び見て……，を繰り返す。これが共同注意である。同様に，模倣は発達において多くの学習の基礎であるだけでなく，他者と情緒的に結びつく方途を与える鍵となる役割を果たすと仮説されてきた（Meltzoff, 1990）。図 6.3

は定型発達において ToM に関係する能力のおおよその時系列を示している。これまでと同様，ここで因果関係を解き明かすことは難しい。一連のスキルは発達のごく短い期間に出現し，そのうちの一つが他の能力にどれくらい依存しているかは不確定のままである。

このように ToM の概念が豊かになることで，いくつかの自閉症の発達モデルが生じた。メンタライジングの能力が標準的な誤信念課題の成功によってのみ判断されていたとき，自閉症におけるメンタライジングの問題の第一位性は疑問のままであった。そもそも，子どもは ToM 課題に取り組むのに十分な年齢に達する前に，自閉症である徴候をしばしば示すのである。しかし，もっと最近になって，いわゆることばを用いない誤信念能力を視線に基づく検査を用いて調べると，生後 18 カ月で心的状態を探索していることが示された（Senju et al., 2011）。さらにもっと幼い月齢でも可能であるらしい（Scott & Baillargeon, 2017 を見よ。しかし，これらの知見の解釈に関する議論のためには Heyes, 2014 も見よ）。今や自閉症の対人的およびコミュニケーションの特徴の早期の原因的役割を果たすには，メンタライジングの出現は遅すぎるとは，みなされなくなった。一方で，のちに自閉症の診断にいたる可能性の高い乳幼児のコホート研究により，生後 12 カ月以前に自閉症の信頼できる行動上の標識がほとんどないことが示された。メタ表象にもっと狭く焦点を当てることで，自閉症の豊かで複雑な発達の流れを説明できるかどうかを，次章でもっと詳細に検討する。そこでは自閉症の発達モデルを考察する。

5. 心の理論モデルに対する代替理論

自閉症を説明する第一次欠損として提唱された，もう一つの他の認知能力は実行機能である。諸実行機能には微妙に異なった一連の定義がなされる傾向にあるのだが，それらはいずれも前頭葉機能に依拠した「監視」能力をその定義に含んでいる。その能力は複雑で新しい課題に深く関与するのである。実行機能の例として，計画性，抑制，および作動記憶がある。

多くの自閉症の人々が実行機能に困難を抱えていることを示すかなりの証拠がある（Hill, 2004）。しかし，これらは「第一次欠損」の候補だろうか。

この領域で説得力を持つためには，自閉症の実行機能（障碍）モデルは，もっと一般的な過程によって，誤信念課題や他のToM測定法で操作的に定義された対人困難だけでなく，現実世界で明らかになる対人困難を説明しなければならない。なんといっても，実行機能は対人的および非対人的脈絡で作動するからである。研究者の中には，自閉症の子どもの誤信念課題での成績は，メンタライジングの障碍を反映しているのではなく，現実場面での対象物の知覚的顕著性を克服するのに特異的に困難であることの反映であると説く者もいる。この仮説を検証するための一つの検査が，「窓課題」で見られる競争者の効果を調べることだった。この課題では，被験者の子どもは小さな窓を通して見ることができる二つの箱のうちの一つを，指差さねばならなかった。各試行でお菓子がどちらか一つの箱の中に入れられた。もし子どもが**空の**箱を指差したら，お菓子を得られた。競争者のいる試行では，第二の被験者は箱の中身を知らされていない。そして指差された方の箱の中を探し，もしお菓子を見つけられたら，それを得られた。そこで，（空の箱を指差す）同じ反応で，被験者の子どもはお菓子を得られるのだが，しかし，今度の場合は競争者を「騙す」対人的脈絡で，お菓子が得られるのである。ヒューズとラッセル（1993）は，自閉症の子どもがいずれの「窓課題」状況でも苦戦することを見出し，彼らの騙しの困難はメンタライジングができないためではなく，対象物に対する行動を抑制できないためであると結論づけた。

それに続く研究（例えばHughes et al., 1994）は，ハノイの塔や迂回路探索課題といった多くの非対人課題で，自閉症のほとんどの子どもが対象物から離れる行動，あるいは（過去に報酬が与えられて）優勢となっている反応の抑制に，何らかの困難を示すことを明らかにした。しかしながら，自閉症における実行機能とメンタライジングの困難の第一位性に関する議論は，そう簡単には解決しない（これらの能力の発達過程での関連についての興味深い研究については，Wade et al., 2018を見よ）。定型発達における諸研究の一つのメタ分析は，実行機能が誤信念の理解に何らかの役割を果たすが，ToMの他の側面ではそうではないことを示唆している（Devine & Hughes, 2014）。発達早期での実行機能の個人的差異は後年の誤信念課題での成績を予測するが，逆はそうではないことが見出された。このことは，この二つの構成物の測定法が，発達上同等の感度を有していると仮定すると，実行機能の発達的第一位性を示唆するかもしれないのである。しかし，実行機能に問題がないのにToMの困難が見られることが，自閉症の子どもで見出されており，このことは，実行機能の困難はこの集団のメンタライジングの困難の根拠でないことを示唆している（Pellicano, 2007）。

実行機能の困難と（ToM課題での成績に対立するものとしての）現実世界での対人相互交流行動との関係は，十分に実証されてはいない。しかし，実行機能の問題が，実験室の外での対人的相互交流とコミュニケーションの困難と関係しているとする証拠は，いくらかある（Happé et al., 2006）。一方で，同じ論文は，実行機能の困難が自閉症の子どもよりもADHDの子どもにおいてより重篤で，かつ持続的であることを示した。自閉症の「第一次欠損」モデルであるための要件は，そのモデルが自閉症の諸特徴に特有のもの，つまりはっきりと他と区別できる状態に見られる，重なりがあるにしてももっと強烈な実行機能の困難によって損なわれている何かを，説明できなければならないことである。しかし，もし自閉症が，（三つ組の説明で示唆されたように）複数の認知特徴の構成物であるなら，全ての「構成要素」が自閉症に特有である必要はない。

実行機能の困難は自閉症の他の特徴を説明できるのだろうか。確かに多くの自閉症の人々は，個人の予定表の作成や定期の旅行での変更への対処といった実行機能に依拠した，現実世界の課題に関する困難を訴える。RRBIsの原因を実行機能にまで辿る試みがなされてきた。そのような試みの一つは，自閉症の人々が一般化や生成（これらは知識を脈絡をまたいで移転することや，自発的に新しい内容や解決を生成するための認知的な基盤である）に困難を感じることを示唆する。そのような困難のために，さまざまな状況で同じ行動を繰り返してしまう傾向が生じることが想定される。しかし，自閉症と診断された青年の大規模な集団（n=100）でToMと実行機能と自閉症の診断学的特徴を調べた最近の研究は，ToMと（RRBIsを含めた）自閉症の諸特徴との間，およびToMと実行機能との間には関係があるが，実行機能と自閉症の行動的特徴は相関していないことを示した（Jones et al., 2018）。一つの可能性として，実行機能の困難は認知レベルで自閉症の中核部分ではなく，自閉症に極めてよく合併する問題であり，そのような実行機能の困難が自閉症の人々が対人的およびコミュニケーションの差異を隠したり，戦略的に調整したり，代償したりすることをより難しくしているのかもしれない。逆に，良好な実行機能を有する自閉症の人は作動記憶，注意，柔軟性，および計画性に依拠しながら，学校や職場で一連のルールを使い，変化する脈絡に応じてルールを切り替えて，うまくやっているのかもしれない。実行機能能力は自閉症の人々の中で，容易に自閉症と同定されない人々（多くの女性や女児を含む）を区分するものの一つである可能性がある。同様の代償的な現象が，マーク・ジョンソン（Johnson, 2012）が示唆したように，定型発達とは異なる他のさまざまな状態でも明らかになるかもしれない。もちろん，そのような代償的な努力，例えば偽装の負の結果として，消耗や，燃え尽きや，もっと悪い状態が生じるかもしれない（Hull et al., 2017）。

6. 第一次缺損モデルの役割

ここで提示した二つのモデルのいずれもが，試みたこと，つまり自閉症に見られる生物学的，および行動的特徴の多様性を単純な認知レベルで説明することを，十分に達成していない。特にToMを，そしてまた実行機能を評価するために創られたさまざまな測定法での自閉症の人々の成績は，錯綜したままである。自閉症の人がToM課題に対処するさまざまな方法を解きほぐすことは，いまだに可能ではない。これに関するデータが不足している理由の一つは，ToMモデルの導入以来，科学が自閉症のもっと繊細な発達理論に焦点を当て始めたことである。これらのデータの多くは，ToM を基盤にしており，重要な多くの対人認知能力の一部としてメンタライジングを組み入れているが，誤信念に特別焦点を当てることが少なくなっている。

「欠損（deficit）」という用語やさまざまな自閉症の経験を単一の認知レベルにまとめあげて確定しようとすることに問題があるにもかかわらず，われわれはこの研究の全体の有益な派生物を認めなければならない。メンタライジングは，自閉症ではない人が初めて自閉症と向き合うための有用な便宜的手段であり続けている。他の誰か（たとえその人があなたに関心を持ち，あなたのことを気にかけているとしても）が，あなたの意図や信念を容易には理解しないかもしれないと考えることは，神経定型の人々が自らの行動を，自閉症の人々が有用だとみなすように改めるのに役立つ。例えば，自分の考えや感情をもっと明示的に述べ，自らが用いる言語をもっと字義通りで正確に使用するなどである。

ある行動パターンを説明するために必要な背後にある心理学的特徴を最小限の数だけに仮定しようとする倹約の法則が，心理学全体に広く行き渡っている。しかし，自閉症の場合には，複数の第一次的差異があることを，遺伝や行動のレベルと同様に心理学的なレベルででも提起する方が，より説得力があるだろう（Happé et al., 2006）。心理学的レベルで相互に関係していない複数の差異の併存は，脳の内部の生物学的実質の空間的近接，あるいは脳の機能や連結における単一だが広汎な差異で説明できるかもしれない。もしそうなら，自閉症の単一の心理学的な標識を探すことは徒労であるかもしれない。「三つ組」の説明は，自閉症の行動の表現型の異なる側面に，主として独自に作用する遺伝的な影響に裏づけられた異なる心理学的要因が影響することを支持している（Brunsdon & Happé, 2014）。

7. 自閉症の認知の成績に関する仮説への疑問

自閉症の心理学的な特徴を決定しようとするこれらの試みを解釈するための，まったく別の方法がある。最近の一つの研究は，自閉症を持つ子どもとそうでない子どもの誤信念課題の得点に対する観客効果，つまり他の人に見られていると成績が良くなる効果を調べた（Chevallier et al., 2014）。その研究は，定型発達の子どもと自閉症の子どもとの間で通常見られる「成績の差」が，観客がいないと，なくなることを明らかにした。その研究の著者らは，自閉症に特徴的と考えられてきた行動のいくつかは，課題それ自体に関する根本的な困難より，むしろ観客効果への敏感さの欠如のためかもしれないと結論づけている。

さらに，この解釈に対する間接的な証拠が，自閉症の子どもの研究や，定型発達の子どものグループ内効果とグループ外効果に関する研究から得られたデータのパターンの間の類似から得られている。例えば，複数の研究は自閉症の子どもがそうでない子どもと比べて，自発的な模倣を示すことが少なく，また忠実に模倣しないという証拠を提示している（Williams et al., 2004）。しかし，定型発達の子どもでも，二つの任意に分けられたグループ（「最小グループパラダイム」）に入れられると，同じ効果が観察される。すなわち，生後 14 カ月の幼い子どもは，自分が属していない方のグループに属する子どもの行動を模倣するのが少なかったのである（Buttelman et al., 2013）。われわれの自閉症研究に関する解釈を組み立てるためにこの結果を使うと，自閉症の行動の多くが，実験者とは離れている，あるいは実験者とは違っているといった感情の脈絡で理解できるのかもしれないことが，突然見えてくる。そしてもちろん，この領域の実験者が自閉症であるのはまれであるので，これは状況についての完璧に正確な，理にかなった判断である。

8. 現在の議論

◈ 要約

20 世期後半の自閉症の数々のモデルは，観察される全ての表面的な行動を説明できる，たった一つの中核の認知特徴を同定しようと懸命に努力した。これらのモデルは，一つのきちんとした理論で自閉症を説明しようとする自らの決意のある程度の犠牲であった。というのも，それらは診断を受けた人々の多様性に十分に取り組めなかったし，研究者がその重要性を認め始めたばかりの自閉症の特徴（例えば感覚過敏）を説明できなかったからである。これらの理論は，究極的には，あまりにもわずかしか説明できなかったのである。

さらに，この研究の多くは，今ではもはや受け入れられない自閉症観，自閉症を障碍として描き，自閉症の人々の強みや彼らが生み出す貢献を無視する自閉症観を採用していた。それにもかかわらず，これらのモデルは定型発達と自閉症の発達の魅力的な諸側面（われわれは他人の心を**どのように**理解しているのか）に注意を引きつけることで，この学術領域を前進させた。これらの仮定された説明では把握できない自閉症の特徴を同定することで，これらの研究者は，今や多くの研究や自閉症共同体の関心の的になっている多様性や複雑性を明らかにしたのである。

◈ 大きな疑問

ToMの次は何だろうか。この構成概念は，しばしば他の変数との結びつき，例えばToMと性別，ToMと雇用，ToMと生活の質（QOL）などの結びつきを探るために，いまだに研究で広く用いられている。自閉症の症状布置の中の広い範囲の経験を説明するために，この構成概念が限界を有していることを考えると，これは今でも有用なのだろうか。それともToMに焦点を当てることは，もはやこの学術領域の単なる慣習にすぎないのだろうか。

自閉症の人々のToM課題の成績は，グループ内効果とグループ外効果，あるいは観客効果によって大部分説明されるのだろうか。そして，われわれがこの枠組みを採用するならば，それは定型的な対人行動の理解にとって，どのような意味を持つのだろうか。メンタライジングやその結果が，われわれの社会で必ず正の影響を持つかどうかを問うことは理にかなっている。例えば，グループ内効果が意識的および無意識的偏見につながる可能性があり，義務として課せられているメンタライジングの機構が独創性にとって逆効果となる可能性もある。

自閉症の人々の中には，他人を洞察しすぎてしまうと報告する人もいる。非常に強く共感するだけでなく，誰かの行動の全ての細部を感知してしまうというのである。もしそうなら，われわれは自閉症の人々とそうでない人の対人スキルモデルを完全に誤解しているかもしれないのである。ひょっとすると自閉症でない人々は，相対的に人間の行動の拙劣な観察者であり，このことがわれわれに即座に流暢に反応する能力を与えているのかもしれない。なぜなら，われわれは決断するのに対人場面の要点を用いるだけだからだ。一方，自閉症の人々は，彼らの対人行動を導くために手軽な一般化をおこなったり，全体的な概略を用いるのを妨げる，全ての細部の濾過（ろか）されていない表象に悩まされているのだ。このテーマを第8章で再び取り上げる。

自閉症共同体の貢献――ハリエット・アクスビー：実習生を訓練する自閉症の教師

私は人々の考えや行動を理解しようとして苦労する一方で，「対人的に振る舞うことを学ぶ」ために，たくさんの自分の時間を費やしてきた。それはこの章で述べられたように言語を学ぶのにとても似ていた。したがって，新しく英語を学ぶ者が，前置詞や受動態の知識を母語を話す人よりも多く持っているかもしれないように，私はこの能動的な学習過程のおかげで，他の人が見過ごしている相互交流の複雑さにしばしば気づく。しかし私はいつも完全に統合するのを妨げる「訛り」を持っており，この学習の絶え間ない練習と反復は実に欲求不満と疲労をもたらす。

第一次欠損モデルは，特に学校において害をなすものだった。

というのも，このモデルは自閉症の人を「正常に」することを目的とした介入を容易にしたからである。私は初期の欠損モデルについて読んだ際，怒りを感じた。これらが人々の心の中に刷り込みをおこなったからである。何かが「欠けている」という考えは，後から何かを付け加えたり修理したりできることを推測させる。そして神経多様性モデルがこれらの先入観を修正するよう作用しているけれども，第一次欠損モデルは応用行動分析（ABA）などのような多くの不適切な介入を生み出した。人々が彼らの子どもにこれらの治療を受けさせている，あるいはグルテン除去やカゼイン除去のような食事療法をおこなっていると私に話すとき，彼らはその子ども，そして私が，われわれのあるがままでは十分ではないと言っているように私には聞こえる。われわれは治療され，修理され，調整され，人間としてもっと受け入れてもらえるように，根本的に変化させられる必要があると聞こえるのである。

自閉症の人々が全ての状況に「過剰反応」したり，それらを「誤って解釈」したりするという，第一次欠損仮説は，重大な問題を招きかねないと言わねばならない。私が学校に通っていたとき，私はある教師に対して非常に重大な児童保護に関する問題を提起した。私はのちに私が自閉症だから私が聞いた情報に対して過剰反応したのであり，このためその提起はその後適切に処理されなかったと言われた。今となっては，私が休憩室で耳にした「冷やかし」の背後に何かがあったのかどうか私にはわからない。しかし私は，私の直観が私の診断のせいで疑問視されたことはわかっている。

定型発達の ToM が，それをすでに習得した自閉症の人々によって教えられるとする考えを私は歓迎する。9 歳の私を坐席に着かせ，私に「君はどこも悪くない。君はただ他の人と違うだけだ」と言ってくれる人から，私はもっと多くのことを得られただろうにと，私は思う。これがあなたが直面しようとしている問題だが，状況はきっともっと良くなるだろう。

推薦図書

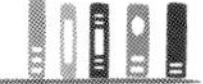

Baron-Cohen, S. (2000). Theory of mind and autism : A fifteen year review. *Understanding Other Minds : Perspectives from Developmental Cognitive Neuroscience*, 2, 3–20.

Beardon, L. (2008). Is Autism really a disorder part two — theory of mind? Rethink how we think. *Journal of Inclusive Practice in Further and Higher Education*, 1, 19–21.

Johnson, M.H. (2012). Executive function and developmental disorders : The flip side of the coin. *Trends in Cognitive Sciences*, 16 (9), 454–457.

Leslie, A. M. (1987). Pretense and representation : The origins of “theory of mind”. *Psychological Review*, 94 (4), 412–426.

Scott, R. M., & Baillargeon, R. (2017). Early false-belief understanding. *Trends in Cognitive Sciences*, 21 (4), 237–249.

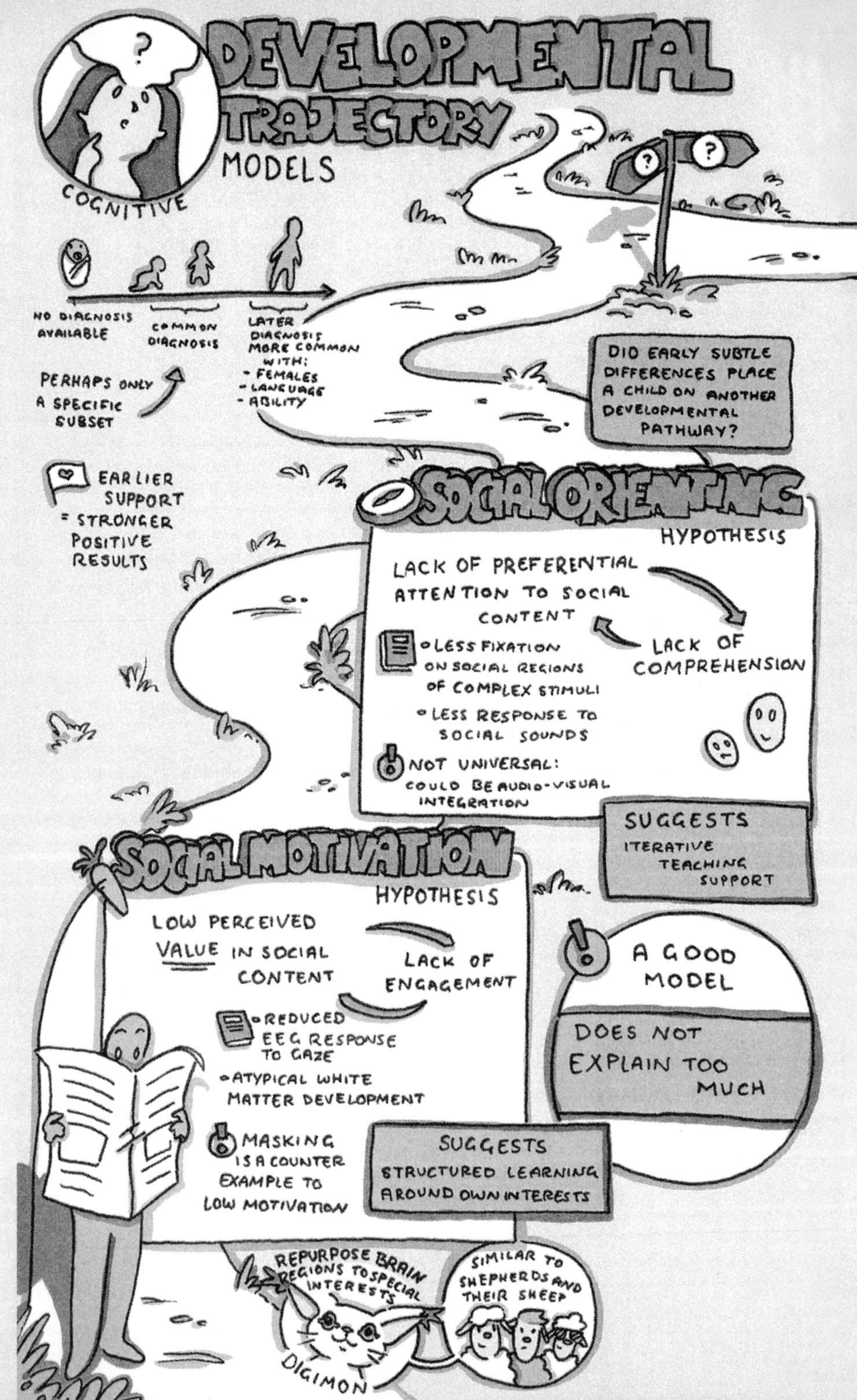
DEVELOPMENTAL TRAJECTORY MODELS
COGNITIVE
NO DIAGNOSIS AVAILABLE
COMMON DIAGNOSIS
LATER DIAGNOSIS MORE COMMON WITH:
- FEMALES
- LANGUAGE
- ABILITY
PERHAPS ONLY A SPECIFIC SUBSET
EARLIER SUPPORT = STRONGER POSITIVE RESULTS
DID EARLY SUBTLE DIFFERENCES PLACE A CHILD ON ANOTHER DEVELOPMENTAL PATHWAY?
SOCIAL ORIENTING HYPOTHESIS
LACK OF PREFERENTIAL ATTENTION TO SOCIAL CONTENT
LACK OF COMPREHENSION
LESS FIXATION ON SOCIAL REGIONS OF COMPLEX STIMULI
LESS RESPONSE TO SOCIAL SOUNDS
NOT UNIVERSAL: COULD BE AUDIO-VISUAL INTEGRATION
SUGGESTS ITERATIVE TEACHING SUPPORT
SOCIAL MOTIVATION HYPOTHESIS
LOW PERCEIVED VALUE IN SOCIAL CONTENT
LACK OF ENGAGEMENT
REDUCED EEG RESPONSE TO GAZE
ATYPICAL WHITE MATTER DEVELOPMENT
MASKING IS A COUNTER EXAMPLE TO LOW MOTIVATION
SUGGESTS STRUCTURED LEARNING AROUND OWN INTERESTS
A GOOD MODEL
DOES NOT EXPLAIN TOO MUCH
REPURPOSE BRAIN REGIONS TO SPECIAL INTERESTS
DIGIMON
SIMILAR TO SHEPHERDS AND THEIR SHEEP

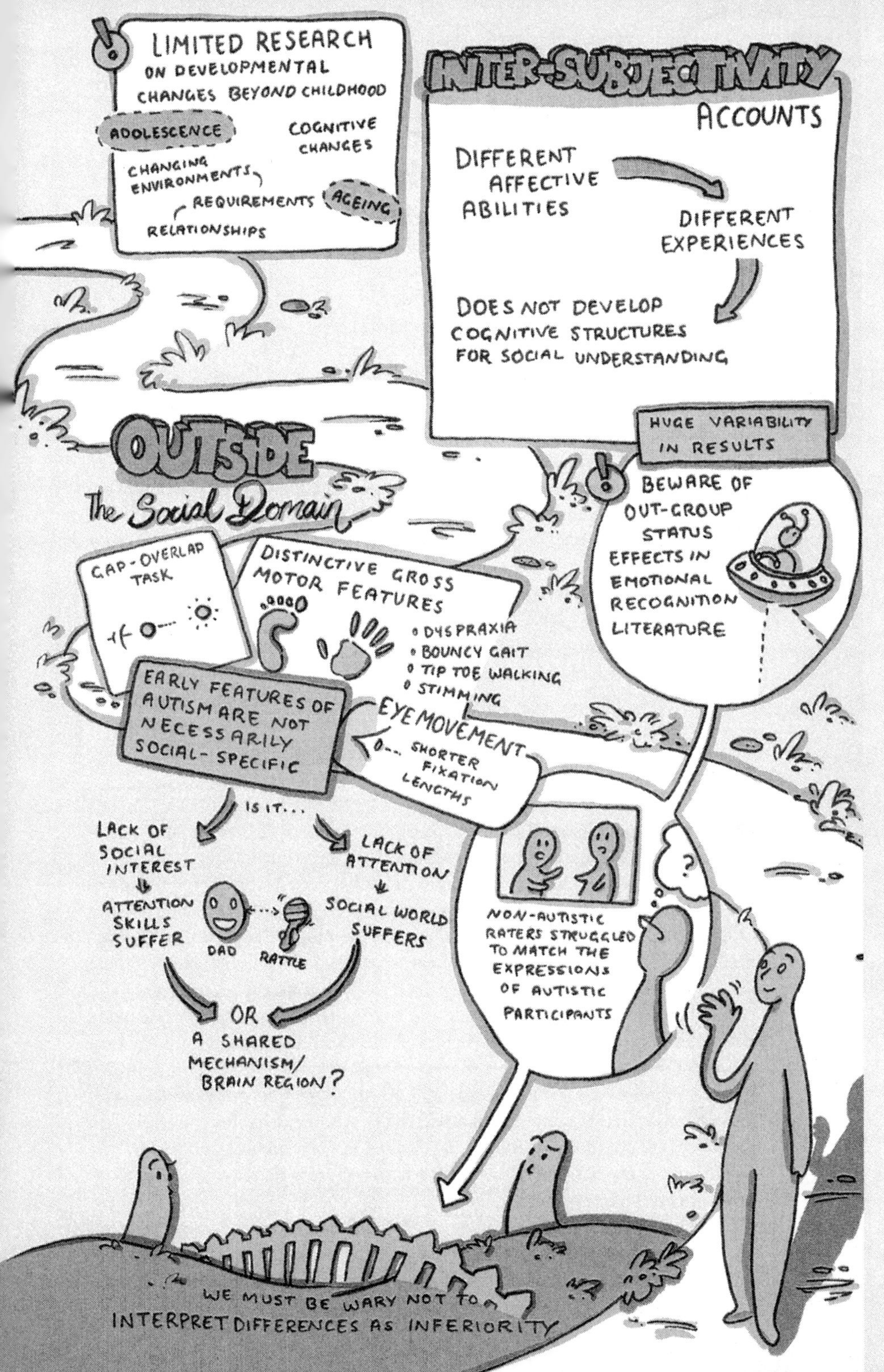

LIMITED RESEARCH ON DEVELOPMENTAL CHANGES BEYOND CHILDHOOD
ADOLESCENCE
COGNITIVE CHANGES
CHANGING ENVIRONMENTS
REQUIREMENTS
AGEING
RELATIONSHIPS
INTER-SUBJECTIVITY
ACCOUNTS
DIFFERENT AFFECTIVE ABILITIES
DIFFERENT EXPERIENCES
DOES NOT DEVELOP COGNITIVE STRUCTURES FOR SOCIAL UNDERSTANDING
HUGE VARIABILITY IN RESULTS
BEWARE OF OUT-GROUP STATUS EFFECTS IN EMOTIONAL RECOGNITION LITERATURE
OUTSIDE
The Social Domain
GAP-OVERLAP TASK
DISTINCTIVE GROSS MOTOR FEATURES
DYSPRAXIA
BOUNCY GAIT
TIP TOE WALKING
STIMMING
EARLY FEATURES OF AUTISM ARE NOT NECESSARILY SOCIAL-SPECIFIC
EYE MOVEMENT
SHORTER FIXATION LENGTHS
IS IT...
LACK OF SOCIAL INTEREST
ATTENTION SKILLS SUFFER
DAD
RATTLE
LACK OF ATTENTION
SOCIAL WORLD SUFFERS
OR
A SHARED MECHANISM/ BRAIN REGION?
?
NON-AUTISTIC RATERS STRUGGLED TO MATCH THE EXPRESSIONS OF AUTISTIC PARTICIPANTS
WE MUST BE WARY NOT TO INTERPRET DIFFERENCES AS INFERIORITY

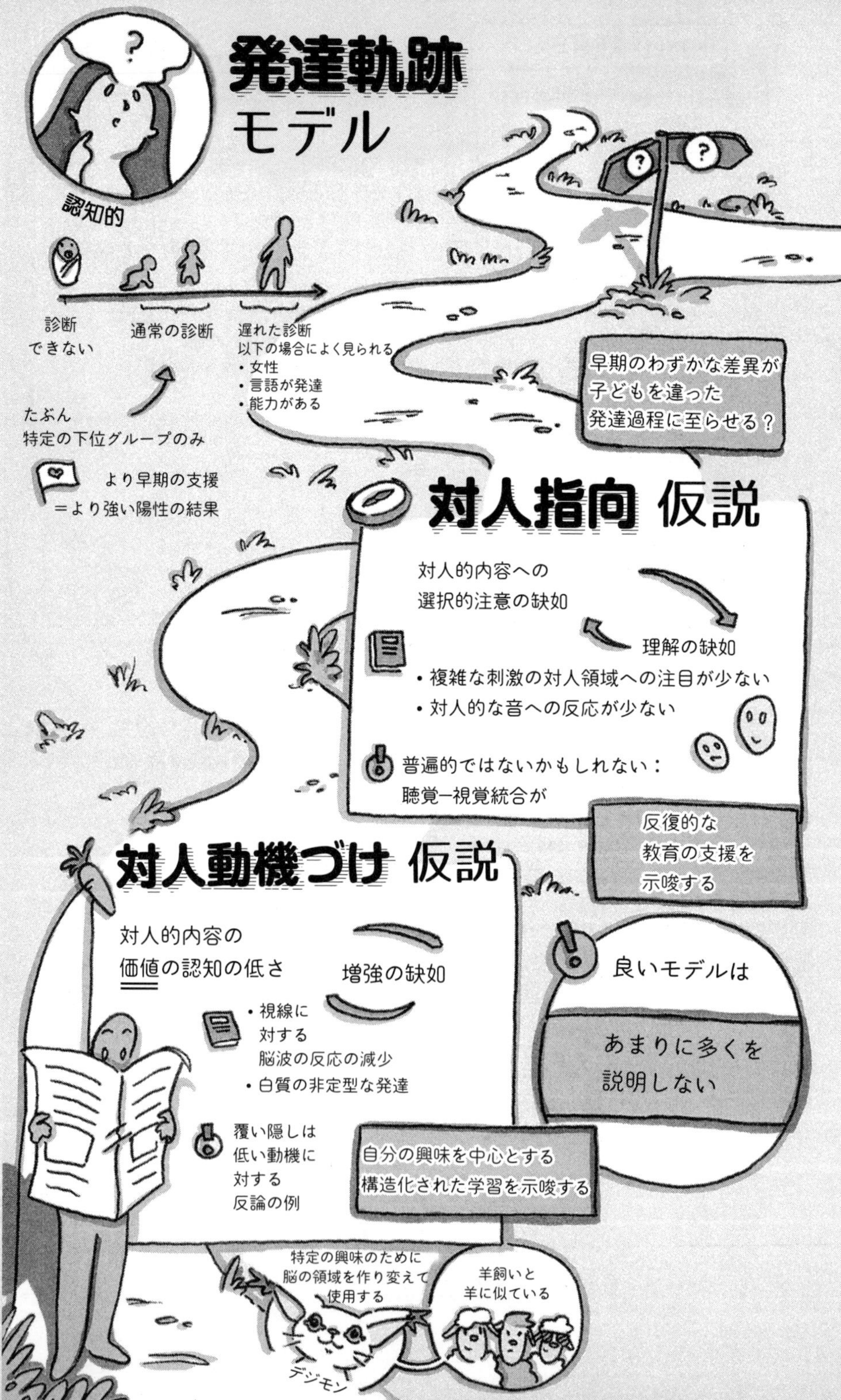
発達軌跡
モデル
認知的
診断
できない
通常の診断
遅れた診断
以下の場合によく見られる
・女性
・言語が発達
・能力がある
たぶん
特定の下位グループのみ
より早期の支援
＝より強い陽性の結果
早期のわずかな差異が
子どもを違った
発達過程に至らせる？
対人指向 仮説
対人的内容への
選択的注意の欠如
理解の欠如
・複雑な刺激の対人領域への注目が少ない
・対人的な音への反応が少ない
普遍的ではないかもしれない：
聴覚ー視覚統合が
反復的な
教育の支援を
示唆する
対人動機づけ 仮説
対人的内容の
価値の認知の低さ
増強の欠如
・視線に
対する
脳波の反応の減少
・白質の非定型な発達
覆い隠しは
低い動機に
対する
反論の例
自分の興味を中心とする
構造化された学習を示唆する
良いモデルは
あまりに多くを
説明しない
特定の興味のために
脳の領域を作り変えて
使用する
羊飼いと
羊に似ている
デジモン

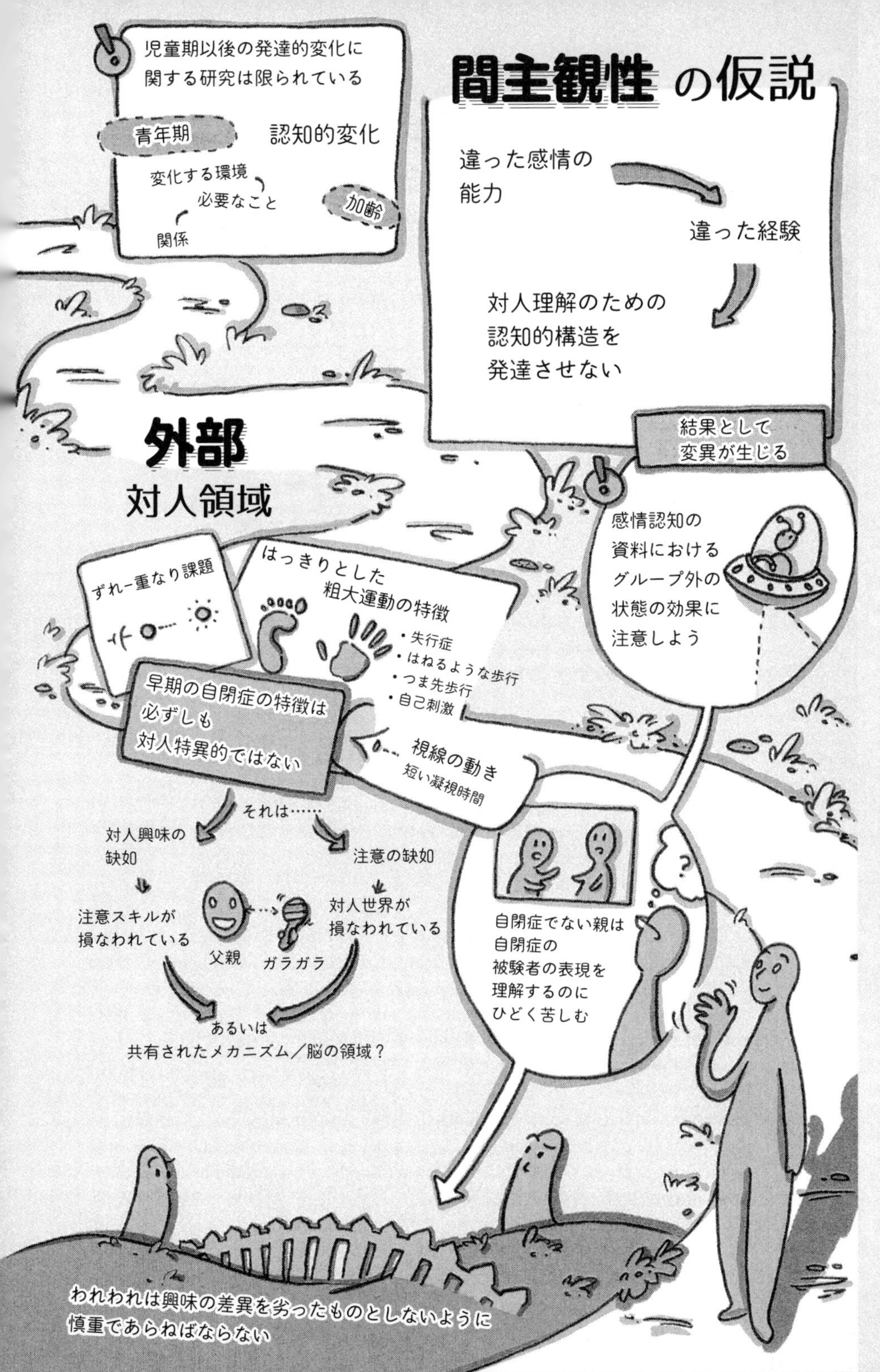
児童期以後の発達的変化に
関する研究は限られている
青年期
認知的変化
変化する環境
必要なこと
関係
加齢
間主観性の仮説
違った感情の
能力
違った経験
対人理解のための
認知的構造を
発達させない
結果として
変異が生じる
外部
対人領域
感情認知の
資料における
グループ外の
状態の効果に
注意しよう
ずれ–重なり課題
はっきりとした
粗大運動の特徴
・失行症
・はねるような歩行
・つま先歩行
・自己刺激
早期の自閉症の特徴は
必ずしも
対人特異的ではない
視線の動き
短い凝視時間
それは……
対人興味の
欠如
注意の欠如
注意スキルが
損なわれている
対人世界が
損なわれている
父親
ガラガラ
あるいは
共有されたメカニズム／脳の領域？
自閉症でない親は
自閉症の
被験者の表現を
理解するのに
ひどく苦しむ
われわれは興味の差異を劣ったものとしないように
慎重であらねばならない

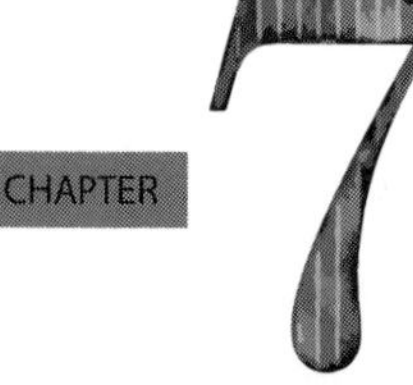

CHAPTER 7

認知レベルで見た自閉症
―発達軌跡モデル―

これまで見てきたように，心の理論（theory of mind: ToM）は元々，かなりモジュール的な方式で概念化された。すなわち，ある特定の発達の時期に現れるスキル（結局は誤信念課題を通過する能力により標識される）として，そして有るか無いかのいずれかのスキルと考えられた。しかし，対人認知発達について最新の説明では，誤信念課題の達成は，もっと複雑な発達の軌跡の中で位置づけられるようになった。ことばを用いない信念の把握や欲求の推定のような ToM の早期の例と，共同注意や感情認知のような関連のある行動の両方が，この軌跡に組み入れられている。

自閉症の発達理論は，一つの単純なテスト（誤信念課題の理解）により標識される単一の缺損（けっそん）（ToM のスイッチを入れることの失敗）に焦点を当てるよりもむしろ，子どもの周囲の環境との関係の発達早期の微妙な違いが，子どもを普通とは異なる発達の経路を辿らせ，そのことが自閉症の診断的特徴を形成するパターンにつながる，と仮定する（Happé, 2015）。

1. 自閉症の早期の徴候

第３章で述べたように，自閉症の診断は早期児童期に可能である。ヨーロッパの大規模調査で報告された診断の平均月齢は生後 42 カ月だった（Salomone et al., 2016）。もっとも，ヨーロッパ各国で比較すると，そのばらつきの幅は 34 カ月から 50 カ月であった。さらに，この対象群の年齢は 7 歳までに限られていた。多くの自閉症の人々はもっと遅れて，時に成人期になって診断される。診断は３歳未満でも可能である場合があるが，その診断が果たしてどの程度信頼に足るのかに関して疑問符がつく。サロモンらは，女子で言語が良好であれば遅れて診断されることを示した。このことは，非常に早期に診断された子どもは，自閉症の症状布置の部分集合を表しているにすぎないことを示唆している。これには，専門家による診断サービスの利用への社会経済的および民族的要素の影響が混じっているかもしれない（Daniels & Mandell, 2014）。また発達のごく早期に診断がなされた場合，その診断がずっと不変のままとは限らない可能性がある（Bieleninik et al., 2017）。本書執筆時点で，生まれて1年以内に自閉症を診断するための信頼できる方法はない。

このことは，これまで見てきたように，何歳においてであれ，診断は複数の脈絡で，理想的には多職種のチームによる行動パターンの観察に基づいて，おこなわれるためである。自閉症に対して高い陽性的中率を持つ単一の生物学的あるいは行動上の標識は存在しない。その代わり，早期の識別を促進するためには，一連の早期児童期の親の報告による識別方式（例えば，乳幼児期の自閉症チェックリスト，自閉症およびコミュニケーション障碍の早期識別法，乳幼児のための自閉症の親の識別法）や，直接の観察方式（例えば，乳幼児のための自閉症観察尺度，自閉症診断観察法－幼児編）が存在する。これらの道具は指差しの方向を目で追ったり，呼名に反応するなどの行動の目録であるいわゆる「レッドフラッグ（警告旗）」に依拠している。それらの行動は一般集団と比較して，のちに自閉症の診断を受ける子どもでは減少する（あるいは，例えば物を回すなどの行動は，増加する）。

この章で概観する自閉症の論理的な説明は，これらの早期の定型発達過程からのわずかな逸脱が大きな下流効果を持つと解釈する。その逸脱が結果として自閉症と認められるようになるのである。図7.1に示すワディントンのエピジェネティック地形は，この過程に関する有用な視覚的隠喩である。この地形は当初生涯にわたる遺伝子の活動を理解するための方法として提出されたが，早期のかすかな違いが，時を経て自閉症で認められるような，外界に対して根本的に違う接近法をどのようにして生じさせるの

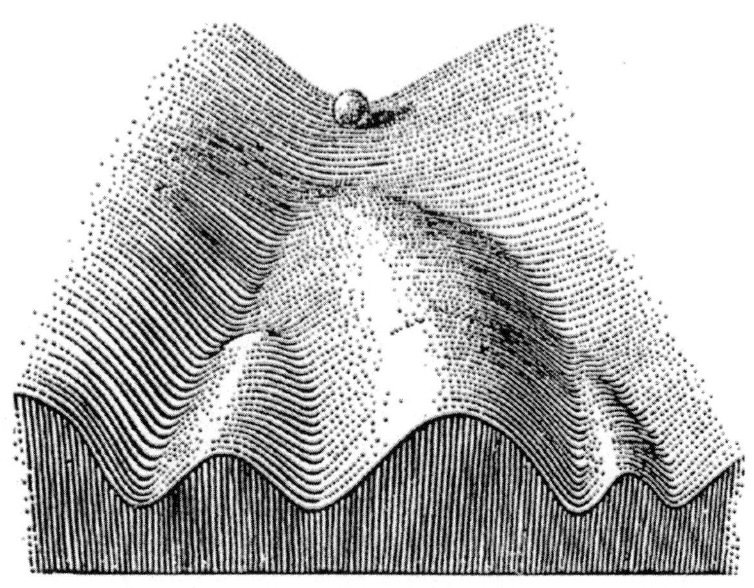

図7.1　ワディントンのエピジェネティック地形

かを概念化するためにも，用いることができる。この図では，玉が子どもとその子どもの発達を表しており，その発達はゆるやかな下り坂で転がりを見せる。その玉の出発地点，方向，玉の速さ，あるいは道にある些細な隆起の小さな差異が，時間とともに分かれる道を辿る玉を，根本的に違った状態にしてしまうことになる。それぞれの経路を分岐させる丘は，もし後になってある道から他の道に移動しようと試みる際に，必要となる著しい労力を表している。

2. 自閉症の早期徴候の研究

生まれて1年以内あるいは出生前であっても，自閉症がどのように表れるかは大きな関心の的である。何人かの研究者にとって，この方向の努力は，自閉症の可能かもしれない「治癒」の発見や出生前の識別法の導入を目的としている。しかし，それは非常に物議を醸し，倫理的に議論すべき企図である（もっと多くの情報については，この章の「現在の議論」の節を見よ）。大多数はこの考えを支持しないが，しかし，依然として早期の自閉症の発達には関心が寄せられている。そしてこれにはもっともな理由が多く存在する。親は診断を求めて，長期間，複雑で時に混乱させられる過程に関してしばしば困惑を報告する。最近の国際的な調査で，スーらは親が初めて懸念を感じる年齢と診断される平均年齢との間に，大きなずれがあることを明らかにした（Fletcher-Watson et al., 2017）。いくつかの事例で，自分の子どものニーズを臨床サービス機関に認識してもらうために，親は悪戦苦闘するかもしれない。特にその子どもが認知的に能力があり，障碍を覆い隠すスキルを有している場合はそうである。同様に，人生の後の方で診断を受ける自閉症の人々は，自らの自閉症を同定するのに要した時間をしばしば悔やむ。自閉症の女性や女児の経験に関する近年の質研究によると，面接を受けたほぼ全ての人がもっと早く知りたかった，と述べた（Sedgewick, 私信）。しっかりとした生物学的な早期診断標識は，人生の早期に迅速で信頼に足る診断を可能にするだろう。そしてそれは自閉症の人々とその家族，そしてサービス提供を計画する領域にある団体にとっても，有益である可能性がある。早期診断標識は結果に影響すると推定されている環境因子を適切に研究することを可能にし，自閉症の原因としてテレビの視聴時間やラジオの電波の役割を想定する報道機関の，世間を騒がせる報道に，けりをつけるのに役立つだろう。

どのようにさまざまな発達領域が相互作用するかをもっと理解するために，具体的な診断標識を求める研究には，もっと純粋に科学的な理由もある。例えば，われわれは次にもっと詳細に検討するつもりであるが，対人認知スキルがどのように「領域－全般的」（つまり対人面に特定されない）能力と関係するかについて現在議論が進行中である。ある刺激の対人的内容に対する注意の差異は全般的な注意過程に関連しているのか。われわれの現実世界での対人相互交流は，まったく操作的注意システムに依拠しているのか，あるいは逆に，対人相互交流が注意システムの発達のための訓練となる環境を提供するのか。同様に，前の章でわれわれは自閉症の一部の人々にとって，実行機能がどのように代償機能として活動するのかという問題を提起した。自閉症に関して，診断指標は，自閉症の多様性を理解し始めるための基礎を提供するかもしれない。その結果，われわれが行動による診断のみに基づいている限り，第３章で事実上不可能であると強調された，自閉症を意味のある下位グループに区分する問題を解決するかもしれない。

長い間，最早期の自閉症の徴候を同定するために採用された主な方法は，後方視的な親の報告やビデオの解析だった。これらの研究では，研究者は親に子どもの徴候の見られた最も早期の月齢や年齢を尋ね，またのちに自閉症の診断を受けた子どものホームビデオの映像を集めた。例えば，子どもの１歳の誕生日会のビデオを集中的に集め，それを標本として標準化する試みがなされた。この方法は完璧ではなかったが，対照群や客観性が欠けているにもかかわらず，後方視的な分析は自閉症の早期の徴候について，生後12カ月付近での微笑みや呼名に対する振り向きの減少を含む，いくつかの重要な発見を生み出した（Palomo et al., 2006）。他の研究は臨床記録に焦点を当て，のちに自閉症の診断を受けた子どもの乳幼児期の発達定期健診での懸念，特に対人領域での懸念が，高い水準で報告されていることを見出した（Johnson et al., 1992）。

最近では，焦点は前向き研究に移った。それによって実験的手法の使用と，全ての被験者の同一基準での分類が可能となった。前向き研究の最も定評のある手法は，すでに自閉症の子どもを持ち，そして新たに子どもが生まれる親を募ることである。これらの年下の同胞は，自閉症の診断を受ける可能性が約20％ある。そしてこれは研究者が例えば100組の家族を募集できたら，20例の自閉症の子どもから早期の年齢でのデータを確実に集められることを意味する。一般人口で1％と推定されている出現率を考えると，もし一般人口を対象に募集をおこなうと，同じ数の対象群を得るのには，2000組の家族を募る必要がある。これらの自閉症同胞研究の最初の研究は，2005年にデータを公表し始めた。ロニー・ツバイゲンバウムらが，その時点で24カ月追跡調査をおこなった65人の年下の同胞について報告したのである（Zwaigenbaum et al., 2005）。もっと最近では，この学術領域は，自閉症の母を持つ子どもと未熟児として生まれた子どもなどを含む，他の自閉症となる可能性の高い集団に関する研究により，強化され始めている。これらの研究から得られる特定の知見については，のちほど一連の理論的モデルを考察するときに述べるが，しかし最近の結果についての論評では，多くの群間の差異が見出される一方で，どのような検出法も標識の資格の候補となる前に，もっと再現試験が必要であると示唆されている（Jones et al., 2014）。

同胞研究や他の自閉症である可能性の高い乳児集団の研究が，過去におこなわれた後方視的な研究に意義深い方法論的改善をもたらしたことは明らかであるが，これらの文献は依然として限界を有している。重大な論点の一つは，得られた知見が一般化可能かどうかである。同胞の幼児の集団から得られた知見が，自閉症を持った経験のない家族や，あるいは遺伝的に自閉症の素因のない家族に生まれた自閉症の子どもに，どの程度一般化できるのかは確かでない。結果の特異性もまた問題である。今日に至るまで，発表されたいずれの同胞研究も，知的障碍の子どもや（例えば）難読症や ADHD の遺伝的負因を持つ子どものような適切な対照群を設けていない（もっとも，この後者の群は，現在募集して研究しているところだが）。あるコホートの一群は，自閉症ではない神経多様性の経路を辿るかもしれず，典型的ではない転帰の間でのいくつかの比較が可能となるであろうが，のちに自閉症の診断に至る知見の特異性を決定するためには，より多くの母数が必要である。本書執筆時点では，長期にわたる幼児のコホート研究は依然として極めてまれで，この問題は早く論文を公表したいという動機と入り交じることになる。多くの論文は，診断的転帰に関する長期の縦断的データを待つことなく，蓋然性の高い群と低い群の単純な横断的比較を報告するだけである。たとえ診断的転帰のデータが入手できる場合でも，それらは評価時期の妥当と思われる最も早い時期（たいてい生後 36 カ月だが，時に 18 カ月という年少のこともある）に，集められるのが通例であるだろう。これにより，これらの子どもが，早期診断が可能となる自閉症的特徴の特定の組み合わせからなる症状布置の下位集合を実際に示すにすぎない可能性が生じるだろう。われわれは，多くの自閉症の子どもがもっと遅くまで症状の特徴を示さないことを知っている。そしていまだに幼児期の同胞研究で遅くに診断される被験者のデータを，われわれはほとんど持っていない。このことは自閉症の症状布置の中にある変異性と関係しているのかもしれない。

しっかりした早期の標識が同定される前に，この学術領域はいくつかの厳しい統計学的要件を満たす必要がある。よく知られているとおり，いかなる早期の標識も信頼区間を許容範囲に収めるために，十分に大きな対象群を研究対象にし，適切な感度や特異度を示さなければならない。しかし，あるテストは，実施するのに信頼性があり，また簡明であることが重要であり，いかなる標識の的中率も一般人口におけるその状態の事前確率に応じて調整されている事実があることは，それほど広く知られていない。偽陽性の割合は低いかもしれないが，しかし，特定の状態に当てはまらない人の数が多いとすれば，（自閉症の場合であれば最近の最も高い出現率の評価によると，その数は 100 中 99 であるとすれば），たとえ偽陽性率が低くても，多くの人々が誤って陽性とされてしまう結果になりうる。この複雑な統計学的概念は，ネット上の Spectrum blog（“Further Reading”〔参考文献〕）[訳注 1)] に非常によくまとめられており，役立つモデルがそこに提示されている。また図 7.2 にも示す。

3. 対人指向仮説

いまだにしっかりした信頼に足る自閉症の早期標識は，認知的にも，生物学的にもないことを，われわれは見てきた。しかし，そのような標識がどこで見出されるかを予測するたくさんの理論的な仮説がある。それらの最初のものは，対人指向仮説である。これは，自閉症の最も早期の徴候は

訳注 1）翻訳執筆時点では，ウェブサイト参照先が不明。

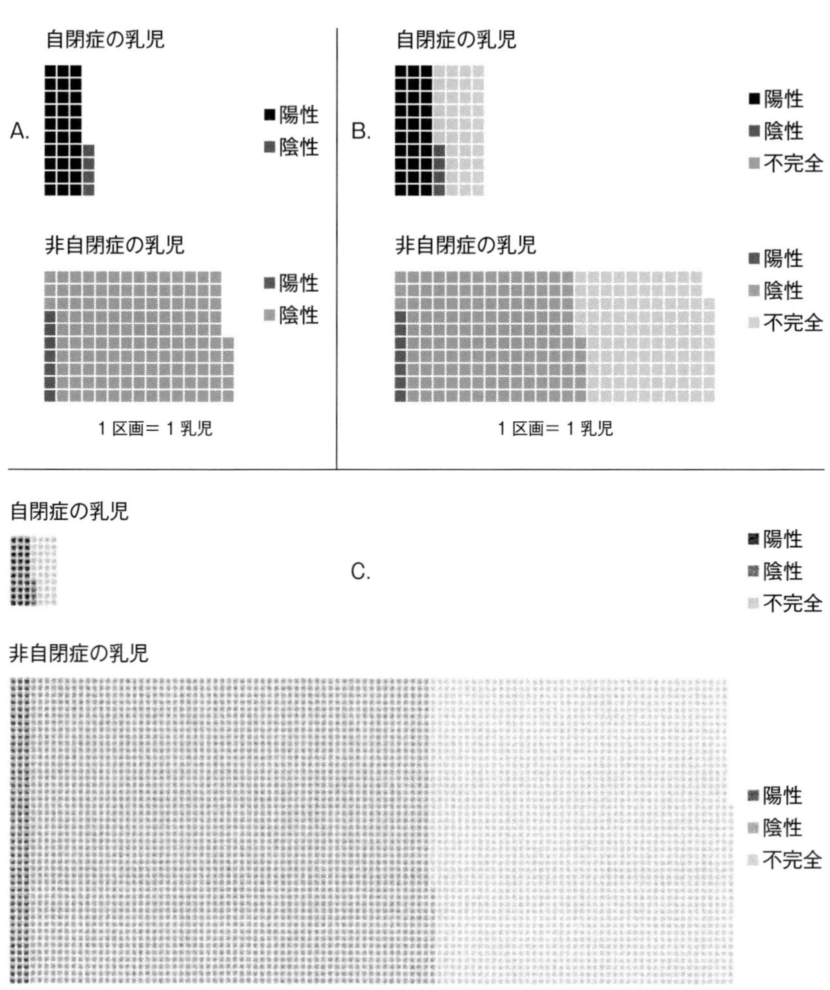

図7.2　自閉症の生物学的標識を固定する際の統計的問題

図版Aは早期脳発達の標識を用いて自閉症の同定を試みた一つの結果を示している（Hazlett et al., 2017）。ここではデータはかなり良いレベルの正確さを示しているように見える。図版Bは，われわれが，不完全なスキャンの数を考慮に入れるとデータがどのように違って見えるかを示している。これによって，われわれが標識の実際に有する力に信頼を置けなくなることを示している。図版Cは人口を基にした比率のデータを挿入した結果を示している。これによると，実際に適用すると，この検査は受容できないほど多くの偽陽性を生じさせることを示している。自閉症でない乳児が自閉症と診断される。John Brockの許可を得て作成。

世界の対人的内容に対する（全ての感覚器官にわたって見られる）選択的注意の缺如（けつじょ）であるにちがいないと予測する。この説は自閉症では顔や声を単純に指向することに始まる対人的内容に優先的に注目する基本的な機構が，障碍されていると想定する。子どもは対人的内容に注目することが少なく，対人的な行動を学び言語を発達させる機会を失う。対人世界の理解の缺如は，注意を向ける対象の違いを強化する。その後すぐに子どもは，より理解しやすく，それゆえに楽しい対人的でない活動に注意を払い，時間を費やすことを選ぶ。この発達の経路は自閉症に特徴的な対人相互交流やコミュニケーションの差異を生じさせる。

この仮説はそもそも二つの異なる起源を持つデータに基づいていた。ドーソンらは，年少の自閉症の子どもは定型および知的障碍の子どもと比べて対人的な音，すなわち自分の名前が呼ばれる声や注意を引くために手を叩く音に注目することが少ないと報告した（Dawson et al., 1998）。視覚領域では，クリンは自閉症の成人の小規模集団を視線追跡法を用いて調べ，自閉症が視線のパターンの差異と関連していることを示した（Klin et al., 2002）。特に自閉症の群では，（映画から抽出された）複合的な刺激の対人的部位（例えば，顔，目）への注視が少なかった。

乳児期のデータについてはどうだろうか。乳児（ひよこなど人間以外の幼児も含めて！）は，生後すぐから顔あるいは，顔に似た刺激に選好を示すことは議論の余地がない。実際，近年のデータは，これが出生前ですら存在するらしいことを明らかにしている。子宮の中にいる胎児は，母親の体に投射された顔に似た光の刺激パターンに体を向けるらしい（Reid et al., 2017）。もっとも，この予備的知見を確認するためには，再実験が必要である。自閉症にもどると，クリンらは成人の知見を幼児で再実験し，定型発達や知的障碍の対照群と比較して，顔への注意が少ないことを示した（Chawarska et al., 2010 ; Jones et al., 2008）。定型発達の双子の研究では，そのような視線のパターンは遺伝的な影響下にあることが示された（Constantino et al., 2017）。

ここまでは順調なのだが，やっかいなこともある。自閉症の症状布置を持つ成人や子どもの中には，対人的注意や指向が正常な事例があると示唆する数多くの知見があり，それらが対人指向仮説に疑念を投げかけている（概説としては Guillon et al., 2014 を見よ）。それどころか，イギリス乳児期同胞研究によると，並べられた静止画に対する対人的内容と非対人的内容に対する視線のパターンには，のちに自閉症と診断される対象群と関連した差異は見出されなかった（Elsabbagh et al., 2013）。論文中の明らかな矛盾点を精査するには，たくさんの方法がある。スーらは写実的で，しかし静止的な対人的刺激に対する眼球運動の**時機**の微妙な差異を見出した（Fletcher-Watson et al., 2009）。他の研究は，自閉症の幼児の視線選好性が対人的内容よりもむしろ聴覚と視覚の同期する事象で検出されると示唆した（Klin et al., 2009）。もっとも，この知見にも異議が唱えられている（Falck-Ytter et al., 2017）。これらの文献の多くに見られる一つの問題点は，刺激の複雑さが十分に捉えられていなかったり，統制されていなかったりすることである。もっと生態学的に妥当な刺激が用いられると，最も大きな群間差が生じるとする証拠がある（Frazier et al., 2017）。しかし，このことは視線のパターンの違いの究極の原因が，対人的領域に特異的に存在するのか，それとも情報処理過程の困難さにあるのかという問題を提起する。カメラの角度を変えて撮影した場面を編集したものをビデオの刺激として使用すると，このことがそのデータを解釈するときに特に問題となるだろう。なぜなら，目の筋肉の動きあるいは情報処理過程の遅延が，トップダウン式の注意の選好性における差異と誤って解釈される可能性があるからだ（Ames & Fletcher-Watson, 2010）。

これらのどうとでもとれる知見に決着をつける試みの一つは，注意の差異を横断的ではなく発達的に探究することである。すなわち特定の行動パターンとその効果を時系列に沿って並べるのである。最近の注目すべき研究は，乳児同胞群の視線パターンを，視線追跡法を用いて生後 6 カ月以上の間，繰り返し実験し図表を作成した（Jones & Klin, 2013）。著者たちは，のちに自閉症の診断を受けた子どもとそうでない子どもの間で，経時的な視線パターンの**軌跡**に有意な差があると報告した。しかし，それぞれのデータが集められた時点をそれぞれ独立に取り上げると，凝視する時間の群間差は見られなかった。さらに，最も早期の時点で，のちに自閉症の診断を受けた乳児は，実際には対人的内容に対する凝視時間が多いことを示した。もっとも，このパターンに有意な差はなかった。この知見と，領域全般的な注意の差異が自閉症の転帰を予測するという証拠を合わせることで，マーク・ジョンソンは，今や自閉症の対人指向仮説を棄却する時であると論じた（Johnson, 2014）。

4. 対人動機づけ仮説

自閉症を生じさせる発達的段階に関する，微妙に異なるもう一つの仮説は，注意の偏りではなくその報酬価に重きを置く。この理論は対人指向仮説と非常によく似た構造をとる。ここでも，幼児にとって対人的情報は報酬を得られるものであるとする，生まれながらの機構が提起される。この筋書きでの自閉症の最も早期の徴候は，対人的情報が報酬を与えるものであることを見出すこの性向の低下あるいは缺如であるとされる。この早期の小さな変異が，時間が経つにつれて，対人世界との関わりの減少をもたらし，そして，標準的な相互交流スキルを学習する機会をなくさせてしまう。そして，究極的には自閉症の対人的およびコミュニケーションの特徴が生じることになる。対人指向仮説の場合と同様に，早期の偏りは対人的理解度の低下をもたらす自己充足的な対人的関わりの缺如であるかもしれず，それがすでに限定されている対人的情報や対人接触の報酬価をさらに低下させるであろう。

この仮説は，成人から得られた対人的刺激に対する神経の反応における根本的な差異を示しているデータに大きく依拠し続けている。この理論が強調する一つの論点は，通常対人的スキルの発達にもっぱら使用される脳の部位が，自閉症では別の目的のために利用されるようになるとすることである。典型的には，人間の顔の認識のための脳の領域が，デジモン[訳注 2)]のキャラクターを認識するために神経学的に特化していることを示す自閉症の若年男性の印象的な事例報告がなされている（Grelotti et al., 2005）。しかし，羊飼いは同じ脳の領域を使って自分たちの羊を識別することを学ぶが，このことが人間への関心の低下を示すと誰も言わない！ また幼児によるいくつかの限られたデータがある。例えば，のちに自閉症の診断を受ける乳幼児は，じっと見つめられると，脳波の反応が減弱するし（Elsabbagh et al., 2012），同じ集団で脳の白質が非定型的に発達することを示すデータがある（Wolff et al., 2012）。しかし，これらのデータは報酬の基礎にある脳の領域の特異的な破綻を示していないので，特に対人動機づけ仮説を呼び起こさない。すなわち，対人的刺激や金銭や食べ物などのような一連の刺激によって活性化されうる，一般的な報酬系とは区別される何かを意味する「対人報酬システム」が，存在するかどうかも，決して明らかではない（Lin et al., 2011）。つまり，最近のデータは，（学習の速さが指標となる）報酬価が，定型発達の成人や子どもにとって，その刺激が対人的か非対人的かによって，さらにまた魅力のあるものかどうかによって，変化することを示しており，自閉症でのこれらの再実験は興味深いであろう（Vernetti et al., 2018）。

この理論のためには，明らかに適切な集団で，もっと多くの直接的な実験が必要である。しかし，たとえもっと多くのデータがあったとしても，対人動機づけ仮説を対人指向仮説から区別するのは難題であるだろう。対人的注意と対人的報酬の差異は，乳幼児期の間に相互に作用している可能性が高い。しかし，われわれがもし自閉症の子どもを支援する最良の方法を理解したいと望むのであれば，これらの区別は重要である。話すことができない子どもを例に挙げると，その子どものコミュニケーションスキルを発達させるための支援の最良の方法は何だろうか。対人指向仮説は反復的教授が適切と示唆する。その子どもは，発達の臨界期に注意の焦点が異なっているために，自然の学習機会を数多く逸してしまっている。しかし，明示的な教授が，その子どものコミュニケーションの範囲を広げるこ

訳注 2）日本のテレビアニメ。

とを可能にし，その結果，将来もっと自立できるかもしれない。これとは対照的に，対人動機づけ仮説は，子どもの話しことばの欠如が，他者と関わる動機の欠如の反映であると示唆する。この脈絡では，繰り返しスキルを教えることは，限られた価値しか持たない。特に，成功に，笑みや賞讃，ハイファイブ[訳注3)]のような対人的フィードバックを伴う報酬が与えられる枠組みではそうである。その代わりに，われわれは音声表出コミュニケーション補助器のような，コミュニケーションのための別の方法も与えながら，子どもの個人的な興味を中心にした学習を構造化したい。

対人動機づけ仮説に対する異論は，客観的な観察だけでなく，自閉症の人々自身の報告でも提出されている。子どもの親や養育者に対する愛着は，自閉症によって影響を受けない（Teague et al., 2017）。多くの自閉症の成人は，たとえ社会的規範と常に一致したやり方でないにしても，他人との関わりに高い意欲を示す。これは新たな発見ではない。ローナ・ウィングはそもそもそのような子どもを，「積極的だが奇異」と描写した。この現象はまた，自閉症の人々の間で自己報告される「偽装している」割合が高いことを考えると，明らかである（Lai et al., 2017）。対人的関わりに報酬を見出さない人が，なぜ他人との関係にそれほど多大な努力を注ぐのだろうか。どうしても難題が生じる対人世界をうまく切り抜けられないことは，しばしば動機づけの欠如よりもむしろ対人相互交流の様式の違いから生じるように思える。この明らかな難問に対する答えの一つが，発達の時系列を考えることで見つかるかもしれない。もし自閉症の人々が乳児期に対人的内容に対する反応の際に，神経生物学的な報酬の減少を経験するとすれば，これは対人相互交流の量に，そしてひいては質に関連する発達の軌跡に影響するであろう。しかし，この議論は，さらに年長の自閉症の子どもや成人が対人的関わりに意欲を持たないことまでも要求してはいない。実際に，対人報酬システムが低下していた期間の長さに関する個人的差異によって，ローナ・ウィングの孤立，受動，奇異と名づけた下位グル

訳注3）両手を上げて合わせるあいさつの仕方。ハイタッチ。

ープがある程度理論的に説明される可能性がある。しかし，のちに自閉症と診断される乳児が，対人動機づけを欠いているという確固たる証拠は依然として乏しいし，生後1年間の対人反応に明白な行動上の差異がないことは，乳児期同胞研究から得られた重要な知見である。

良い理論を作るためのわれわれの基準（第5章を見よ）にもどると，対人指向仮説と対人動機づけ仮説は，ともに説明しすぎる危険を冒している。発達の過程からは，自閉症の対人能力の凹凸のある特性の出現を明確に説明できない。自閉症の子どもは他人の考えを自発的に直感を働かせて理解することがしばしば難しいと認識する一方で，愛する者に対する愛着や感情の認識や，感情的な共感（失感情症を合併していない限り）を示し，そして性別や人種の固定観念のような，人間の対人交流の高尚でない側面も示すのである（Hirschfeld et al., 2007）。

5. 間主観性仮説

ピーター・ホブソンによって早くから提起された自閉症の理論的モデルは，自閉症が感情的および対人的相互関係の差異に基づくと主張する（Hobson & Lee, 1998, 1999）。他人の感情表現を知覚しそれに反応する能力の差異が，乳幼児期や児童期における非定型的な対人経験を生じさせ，それが今度はのちの対人理解に影響を与えると仮定された。

他の発達モデルと同様に，この仮説を検証するデータには首尾一貫性がない。自閉症の人と自閉症でない人との間の，感情的刺激を見て，同定し，それに反応することに関する差異についての知見は，せいぜい賛否入り交じりの状態だ。自閉症の人々の間でも大きな個人差があり，研究結果が年齢や知能水準，特定の研究計画によって変わる（Uljarevic & Hamilton, 2013）。自閉症の間主観性仮説に関係するであろうもう一つの証拠となる情報源は，模倣の研究である。共同注意と同様に，模倣は明示的な教育の基礎にあり，また対人的絆を作り出す上で一定の役割を果たす発達上の中心的なスキルと考えられている。しかし，感情の認識と同様に，模倣が自閉症において非定型的であるとしばしば報告されるものの，そのための研究方法や知見はさまざまであり，また相当な個人差がある（Vanvuchelen et al., 2011）。

われわれは自閉症の人と自閉症でない人の間で間主観性が同じでないことを自閉症に関連する差異と解釈すべきなのか，それともグループ内で見られる結果の表れと解釈すべきなのか，という重要な疑問が生じてくる。第6章で，われわれは模倣に関する知見のいくつかが，自閉症に特有であるよりも，むしろどれほどグループ内およびグループ外の差異に帰せられるかを論じた。同じ可能性は感情認知の文献の解釈にも応用できる。例えば，シェパードらは自閉症の人と神経定型の人に，例えば無視される，あるいは冗談を言われるなどの四つの異なる対人的シナリオのうちの一つを提示して，感情刺激を生じさせた（Sheppard et al., 2016）。その反応を録画し，その後にこれらの録画映像を自閉症でない評価者に見せ，評価者に反応をシナリオに一致させるよう求めた。その結果，評価者は自閉症の人の感情的反応を同じように表現していると評価したのだが，その反応とシナリオを一致させるのに苦労したことがわかった。言い換えると，この研究は，神経定型の人が自閉症の人々の感情の表現を認識し解釈することができないと報告しているのである。これはブリューワーらの研究（2017，および第6章を見よ）と同じことを主張している。ブリューワーらもまた，神経定型の人と自閉症の人の感情状態の表現にずれがあることを示した。もっとも，この研究では自閉症の被験者と自閉症でない被験者の両方が，自閉症の人の表情を読み取りがたいことを見出した。さらに，コメダら（2015）は，自閉症の人々は自閉症でない登場人物よりも自閉症の登場人物に対して，より強い共感を表す神経的信号を示すことを明らかにした。また，神経定型の人々にとっては，反対のパターンが真であった。これらの知見は，われわれが，いくつかの行動を，同じ社会的グループの人々の間ではより容易に，そしてより深く関わるといった傾向の典型的な表れとして説明しないで，自閉症に特有の特徴と説明するのかもしれないことを，示唆している。この知見は，自閉症の人々による報告とともに，いくつかの自閉症の新しい対人理論とも一致している。第9章でこのテーマにもどって，さらに深く考える。

6. 対人領域以外の早期の発達

ここまで示した三つの理論的な仮説の全ては，自閉症の乳幼児が対人世界と関係を持つやり方の早期からのかすかな違いを同定することで，自閉症を説明する試みであった。しかし，のちの診断につながる，最もしっかりした早期の標識のいくつかは，非対人領域にある。例えば，ギャップ・オーバーラップ課題は，画面の真ん中のたった今消えた標的から，ちょうど現れた画面の周辺の標的に注意を切り替える幼児の能力を測定するものである。この課題はまた，「オーバーラップ」状態によって，まだ真ん中の標的が存在している間に周辺の標的が出現すると，この能力がどのように影響を受けるかをも測定する。したがって，この課題では刺激に対する注意の切り替えだけでなく，注意の撤回も必要とされる。ギャップ・オーバーラップ課題での遂行とのちの自閉症の診断の間の関係が，別のコホート研究で再実験された。もっとも，この標識の感度や特異度は依然として確定されていない（Jones et al., 2014）。

注目を集めている他の領域は，運動発達である。子どもや成人の自閉症は，つま先歩行や弾み歩行，失行症，および日常的な言葉で「自己刺激行動」として知られている運動領域のさまざまな反復行動（例えば，手をパタパタさせる，体を揺らす，指をひねくり回す）を含めた数多くの特有の粗大な運動や微細な運動を示す。近年，早期の運動の差異が眼球運動の領域で検出されるようになってきた。そして，乳児期のより短い平均凝視時間がのちの診断と関連しているとされた（Wass et al., 2015）。例えば，脳神経画像撮映中の頭部の微細な運動が，自閉症やそれ以外のグループで分析されている（Torres & Denisova, 2016）。革新的なタブレットを用いた研究では，自閉症に特有の運動が機械学習を用いたゲームプレイ中に同定可能かもしれない（Anzulewicz et al., 2016）。これらの研究は始まったばかりで，確固たる結論を引き出せない。今のところ，大規模なしっかりした縦断的なデータが欠けているからである。だが，たぶん，われわれが自閉症を理解しようと努力する際，早期の運動発達の重要性を無視すべきではない。

われわれはこれらの知見をどのように解釈すべきか。その一つとして，自閉症の早期の特徴は，対人領域に特化されていないと解釈できるかもしれない。このことが，対人領域で必要とされるスキルが領域全般のスキルとどのように関係するかに関して発達心理学での幅広い議論を引き起こす誘因となるだろう。第６章で自閉症の実行機能を概説する中で，このことに触れた。一方で，対人世界によって領域全般的な切り替えスキル（および他の実行機能や運動スキル）の集中的な予行演習が可能になると仮定できるかもしれない。例えば，父親と父親が振っているガラガラの間ですばやく焦点を移動させるときに，注意の切り替えや撤回が必要となる。たぶんこの種の状況に頻繁にさらされることが，注意システムの「練習場」として機能する。対人注意，対人動機づけ，あるいは間主観的差異のせいで，そのような状況に多くの関心を持たない乳幼児は，注意スキルを磨く機会を逸してしまうかもしれない。他の見方からすると，因果関係が逆であるかもしれない。効率的な注意の切り替えシステムを有していない子どもは，それにより対人相互交流が妨げられるとわかり，その結果時が経つにつれて対人相互交流行動に関して別の方向に進むのかもしれない。もちろん，もう一つの要素は親の行動に関係するものである。前に述べた例では，もし子どもがガラガラを見るが，父親の顔を見ないなら，父親はどのように反応するだろうか。彼の行動は，子どもの行動によって形成されるだろうし，逆もまた然りであるだろう。二者関係にある両者は共有された環境をつくり，その環境はある種のスキルや行動を他のものよりもいっそう助長するだろう。

第三の仮説も存在する。対人相互交流行動と領域全般スキルはともに，差異の原因である共通の機構あるいは脳の領域に組み込まれているとする説である。自己（自分自身の感情や信念，運動意図など）と関係する表象と，他者と関係する表象の間の切り替えをおこなう自己－他者の切り替えが，自閉症発現に関わる機構の候補の一つであるかもしれないと主張する人もいる（de Guzman et al., 2016 ; Sowden & Shah, 2014）。ベッドフォードらはさらに，対人神経的反応を含む領域全般的な注意の標識の組み合わせに直接の観察測定を加えると，のちに7歳での自閉症の診断と結びつく，最もしっかりとした早期の手掛かりが得られることを示した（Bedford et al., 2017）。彼らのデータは，累積的な機構を反映していると解釈でき，結果として自閉症の予測因子を生じさせているのであるが，その因子は診断の確からしさを高めるために組み合わせられる，別々に測定された多くの認知的能力があることを前提にしている。

最後の疑問の一つは，自閉症のさまざまな特徴の間で早期の因果関係を決定することが本当に必要かどうかである。もし相互作用のシナリオが，親とのガラガラ遊びのように，対人スキルと非対人スキルの両方を含むのであれば，われわれは，適切に楽しく，しかも意欲を高める方法で，そのような機会をもっと作り出すだけで，両者を発達させる機会を提供できるだろう。近年のそのような試みは，発達早期に親によって実施された遊びに基づく介入が親への注意を増加させ，そののちに親の指示や子どものコミュニケーションに対してより長期間の陽性の効果をもたらすことを見出した（Green et al., 2015, 2017）。重要であるのは，その著者たちが「**状態を『消去する』よりもむしろ，発達のリスクを和らげ前駆症状の軌跡を修正する戦略**」を強調することである（2017, p.1330，強調は原典による）。したがって，そのような早期介入にはしっかりとした倫理的な枠組みを必要とするが，このような介入は発達の臨界期に支援をおこない鍵となるスキルを高めることによって，親が自らの行動を自閉症の子どもに適合させ，その子どもにとって最適な環境を作り出すように，親を導く可能性があるかもしれない。このことが翻って，自閉症の子どものより多くが，将来もっと自立し自己決定できるようになることを可能にするかもしれない。

7. 自閉症の生涯を通じた発達：児童期以後

ここで概観した自閉症の理論的な仮説は，もっぱら乳幼児期の早期の発達に焦点を当てているが，もちろん重要な発達的変化は人生を通じて続く。ここでは他の，二つの鍵となる発達段階を簡単に述べる。思春期／青年期と老年期である（行動のレベルでは第3章で論じた）。これらが選ばれたのは，人生の他の段階が重要でないためではない。例えば，学校に行き始める時，学校を卒業して成人期に入る時，人生の伴侶を見つける時，そして親になる時は全て，人生の大きな変化期である。しかし，これらの二つの段階が特に**認知面の**変化と関連しているから選ばれたのである。繰り返すが，この領域の概観は簡潔にとどめる。これらの人生の段階が重要でないからではなく，この領域の発表された文献が非常に限られているからである。

思春期に，子どもは生物学的，認知的，そして行動的レベルで変化を経験する。生物学的には，よく知られたホルモンの影響に加えて，神経学的発達もある（Blakemore & Choudhury, 2006）。行動上の変化には，思春期の時期あたりの，新たな期待を伴う学校環境の変遷が含まれる。そこには複雑な時間割を管理し，授業中により長い時間集中を維持し，そして自主的に勉強する必要性が含まれている。さらに，この時期には，遊び，友人関係，そして恋愛関係に関して，適切な行動として期待されるものが変わる。神経定型の10代の若者にとっては，しばしば家族はそれほど重要ではなくなり，同輩集団の関係がはるかに影響力を持つようになる。後期児童期や青年期に自閉症の診断がなされるのは，これらの脈絡的要素が関係しているかもしれない。新しい，成人用の社会規範が適用され始めるので，自閉症の若者は，自分の対処スキルが自らの能力を超えていることを発見し，それまで隠されていた，あるいは調節されていた差異を露わにするようになるのかもしれない。例えば，質的な研究が，自閉症の10代の男子によって報告される高い比率の孤独（Lasgaard et al., 2010），性的な発達にうまく対処することの困難さ（Dewinter et al, 2017）を明らかにしている。

後者の困難さは，自閉症の人々の中に見られる高頻度の規範的でない性同一性や性的指向，さらに身体の変化による感覚的な衝撃によって，いっそう悪化する。青年期はまた精神保健に関して危険な時期である。社交不安，摂食障碍，およびうつ病が，神経定型の10代の若者の間ではしばしば出現する。そして，自閉症の若者では，これら全てに対して，罹患の危険性がより高い（Simonoff et al., 2008）。

（たぶん知的障碍や言語障碍のために）手厚い支援を必要とする自閉症の青年や彼らを支援する人々に対して，人生のこの段階はさまざまな重圧を生じさせるだろう。障碍のない同輩がもっと自立的になるので，親やきょうだいは自閉症の家族成員を有することによるストレスに満ちた影響をもっと深刻に感じるかもしれない（Tsai et al., 2017）。ホルモンの変化は，自傷行為や暴力の頻度の増加と関連するかもしれない。またこの問題は体格が大きくなり力も強くなるので，さらにやっかいになるかもしれない。青年期以後，子どもは成人となるが，しかし支援の必要性は依然として高いので，親は子どもの長期のケアや福祉に関して心配し始めるであろう（Griffith et al., 2012）。

いくつかの研究は，早期に診断を受けた子どもが後年になって，標準化された方法による診断基準をもはや満たさなくなるという，いわゆる最適な転帰についての報告をする（Fein et al., 2013）。しかし，それらの人々は依然として，重大な精神保健上の困難さを経験しており，診断状態の見かけの変化が，基盤にある差異の変化であるよりもむしろ，努力を要求する補償によるのではという懸念が生じている（Livingston & Happé, 2017）。最近，自閉症の自殺行動の危険性に注目が集まり，「帰属していない」という感覚や他人にとって負担になっているという感覚が，自閉症の人々の自殺に影響を与える要因の一つであることが明らかになった（Pelton & Cassidy, 2017）。この脈絡において，いわゆる最適な転帰や，介入に対する自閉症者の経験を詳しく調べ，そして介入が早期支援にとって理にかなった目標であるかどうかを決定するために，さらに研究が必要である。

加齢に伴う生物学的，認知的，行動的変化は，一般人口において十分に確証されている（Hedden & Gabrieli, 2004）。行動上では，人々は常勤の仕事から退き，旅行や趣味や慈善活動の機会を得る一方で，日常生活の基本枠組みや，仕事に基づいた社会的ネットワークを失う。孫や配偶者，きょうだい，あるいは平均寿命が延びているので，親の世話をする必要があるかもしれない。引退は人生の伴侶を含めた対人関係に重圧となるかもしれない。カップルは何年もの間，家の外で働いた後に，より多くの時間を共に過ごすようになるからだ。60代や70代になって初めて自閉症の診断を求めて受診するたくさんの成人は，長年変化しなかった自閉症の特徴を有しており，楽しんでやってきた十分に構造化された仕事を終えるか，理解のある支持的なパートナーを亡くすと，足元を支え，能力を発揮できる環境を失うかもしれない。

認知的には，高齢になると認知症の危険性があり，また加齢は記憶力や反応時間，および他の基本的な認知スキルの自然な減少と関連する。われわれは加齢に伴う自閉症の身体的，および心理的変化について，驚くほどわずかしか知らない（Happé & Charlton, 2012）。1960年代や70年代の狭い自閉症の診断基準で診断された子どもの追跡調査は，実質的な支援が持続的に必要であることを示しており，対人的困難あるいは反復行動が減少したと評価される場合でさえ，生活の質はがっかりするほど低い（Howlin et al., 2014）。アメリカの州での研究は，これらの成人がほぼ全ての健康上の問題を高い率で示すことを示唆している（Croen et al., 2015）。しかし，今日の子どもははるかに広い診断基準によって診断されており，そしてもっと支持的な社会で育てられることを，われわれは望む。これが，彼らの人生の旅路がはるかに良いものになるだろうと，楽観的になる理由である。初めて自閉症の診断を求めて受診する成人のある研究は，年長の成人の方が年少の成人よりも自閉症の特徴をより多く持つと申し出るものの，いくつかの神経心理学的課題でいくらかより良い成績を収めることを見出した（Happé et al., 2016）。年長の自閉症の成人の最初の横断的グループ研究もまた，いくつかの認知機能の年齢に関連した減少が，非自閉症群よりも自閉症群において，より緩やかであるかもしれないと示唆している（Lever

& Geurts, 2016)。もっとも，コホート効果や選別効果を除外するために，縦断的研究が必要である。

早期の発達に研究の焦点を絞ることは，さまざまな認知領域と，鍵となる行動の間の発達的因果関係を理解するなどの，いくつかの科学的な目標に関しては意味がある。研究企画や研究学科の間で分配されるべき自閉症研究基金は多量ではないのだが，初期発達に焦点を合わせた研究に対する投資は，他の人生段階にある自閉症の人々に対する証拠に基づいた支援を提供するためになされている活動を，必然的に限定する。自閉症の治癒や予防の方法の同定を目的とすることが（たとえコミュニケーションの向上やてんかんを予防することが望ましいとしても），それ自体道徳的な破綻を意味するのであれば，われわれはわれわれの世界に，常に自閉症の人々がいると判断できる。その場合，生涯にわたる課題の研究を向上させ，増やすことこそが，将来のための重要な優先事項であるにちがいない。

8. 現在の議論

◈ 要約

対人認知領域における確固とした障碍に結びつけて自閉症を定義づける試みに沿って，そしてそれに従って一連の理論が，唱えられた。それらは自閉症に関する発達的観点をますます採用した。われわれはこの章でそれらを，対人注意や対人動機づけ，および間主観性の仮説として記述した。これらの理論は，診断が可能となる年齢において大きな差異を生じさせる発達過程に子どもを組み込むことになる，早期の認知過程の調節のわずかな差異を捉えようと試みた。発達に従って増大する自閉症の子どもと非自閉症の子どもとの差異は，成人や同輩による期待の差異を伴うかもしれない。そしてそれらが特定の行動を自閉症の「症状」として同定する要因となる。一貫性のある特異的な早期の自閉症の徴候を探す研究は，今後も続くが，しかし大きな統計学的および方法論的難題に直面している。その一方で，例えば高齢期などの他の人生段階に焦点を当てた自閉症研究は，まだ幼年期にある。

◇ 大きな疑問

早期自閉症についての研究の文献には，特定の倫理的問題がつきまとう (Fletcher-Watson et al., 2017b)。早期自閉症についての研究を自閉症共同体の優先事項に関わる枠組みで実施することが重要である。横断的研究あるいは早期介入研究に組み込まれた自閉症の子どもは，成長した時にどのように感じるのだろうか。もしわれわれが自閉症の信頼に足る早期の標識を見出したら，その情報をどのように取りあつかうべきだろうか。診断前の早期介入の根拠は道理にかなっているのか。そしてもしそうなら，自閉症の子どもが目標を達成するのを可能にする支援と，自閉症の子どもを単に抑圧あるいは「標準化」するのに役立つ支援との間の境界線は，どこにあるのか。

この議論と並行して，高い可能性を持つが自閉症の診断を得るには至らない集団に対する，集中的な観察あるいは早期介入の倫理性に関する懸念が生じている。同胞乳幼児の研究が，参加した家族における養育を，故意でないにしても変化させていないか，そしてもしそうなら，どのように変化させているのか。そのような研究は，自閉症の子どもの発達を変化させるために必要なことやそのための許容できる費用に関してどのような情報を伝えているのか。自閉症に特化した早期の介入を目指すことよりも，われわれは，親の能力を増し，幼年期の環境を豊かにし，学習への準備や言語のような普遍的な目標に焦点を当てる「一般的な」支援に注目すべきではないのか。

縦断的な研究から得られる乳幼児期の知見に対する強い要望は，自閉症の症状布置のごく一部を反映するだけの結果となるかもしれない。同胞乳幼児研究の結果は，一度私たちが 8 歳あるいは 18 歳の子どもの転帰を知れば，非常に異なるのではないだろうか。そのような知見が自閉症の症状布置全体にどの程度一般化できるのだろうか。

この領域の一つの究極の疑問は，対人指向や対人動機づけなどの脈絡で,「対人」の定義に関するものである。しばしば研究は，静的な顔や話しているあるいは歌っている人の映像を見るパターンに依拠しておこなわれている。特に，目の領域を見ることが対人的であり，一方で口の領域を見ることはそうではないと解釈される。ここに同義反復的議論の危険性がある。その場合，自閉症と同定される子どもが示すいかなる見るパターンも，自動的に対人的でない，あるいは劣っていると定義づけられることになる。この領域の研究者は，そのような論理的な謬見(びゅうけん)に頼ることなく結果が解釈され，またグループの差異が規範的価値観を通して自動的に解釈されるのではなく，単なる差異として認識されることが確実におこなわれるよう，用心深くなる必要がある。

自閉症共同体の貢献 ── アン・メモット：自閉症である自閉症アドバイザー，親，および事業家

自閉症は発達の差異が時とともに生じた結果でありうるだろうか。自閉症の成人の一人として，アドバイザーとして国中で働いている私には，これは個人的な熟考の対象である。自閉症の理論のいくつかは，自閉症の人々が他の人々のこわれた型であるという考えに焦点を当てている。例えば，われわれは他人からの対人交流の信号に注意を払うことが苦手であると示唆している。現実において，私や私の自閉症の同僚は，自閉症的な対人交流信号に注意を払うことに非常にすぐれているが，自閉症ではない人々の対人交流の信号を解釈する方法については，かなり無知であると理解している。同様に，自閉症ではない人々は，われわれを正しく解釈することに苦労しているように見える。それはコミュニケーションにおける差異であって，障碍ではないようだ。私の見地

からは，他の自閉症の人々との時間によって対人的報酬がもたらされる。私はまた自閉症ではない人々と社交的に交わろうと熱心に試みるが，しばしば彼らの反応に当惑させられる。障碍ではなく，違ったコミュニケーションシステムが作用しているのだろうか。同様に，われわれが共感に苦労しているという考えは，やっかいな考えだ。自閉症の人々の感情の状態を見分け，したがって共感することは一般的に容易であることを私は知っている。しかし，私は自閉症ではない人々の信号の解釈には苦労するので，それを処理するのに余計な時間がかかる。私がそれをおこない，反応するまでには，彼らはしばしばすでに気分を害している。

自閉症の人々が時を経て違うスキルをどのように発達させるかという疑問は，われわれがほとんど答えられないものである。現在，成人についてのすぐれた研究が欠けているからである。子ども頃，私は最初の10年間は機能的な話しことばを持たなかった。体を揺らしたり，手をパタパタさせたり，おもちゃの車の車輪を回したりしていた。私は疑いなく，非常に自閉症的であった。私は時々単語を話せたが，それらの意味の概念を知らなかった。私はその後時々語句を話せたが，自分が何を言っているのかに関して何も知らなかった。しばしば，どれほど努力をしても，私はまったく話せなかった。特に感覚的／対人的負荷のかかった状況ではそうであった。私の側の終わりのない努力が，われわれが今見ているコミュニケーションスキルを生じさせた。私は会議で話し，修士課程で勉強し，一つの会社を経営している。それでもなお，ことばはいまだに私の生得的な言語ではなく，私はいまだにストレスの多い状況では，ことばを上手に使えない。話したことばはいまだに私を疲弊させるのであり，一方で技術は大いに自由を与えてくれる。私は同じ人間である。私は「こわれているのか，そうではないのか」。自閉症は一つの差異であり，社会にとって重要な強みをしばしば有する差異である，と私は信じている。

推薦図書

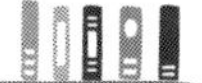

Beardon, L. (2017). *Autism and Asperger syndrome in adults*. London : Sheldon Press.

Blakemore, S. J. (2018). *Inventing ourselves : The secret life of the teenage brain*. New York, NY : Doubleday.

Fletcher-Watson, S., Apicella, F., Auyeung, B., Beranova, S., Bonnet-Brilhault, F., Canal-Bedia, R., …… Farroni, T. (2017b). Attitudes of the autism community to early autism research. *Autism*, 21 (1), 61-74.

Happé, F., & Charlton, R. A. (2012). Aging in autism spectrum disorders : A mini-review. *Gerontology*, 58 (1), 70-78.

Johnson, M. H. (2014). Autism : Demise of the innate social orienting hypothesis. *Current Biology*, 24 (1), R30-R31.

Jones, E. J., Gliga, T., Bedford, R., Charman, T., & Johnson, M.H. (2014). Developmental pathways to autism : A review of prospective studies of infants at risk. *Neuroscience & Biobehavioral Reviews*, 39, 1-33.

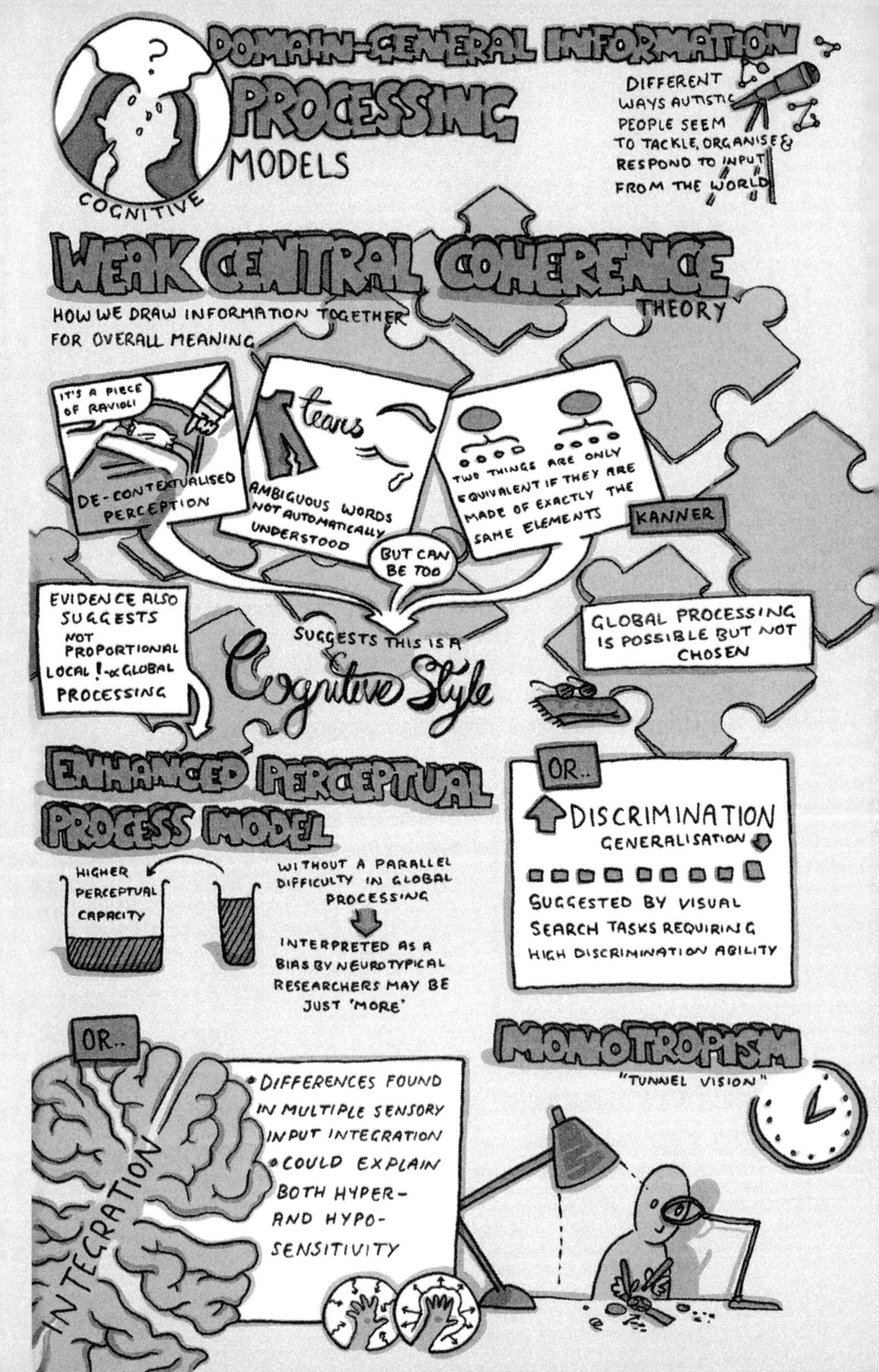DOMAIN-GENERAL INFORMATION
PROCESSING
MODELS
COGNITIVE
DIFFERENT WAYS AUTISTIC PEOPLE SEEM TO TACKLE, ORGANISE & RESPOND TO INPUT FROM THE WORLD
WEAK CENTRAL COHERENCE
THEORY
HOW WE DRAW INFORMATION TOGETHER FOR OVERALL MEANING
IT'S A PIECE OF RAVIOLI
DE-CONTEXTUALISED PERCEPTION
tears
AMBIGUOUS WORDS NOT AUTOMATICALLY UNDERSTOOD
TWO THINGS ARE ONLY EQUIVALENT IF THEY ARE MADE OF EXACTLY THE SAME ELEMENTS
KANNER
BUT CAN BE TOO
EVIDENCE ALSO SUGGESTS NOT PROPORTIONAL LOCAL ! ∝ GLOBAL PROCESSING
SUGGESTS THIS IS A
Cognitive Style
GLOBAL PROCESSING IS POSSIBLE BUT NOT CHOSEN
ENHANCED PERCEPTUAL PROCESS MODEL
HIGHER PERCEPTUAL CAPACITY
WITHOUT A PARALLEL DIFFICULTY IN GLOBAL PROCESSING
INTERPRETED AS A BIAS BY NEUROTYPICAL RESEARCHERS MAY BE JUST 'MORE'
OR..
DISCRIMINATION
GENERALISATION
SUGGESTED BY VISUAL SEARCH TASKS REQUIRING HIGH DISCRIMINATION ABILITY
OR..
INTEGRATION
• DIFFERENCES FOUND IN MULTIPLE SENSORY INPUT INTEGRATION
• COULD EXPLAIN BOTH HYPER- AND HYPO- SENSITIVITY
MONOTROPISM
"TUNNEL VISION"

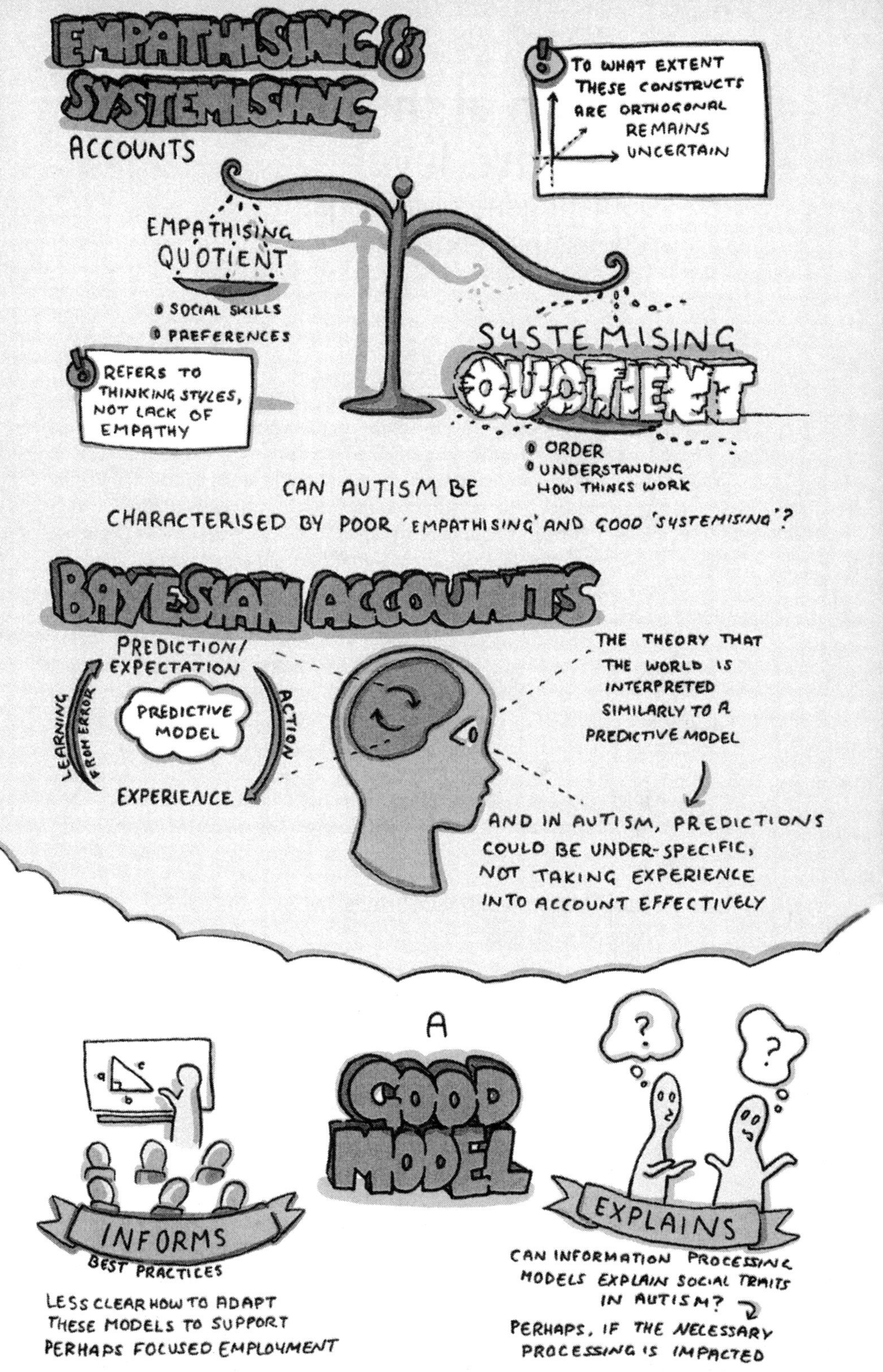

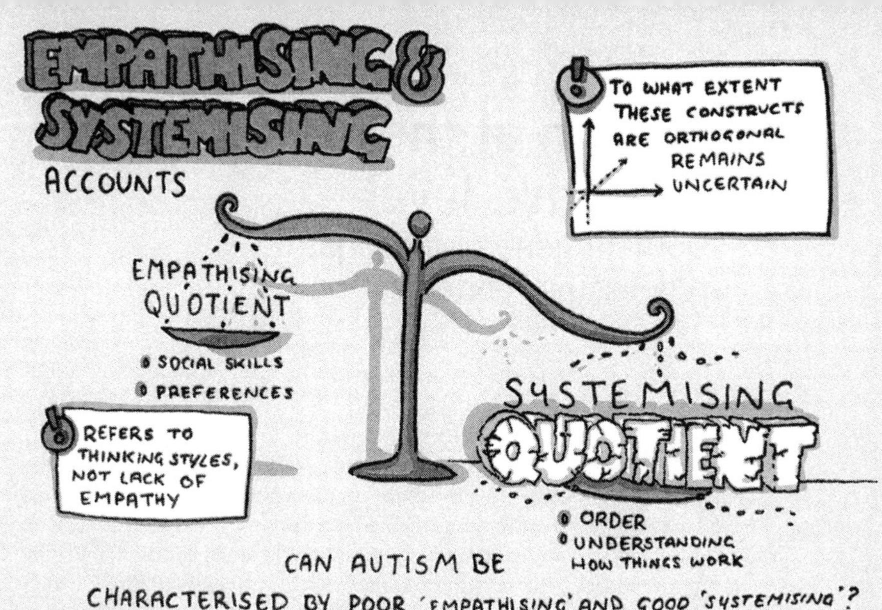

EMPATHISING & SYSTEMISING
ACCOUNTS
TO WHAT EXTENT THESE CONSTRUCTS ARE ORTHOGONAL REMAINS UNCERTAIN
EMPATHISING QUOTIENT
SOCIAL SKILLS
PREFERENCES
REFERS TO THINKING STYLES, NOT LACK OF EMPATHY
SYSTEMISING QUOTIENT
ORDER
UNDERSTANDING HOW THINGS WORK
CAN AUTISM BE CHARACTERISED BY POOR 'EMPATHISING' AND GOOD 'SYSTEMISING'?
BAYESIAN ACCOUNTS
PREDICTION/ EXPECTATION
PREDICTIVE MODEL
LEARNING FROM ERROR
ACTION
EXPERIENCE
THE THEORY THAT THE WORLD IS INTERPRETED SIMILARLY TO A PREDICTIVE MODEL
AND IN AUTISM, PREDICTIONS COULD BE UNDER-SPECIFIC, NOT TAKING EXPERIENCE INTO ACCOUNT EFFECTIVELY
A GOOD MODEL
INFORMS
BEST PRACTICES
LESS CLEAR HOW TO ADAPT THESE MODELS TO SUPPORT PERHAPS FOCUSED EMPLOYMENT
EXPLAINS
CAN INFORMATION PROCESSING MODELS EXPLAIN SOCIAL TRAITS IN AUTISM?
PERHAPS, IF THE NECESSARY PROCESSING IS IMPACTED

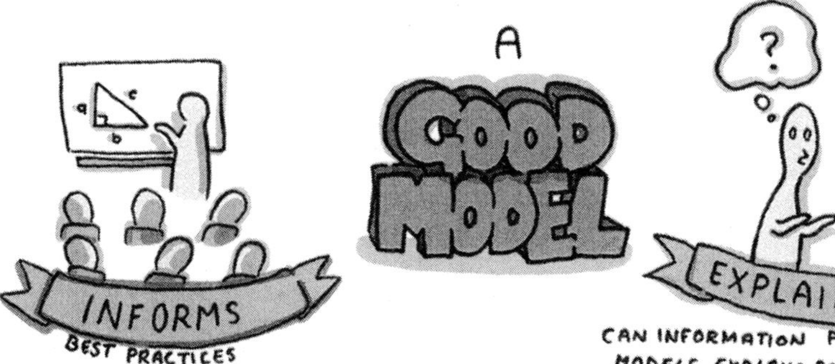

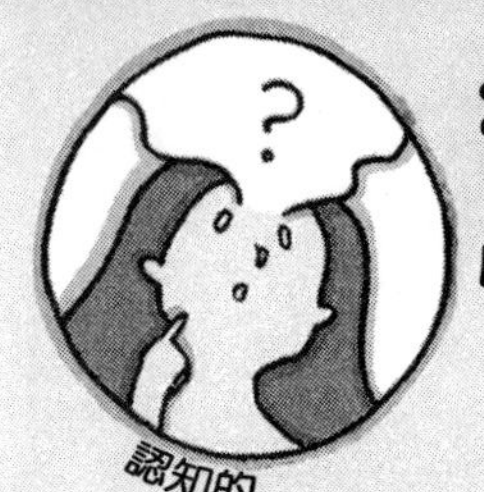

領域全般的情報処理モデル

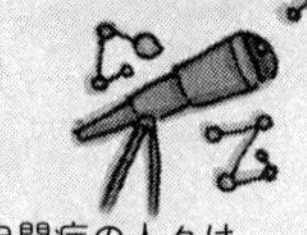

自閉症の人々は違ったやり方で世界からの入力に対して，取り組み，組織し，反応するように思われる

認知的

弱い中枢性統合理論

われわれは全体的意味のためにどのように情報を寄せ集めるか

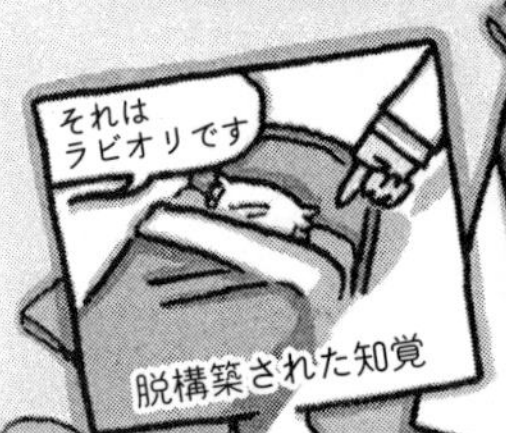

脱構築された知覚

裂け目，涙

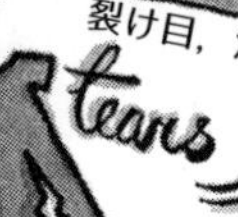

自動的に理解されない曖昧なことば

二つのものは正確に同じ要素で作られているときにのみ同等である

カナー

また可能である

証拠はまた局所は全体の情報処理が釣り合っていないことを示唆する

これは一つの

認知様式

であると示唆する

全体的情報処理は可能であるが選ばれない

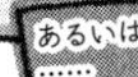

あるいは……

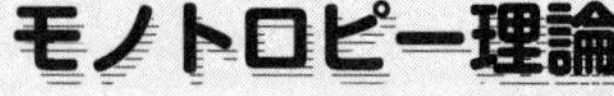

識別

一般化

高い識別能力を必要とする視覚的探索課題によって示される

高められた知覚処理モデル

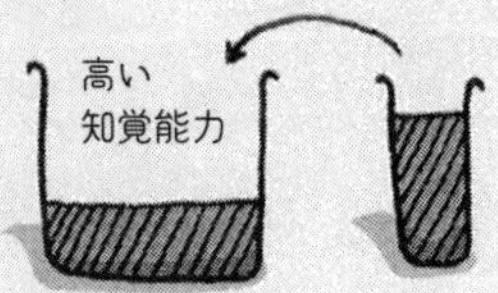

全体的処理過程に平行した困難ではない

神経定型の研究者による偏りがより多くあると解釈される

あるいは……

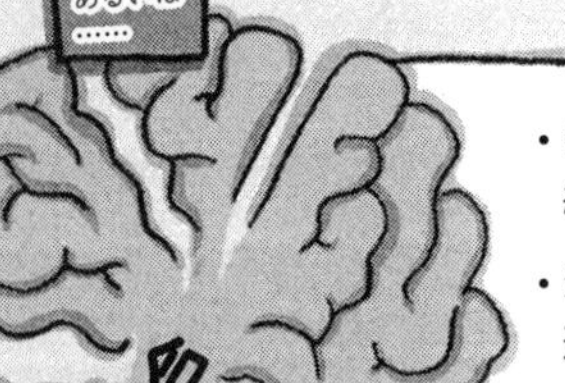

- 多くの感覚入力の統合に見られる差異
- 過剰および過少の感受性をともに説明できる

モノトロピー理論

「トンネル視覚」

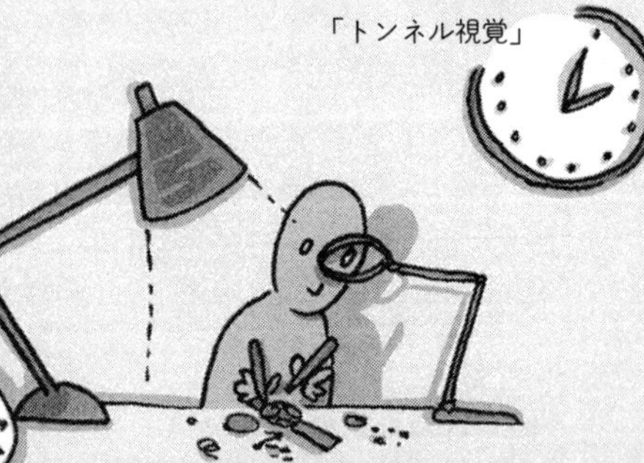

共感性と体系化仮説

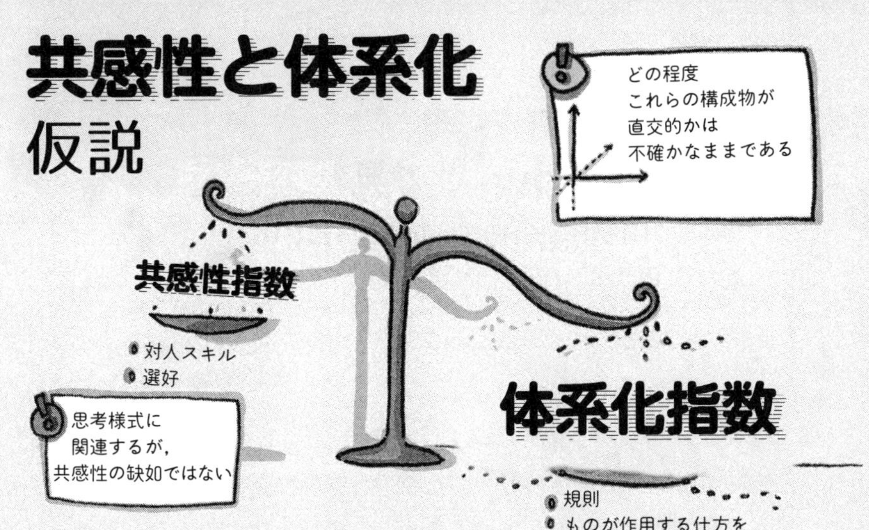

- 規則
- ものが作用する仕方を理解する

自閉症は劣った「共感性」と
すぐれた「体系化」で特徴づけられるか？

ベイズ派の仮説

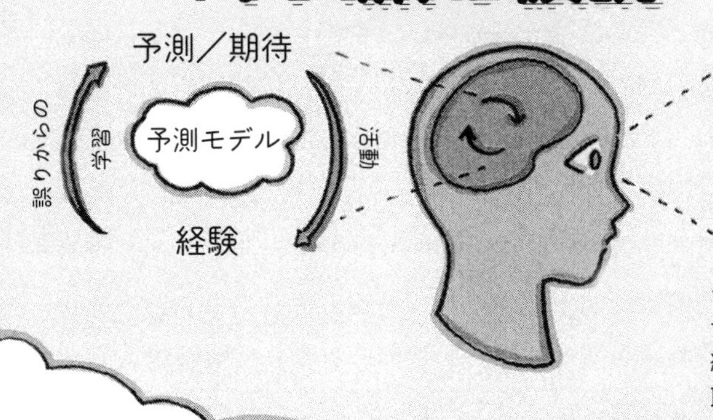

世界は予測モデルと
同じように解釈される
という理論

そして自閉症では
予測は非特異的でありうる，
経験を仮説に効果的に
取り込んでいない

良いモデル

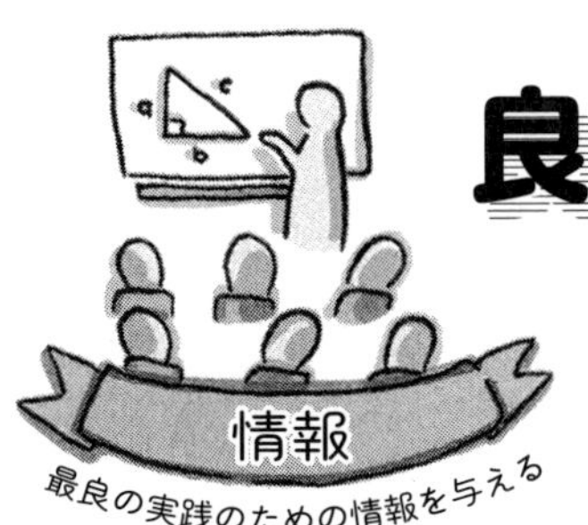

最良の実践のための情報を与える

たぶん焦点の合った雇用を支援するために
これらのモデルをどのように適応するかは明らかでない

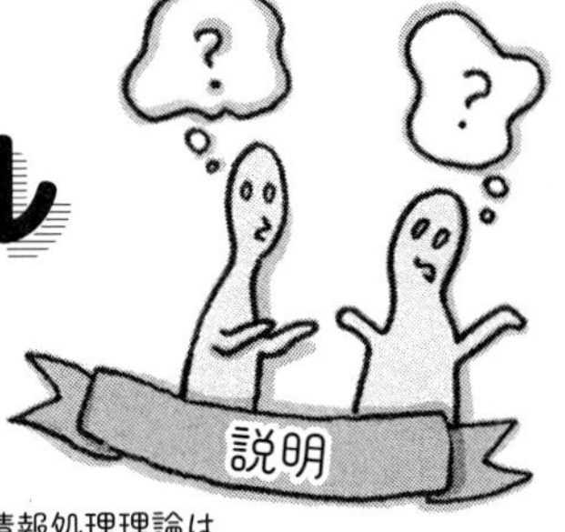

情報処理理論は
自閉症の対人特徴を説明できるか？

もし必要な情報処理が影響を
受けているのなら，そうであろう

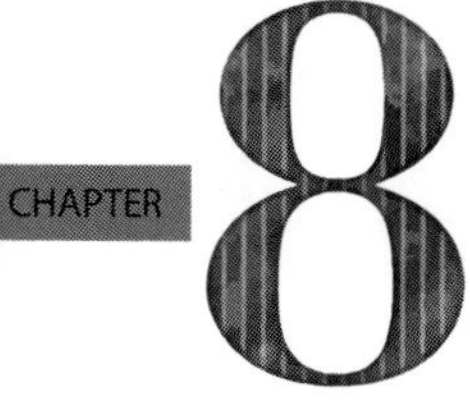

認知レベルで見た自閉症
—領域全般的情報処理モデル—

ここまで，本書で概観した認知モデルは，発達的見地を採用するにせよ，しないにせよ，自閉症の対人的特徴の説明にもっぱら焦点を当ててきた。自閉症の非対人的側面を含めるために，これらのモデルの説明力を拡張する試みがいろいろなされてきたが，われわれが見てきたように，これらはほとんど不十分であった。それに加えて，発達の枠組みでわれわれが「対人認知」と呼んでいるものの位置づけについて，未解決の疑問がある。われわれの他者との対人相互交流は，例えば注意や実行機能などの領域全般的スキルを磨く砥石なのか。それともこれらの領域全般的スキルが最初にあり，われわれの対人相互交流が根底にあるこれらの過程に依拠しているのだろうか。

対人面に焦点を当てた理論仮説が不完全であり，また自閉症の非対人的要素が多くあり，かつその重要性が認識されているので，たくさんの理論家が領域全般的な認知的解釈を提唱した。われわれはこれらを「情報処理過程」の総称のもとにまとめた。なぜならそれら全ては，自閉症の人々が世界を理解し，構成し，それらの入力に反応していると思われるやり方が違っていることを，強調しているからである。決定的なのは，これらのモデルは対人的かつ非対人的脈絡の両方に共通する入力の諸相に，それもしばしば環境の知覚的特徴のレベルに，焦点を当てていることである。

1. 知覚的処理仮説：弱い中枢性統合理論

「弱い中枢性統合」仮説は，自閉症の困難だけでなく強みも説明しよう

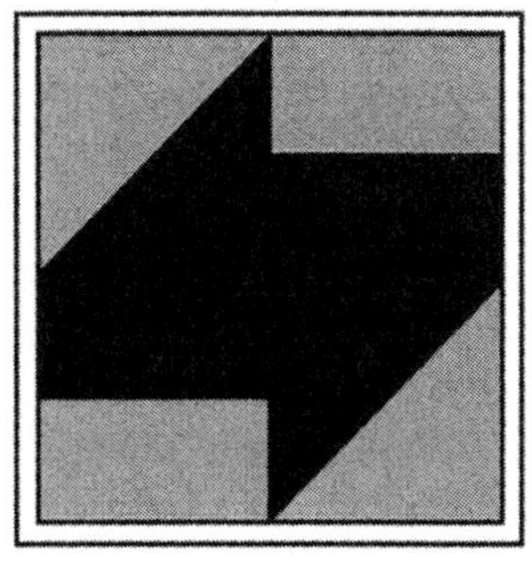

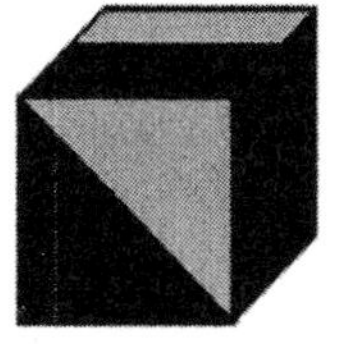
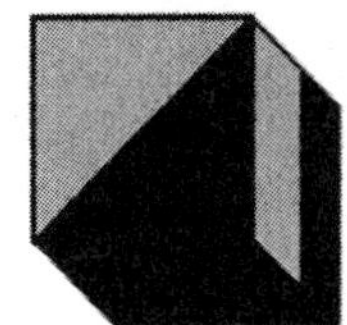
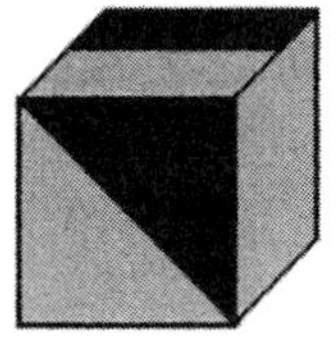
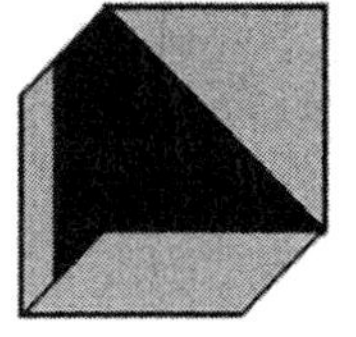

図8.1　積み木模様課題

とする最初の領域全般理論だった。ウタ・フリスはゲシュタルト（すなわち部分の総和以上である，組織化された全体）を形成し，より大きな像に気づき，全体の意味を把握するといった脈絡で，細部を統合しながら情報をまとめあげねばならない神経定型の人々が持っている傾向を指して「中枢性統合」という用語を作り出した（Frith & Happé, 1994）。彼女は自閉症の積み木模様（図8.1）と埋め込み図形テストで見られる自閉症の強みに関する早期の先駆的な研究を，当時博士課程にあった彼女の生徒アミッタ・シャーとおこない，それによってこの理論の基盤をつくった。この理論は，自閉症では定型発達の人々の「中枢性統合」に対する意欲が減少しており，その結果，局所的な細部への注意や，それらの記憶はすぐれているが，全体的な処理過程が弱まると提唱した（Shah & Frith, 1983, 1993）。

実は，カナーもまた自閉症の細部に対するまなざしに気づいていたのであり，1943年に次のように書いている。

（その子どもが）構成要素にめいっぱいの注意を払わない限り，全体を経験できないこと……状況や振る舞い，そして文章は，もし子どもが最初に出会ったときに提示されていたのとまったく同じ構成要素で構成されていなければ，完全であるとみなされない。もしほんの些細な要素でも変えられていたり，除かれていたりすると，全体の状況はもはや同じではなく，したがってそのように受け入れられない。

(Kanner, 1943, p.246)

断片的な知覚や思考もまた，自伝の中で描かれている。ドナ・ウィリアムズは彼女の感覚を「**混沌として，断片的で絶えず移り変わり，波動する**」と描写し（Williams, 2009）[原注1]，グニラ・ガーランドは以下のように書いている。

どの些細な事実も，私の頭の中のそれ自体の区画の中に位置を占めているように思え，他の事実とつながるのを拒んでいた。私は詳細を詮索しようと試みた。私はそれらを分析し，統合された全体が現れることを望んだが，それはめったに現れなかった。

(Gerland, 2003)

この本の初版では，図 8.2 に示されている逸話が弱い中枢性統合の概念を描写するために挿入されていた。それはかの偉大なるローナ・ウィングがまだ博士課程の学生であったフランチェスカに語ったものである。これはひょっとすると，今でも弱い中枢性統合の考えを伝えるための，最も簡単な方法かもしれない。

ローナ・ウィングは，聡明な自閉症の少年を評価するときに，彼におもちゃのベッドを提示し，いろいろな部位の名前を言うようにと頼んだ。その子どもはベッド，マットレス，そしてキルトを正しく名づけた。ローナ

原注 1）https://www.donnawilliams.net/

これは
何ですか？
……人形
……ベッド
……キルト

……そして
これは
何ですか？
ラビオリ

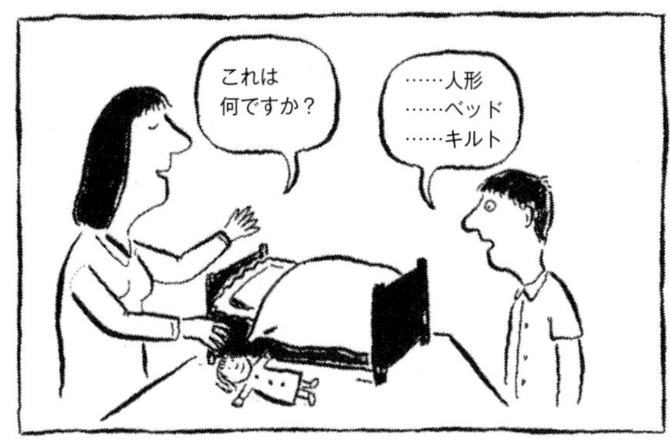

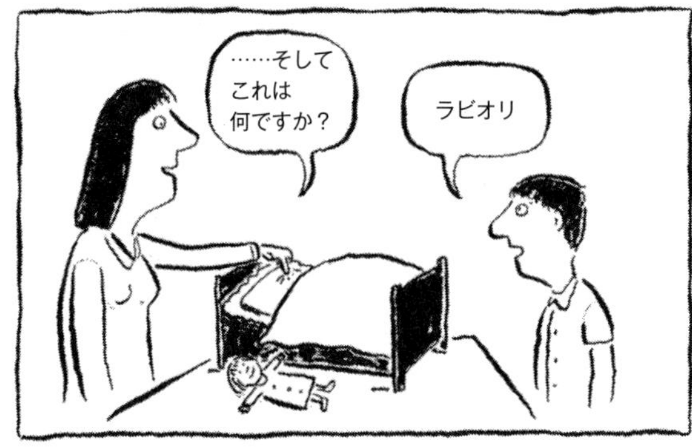

図8.2　脱脈絡化知覚の例
画家 Axel Scheffler の許可を得て転載

はそこで枕を指差し，「これは何ですか？」と尋ねた。その少年は「ラビオリ」訳注1) **と答えた。**

この逸話の少年は冗談を言っているのではなかった。また彼の視力が障碍されているのでもない。実際に，脈絡を無視すれば，枕は確かにラビオリのように見えるとローナは解説した。しかし，彼女はそれをそんなふうには見たことはなかった。なぜなら，ほとんどの神経定型の人々と同様

訳注1）ラビオリは詰め物入りのギョーザのようなパスタ。周囲にフリルのついたおもちゃの枕の形状（図8.2のイラスト）がラビオリによく似ている。

に，彼女の情報の解釈は，脈絡により制限されていたからだ。中枢性統合理論は，自閉症の知覚，注意，記憶がそのような脈絡的制限から自由であることを示唆している。

脈絡は視覚だけではなく，ことばや聴覚の処理過程にも影響を与える。われわれが同形異義語（二つの意味と発音を持つが綴りが一つであることば。図 8.3）を読むときも，曖昧さの可能性にめったに気づかない。なぜならわれわれは意味を同定するために，自動的に脈絡を使っているからである。例えば，「彼女の目には大きな *tear*（涙）があった」と「彼女のドレスには大きな *tear*（裂け目）があった」のようにである。同形異義語の正しい発音を決定するのに，脈絡を使わないことが，自閉症で観察されてきた。だが，重要なことに，これは一つの不履行であることである。もし意味に注意して，あるいは曖昧なことばに注意してと指示されると，自閉症の人々はその文を統合するのに何ら困らない。これと他の証拠（Happé & Frith, 2006 の中で概観されている）は，弱い中枢性統合が一つの認知様式であり，障碍ではなく，偏位を表していることを示唆している。神経定型の人々が，必要に応じて，意味のない関連しない情報を記憶できる（例えば試験に向けた詰め込み記憶，暗証番号の記憶）のとまったく同様に，自閉症の人々は，必要に応じて，局所的な細部を全体の意味に統合できる。しかしそれを自然にあるいは，いくらかの努力なしにできないように思われる。

自閉症における明らかな局所への集中は，実行機能の困難さをまさに反映しているのだろうか。例えば，絵を描くとき，自閉症の人々は細部から始めるのだが，それは神経定型の人々では普通ではない。これは前もって計画することに問題のあるせいなのか。第 3 章で記述された「断片化した三つ組」仮説と同じく，細部への集中と実行機能の困難さは別個のものである証拠がいくつかある（Brunsdon & Happé, 2014）。例えば，計画性と抑制の問題を持つ ADHD の男子は，細部への集中を示さず，細部を描く様式は，描いている間の弱い計画性とは相関していない（Booth et al., 2003）。

最近のメタ分析は，全体と局所の処理様式をまぜこぜにする傾向のある

Mary
マリー
took
連れていった
the dog
犬
for a walk
散歩
She
彼女
went
行った
to fetch
取ってくる
the lead
鉛・ひも
(lead に両義ある)

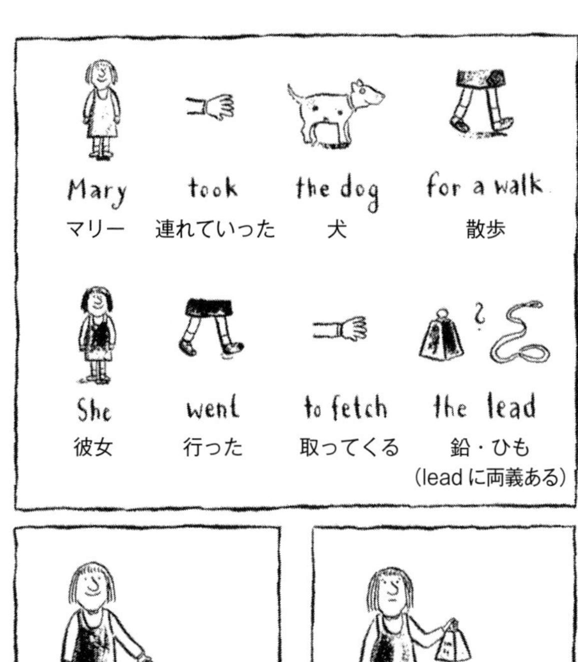

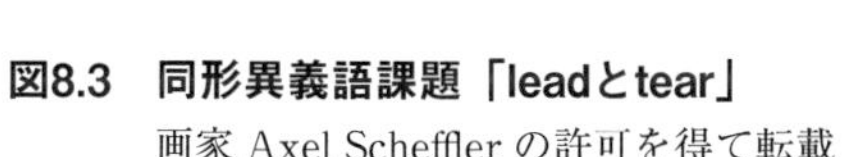

図8.3　同形異義語課題「leadとtear」
画家 Axel Scheffler の許可を得て転載

課題に基づくデータによるものではあったが，それによると諸研究を通じて認められたしっかりとした結果は，全体の処理過程がより遅いだけであった（van der Hallen et al., 2015）。もっと最近，フランチェスカと彼女の同僚のロンダ・ブースは，局所の処理過程がすぐれていることと，全体的／統合的処理過程が劣っていることが別々のものであり，自閉症でいくぶん無関係に存在しているかもしれないと示唆した。もっとも，今まで使われたほとんどの課題はその二つをまぜこぜにしているのだが（Booth & Happé, 2018）。彼らは局所的処理過程と全体的処理過程を別々に取り出せるよう工夫された課題を提起し，これらの特徴を別々に測定することが自閉症の認知様式の多様性を解き明かすのに役立つかもしれないと示唆した。

2. 他の知覚処理モデル

弱い中枢性統合理論と重なり合う証拠を利用しつつ，しかしその解釈に微妙な違いを示す他のモデルがある。ローレント・モットロンの高められた知覚機能モデルは，自閉症の人々の知覚システムが神経定型の人々よりもすぐれた働きをし，その結果偏っていると解釈されうるスキルを生じさせるのかもしれないと提唱する（Mottron et al., 2006）。その理論は，全体的処理過程のレベルでの困難を伴わないで，局所的処理過程がすぐれていることを予測する。その証拠には描写課題が含まれている。その課題では自閉症の人々は自閉症でない成人と比べて不可能図形をうまく描くことができる。もっと最近では，この仮説に促されて，自閉症の子どもの知的能力の評価は，知覚的な強みを利用する測定法に依拠すると，より正確になされるのかどうかが研究された。その研究者は，このようにして選ばれた測定法（例えばレーヴン漸進的マトリックス）を用いると，伝統的なIQテストでよりも遥かに高い能力の評価が得られることを見出した（Courchesne et al., 2015）。

ケイト・プレイステッド＝グラントらは，もう一つの別の仮説を提起した。それは，自閉症で問題となる特有の特徴は識別と一般化だと示唆する。これらは正反対の対となる能力で，自閉症において前者が強くなっており，後者は弱くなっていると考えられている。このモデルは，もっぱら視覚的探索課題から得られたデータに基づいている。それらは，自閉症の人々が，非常にすぐれた識別能力を要する最も困難な連結課題で特に強みを見せることを明らかにした（Plaisted et al., 1998a, 1998b ; O'Riordan et al., 2001）。自閉症のすぐれた視覚的探索の所在に関する最近の分析は，自閉症の成人が「**非探索的処理過程，特に多数の視覚刺激の同時識別にすぐれている**」と結論づけた（Shirama et al., 2017）。

われわれは，自閉症の知覚特性に関するこれら多くの微妙に異なる説明をどのように理解すべきなのか。それらは注意深く工夫された実験課題での成績に関して異なる予測を立てるかもしれないが，これらの仮説の間での違いが，例えば学校の教室での学習や家庭生活にどの程度影響を与えるかは，不明確のままである。鋭敏な心理学的検査の組み合わせによって，自閉症の個人の知覚処理過程に関する個別的な特性（profile）が得られるかもしれない。たぶんそれにより，全体処理過程に苦労している人々と，特に強力な局所的知覚スキルを有する人々は区別されるかもしれない。しかし，さしあたっては，これらの文献からわれわれが引き出せる重要な二つの部分がある。第一に，自閉症の強みの描写や説明を強調することは，自閉症についての大多数の障碍に焦点を合わせた心理学的文献からの快い解放をもたらす。第二に，その研究は，われわれが自閉症の子どもの教育をどのように改善するか，そしてスペクトラム上にある成人に対して適切な雇用の機会をどのように提供するかに関するヒントを提供する。もちろん，そのような推薦によって，自閉症の人々自身が直接われわれに述べるニーズ，あるいは実在する個人的差異を無視することは許されない。そうであるにせよ，これらの知見から，一目で著しい知的障碍を持っているように見える人々に関わるときは，特に有用な出発点が確保できる。このような理由で，この研究が臨床家と共有され，適切なガイドラインに組み込まれることが必要不可欠（ふかけつ）である。

純粋な科学的見地にもどると，われわれはこれらの説明モデルが特定の機械論的仮説を提唱しているのではないことを忘れてはならない。どの場合でも，自閉症の人々が感覚入力を取り入れ，それに反応する仕方に差異のあることは明らかであるが，これらの差異を制御している根底にある処理過程はまだ明らかになっていない。第5節では，これに関連のある一つの新しい脳機能モデルを概観する。

3. 統合と複雑性

情報処理過程の見地から自閉症を特徴づけるもう一つの試みは，多数の情報源を処理し統合することに関する差異の研究からもたらされる(Minshew et al., 1997 ; Minshew & Goldstein, 1998)。これらのモデルは知覚レベル，つまり入力に接近し反応することに焦点を合わせるのではなく，情報が入力期と反応期の間で脳の中で統合される，その様式を探索する。例えば，ニューマンら(2006)は，コンピューターを用いた模擬実験法を用いて，多くの自閉症の人々が示す顔への視線のパターン（自閉症でない人々と比較すると目より口を多く見る）が，ボトムアップ式の知覚処理過程によるのではなく，注意のトップダウン式の調整における差異によると提唱した。この理論の多くの証拠が，複数の様相の入力に対する機能的な脳の反応における差異と情報の統合に必要と考えられる神経回路における構造的な差異の存在を明らかに示すfMRI研究から得られる(例えばCastelli et al., 2002 ; Bird et al., 2006)。一つのメタ分析は，標本数がしばしば少なく，それゆえに結果はしっかりとしたものではないものの，今日までの知見は，なんらかの局所的な「障碍」ではなく，異なる脳の領域の統合における差異を示唆している，と結論づけた(Philip et al., 2012)。

行動のレベルでは，複数の感覚入力，例えば視覚，聴覚，および触覚の情報を統合する傾向に関して，特異的な差異が見出されている(Iarocci & McDonald, 2006)。それと関連して，いくつかの研究は，自閉症の人々が動作を探知するためにより多くの量の動作の手掛かりを必要とすることを見出した(Milne et al., 2005)。もっとも，この知見は一貫性がない(Foss-Feig et al., 2013)。これらのデータの解釈の一つは，動作の手掛かりに対する感受性の鈍さは，動作を探知するために必要となる多数の情報源，例えば背景に対する前景像の相対的な位置，を結合することの困難さの反映であるとすることだ。この研究は第7章で論じられた，のちに自閉症の診断を受ける乳幼児は聴覚と視覚の同期性を示す刺激の領域に，より注意を払うという知見を解釈するために使われた(Klin et al., 2009)。ここで情報処理仮説を採用すると，この同期した複数の様相への注目は，単なる注意の選好ではなく，複数の感覚入力の努力を要する処理過程の反映であると解釈できる。同じ解釈が，視線追跡研究の知見を理解するために用いられる。その研究は，刺激が複数の形態（つまり聴覚と視覚の入力）で，しかも動いているなら，自閉症の被験者とそうでない被験者との間に，一貫して大きな群間差があることを示した（Chevallier et al., 2015）。

統合と複雑性という幅広い題目に含まれるであろうもう一つの理論的仮説は，関心を基にした理論，モノトロピー理論である（Murray et al., 2005）。この理論は，自閉症である研究者により発展させられたのだが，自閉症のはっきりとした特徴は，非典型的な注意の割り当て，配分であると提唱する。自閉症の人々とそうでない人々の間の差異は，次のような点にある。**「強く喚起された少数の関心を持つこと，すなわちモノトロピー的傾向と，それほど強く喚起されない関心を多数持つこと，すなわちポリトロピー的傾向の間にある」**（同書, p.140）。結果として，このモデルはRRBIsの診断領域に見られる強い集中を因果的第一位性と定め，その他の診断的特徴はこの基本的な差異から続いて生じると仮定する。対人相互交流に必要とされる幅広く配分された注意を考えると，自閉症の人々はその活動にうまく適応していない。モノトロピー理論は，経験的な検証を必要とするが，新奇さや変化を自閉症の人がどのように経験しているのかを生き生きと描写しており，それにより自閉症の危機の経験，あるいは「溶融」に関する貴重な洞察が得られる。

> 注意のトンネルにいる人にとって，全ての予期せぬ変化は唐突であり，手短に言えば，真に破局的である。それまでの安全な状態からの完全なる断絶，意味をなさない感覚の嵐への突入，身の毛もよだつ経験，これらはたった一日のうちに何回も起きるかもしれない。
>
> （同書, p.147）

この章で取り上げられた理論的な接近法の全ては，認知モデルでは必ずしも常にうまく捉えられなかった自閉症の人々の生きた経験の諸側面と深く関連している。例えば，感覚情報を統合することの困難さは，感覚入力への感受性を説明できるかもしれない。統合の失敗のために，個別の感覚信号が圧倒的（感覚過敏）になるかもしれないし，あるいはいくつかの感覚入力が，同時に入力された信号により増強されないで，別々に処理されるので，無視（感覚鈍麻）されるのかもしれない。動作が処理され知覚される仕方の差異のために，非典型的な粗大運動の様式や自閉症の人々によく見られる失行が生じるのかもしれない。モノトロピー的注意は特化したスキルを発達させる一方で，変化に対処することを困難にさせるだろう。これらの特徴全ては，しばしば，例えば話しことばや身ぶり，表情などの多数の入力を統合している，対人的情報の即時の高速の処理を抑制することで，対人認知能力に影響を与えるだろう。しかし，この理論群は，そのモデルの予測を直接検証するデータを缺いているので，非常に根拠が乏しい。むしろ，これらのモデルのほとんどが神経学的，および行動的データのパターンの事後の解釈から導き出されたのであり，しっかりとした実験による支持を今のところ缺いている。

4. 体系化と共感性

サイモン・バロン＝コーエンの自閉症の「男性脳」型という考え（しかし，神経科学研究における明らかな性差に対するしっかりとした批判については，Fine, 2010 を見よ）から生じた影響力のある仮説は，自閉症が乏しい「共感性」とすぐれた「体系化」の組み合わせとして理解できると示唆する。両方の構成概念は，自記式のチェックリストを用いて性格の特性の次元として測定される。すなわち共感性指数は対人スキルや対人選好について問う一方，体系化指数は，規則を課す，あるいは発見する，あるいは物事がどのように作動するのかを解明することをどれくらい好むかを問う。これらの構成概念がどの程度直交性の次元であるのか，あるいは互いに交換可能の関係であるのかについては，不明確なままである（Wheelwright et al., 2006）。

体系化指数は，規則に基づき予測可能で論理的である脈絡で容易に認められる，体系的な行動や思考様式を実行する傾向を捉えようと試みる。

例えば，体系化指数の高い人にとって，学位の対象となる共通科目の選択は，工学，数学，あるいはコンピューター科学であるかもしれない（Manson & Winterbottom, 2012）。自閉症との関連では，体系化は以前に記述された知覚的仮説と矛盾しない。実際，体系化は細部への注目のような低いレベルの特質を前提とする。もっとも，細部に焦点を合わせる知覚様式が体系化への選好を生じさせるのか，あるいは体系化の活動がそれに適切な知覚スキルを磨くのかは，未解決のままである。自閉症の人々やその近い血縁者の間では，一貫して高い体系化指数得点が見られる。もっとも，この知見は自己報告に頼っているので根拠が弱くなる。ローソンら（2004）は，ヴィンセント機械学的図式検査から得られた項目を用いて，物理系の理解を評価するために物理的予測質問票を作成した。しかしその理想的な体系化検査は，読解せねばならない，（そしてそれゆえそれまでの経験／興味／教育との混同を避ける）完全に新規のシステムを個人に提示するものでなければならない。ハーヴェイら（2016）は，ハッカーの小集団とより大勢の選別されていない集団で，自己報告された体系化の評価点と暗号解読課題の成績の間に相関を見出した。しかしわれわれの知る限りでは，この能力は自閉症の人々では検査されていない。「狩猟採集」の検査を実施した一つの研究では，自閉症の子どもが定型発達の子どもと比較して，より体系化した接近法を示す証拠は，まったく見られなかった（Pellicano et al., 2011）。望むらくは，体系化のあるいは非体系化の解決法のどちらかを用いて解決できる，新規の課題を提示する研究が今後実施されれば，この次元的理論の証拠を提出するだろう。

共感性指数にもどると，「共感性」という学術用語は非常に問題が多い。共感性の辞書的な定義は「**他人の感情を理解し共有すること**」であり，一般的な会話では，共感は単に他人の感情を「**気遣う，あるいは響応して反応する**」ことを意味するために，しばしば使われる。われわれは，第6章で自閉症を説明しようと試みる多くの対人認知モデルが，自閉症の人々は他の人々の心的状態を表象することに困難があると示唆しているのを，検討した。しかし，他の人々が何を考えているかを知ること（ToM）は，彼らが何を感じているかに気を配ること（感情的共感）と同じではない。自閉症で感情的共感がまったく障碍されているかどうかは，科学者（Bird & Viding, 2014）と当事者の両方によって，白熱した議論がなされている。後者はしばしば，彼らの生きた経験が他人の感情をほとんど感じないのではなく感じすぎるものであると述べる。

多くの自閉症の当事者は，自閉症の人々は共感できないという考えが流布することで，彼らの共同体が被ってきた損害を指摘している。特に，この構成概念は，他者の心的状態を理解し，そして社会的規範によって期待されているように応答しようと，大抵の人よりも苦労しているかもしれない人々にとって，我慢できないものである。特定の対人的脈絡で期待される行動と自閉症の人が実際にすることの間の不適合を，共感の缺如によるものだとレッテルを貼ることが，自閉症でない観測者の側の著しい共感の缺如を，図らずも露わに示している。第９章では，この共感と自閉症についての議論を，ミルトン（2012）により提起された二重共感問題との関連でさらに深める。

5．ベイズ派の仮説

執筆時点で，比較的新しい脳の理解への接近法はベイズのモデル，あるいは予測的符号化モデルである。これを詳細に理解するのはひどく難しいのだが，要するに，このモデルは，われわれの脳が世界について（迅速かつ，持続的に）トップダウンで予測し，入ってくる知覚的証拠をそれと比較することで作動していると示唆する。その目標は不適合，あるいは「予測の間違い」を最小化することである。そうして予測（「事前確率」といわれる）は入ってくる情報と照合することでますます正確になり，そしてその予測が行動を導く。そのシステムの鍵となる要素は，経験がより正確な事前確率を形成することに寄与することである。

自閉症の脈絡では，ベイズ派の脳の枠組みから得られる一つの仮説は，自閉症の脳が経験を効果的に考慮に入れないために，正確さの缺ける予測に頼っていると示唆する（Pellicano & Burr, 2012）。場合によっては，そのような神経学的な基盤が，自閉症の人々が視覚的錯覚を起こしにくいというように，知覚の精度を高めるだろう（Happé, 1996）。ベイズ派の解釈によると，自閉症の人々は経験に基づいて見込みを応用（あるいは誤用）しないので，錯覚を独自の見方で見ることができる。しかし，大半の状況で，それまでの経験が自閉症でない人々の感覚入力を「滑らかにする」のに役立ち，それを自分の見込みに従って入力を分類することができ，そのため彼らは細部のレベルでの変異に混乱させられる必要がない。例えば，それまでの知識によって，神経定型の人々は，馴染みの空間を，実際には小さな細部が変わってしまっていたとしても，いつでも同じものとして経験できる。一方，自閉症の人々はその空間を，まったく新しい，あるいは少なくとも混乱させられる変化がたくさんあるものとして，経験するであろう。

しかし，ベイズ派の別の仮説は，自閉症が予測の過度な正確性を特徴とすると示唆する（Lawson et al., 2004）。この理論によると，自閉症は過度に特化されて，詳細になっている予測と関連しており，その結果，間違いを経験することが多くなる。言い換えると，この仮説によれば，自閉症の人々はそれまでの経験を利用するのだが，これらの事前の経験は非常に詳細でまた強く，結果として「過剰適合」と，一般化の欠如が生じる（Van de Cruys et al., 2013, 2014）。この逆の仮説は，前に述べたのと同じ現象をきっちりと説明できる。つまり自閉症の人々が，馴染みの場所の小さな変化に苦労するのは，その場所に対する見込みが，過度に特化され，非常に繊細な細部の情報を含んでいるからである。一方，神経定型の人々はその場所のおおよその，一般化可能な表象に合致する事前見込みの恩恵を受ける。

ベイズ派の脳の基本的な作動モデルに基づく，これらの自閉症の解釈は，その価値が評価されるまでに，もっとたくさんの研究を要する。脳のベイズ派の理論は，一般にまだ十分に検証されておらず，今のところほとんどの証拠は，基本的な知覚過程に焦点を合わせたものであり，高次脳機能に関連するものは限られている。さらに，実験的な課題は，予測的符号化解釈と矛盾するものでないにしても，この理論にしっかりとした検証を与えることはほとんどない。自閉症の場合で，もしベイズ派の一つの仮説が，文献の中にすでに見られるパターンの新しい解釈を提出するのではなく，自閉症の課題の成績を完全に新しく予測できるのならば，心強いことだろう。

6. 情報処理過程と対人領域

自閉症の対人認知モデルが対人領域以外の特徴を説明できていないと批判されうるのとまったく同様に，この章で概観した自閉症の理論的なモデルが，特異的な対人交流の差異の存在を説明できるのかどうかは未解決のままである。われわれが知覚の差異と対人交流の差異を関連づける一つの基盤は，対人相互交流の経験を，複数の入力を通して統合されているが，体系的かつ規則に則った構造を伴わない全体論的処理過程を必要としているものとして特徴づけることである。もしこれが可能ならば，われわれは，対人領域の問題が対人世界を捉えるために必要とされる特定の処理過程の混乱に基づくと論じることができるだろう。この解釈に一致するいくつかの証拠が，刺激が複雑になると，非典型的な対人注意が最も目立つようになると論ずる研究から得られる（Birmingham et al., 2012）。

他方，刺激の複雑性を客観的に決定するための，合意の得られた，証拠に基づく方法は存在しない。さらに，人間の脳はある種の課題のために進化してきた。われわれはコンピューターが困難とみなす作業（例えば3Dの場面で物体を浮き出させること）を簡単で楽なものとみなすし，逆（例えば非常に大きな数の割り算）もまた然りである。それゆえ，対人世界が，他の種類の情報との関連で，独特である，あるいは特別に「複雑」であるとの主張を実証することは，この考えが魅力的であるにしても，まだ不可能である。情報処理過程と知覚の理論は，「繊細な切断」，すなわち，対人的課題とそれに非常によく対応した非対人的課題との間に見られる自閉症に特異的な差異にも適用しづらい。例えば，領域全般処理過程の差異は，なぜそれほど多くの自閉症の子どもが古い写真と関連したメタ表象を思い起こせるが古い信念に関連した同じ課題ができないのかを，説明できるだろうか。

7. 現在の議論

◇ 要約

数々の理論モデルは，非対人領域の診断的特徴や実験での知見を，自閉症の強みも含めて，記述しようと試みて，対人領域を超えた領域に向かう。しかし，自閉症の人々に特有の情報処理過程の様式を捉えるためのこれらの努力によっても，いろいろな知見に見られる広い変異を網羅した首尾一貫性のある説明は，いまだに提供されていない。その予測や解釈に関して比較的類似した数々のモデル（例えば，弱い中枢性統合と，高められた知覚機能）が提案されてきた。別々の理論が互いに排他的ではない場合もある。例えば予測符号化の差異は，体系化の選好性として目立っている細部への注目を生じさせるかもしれない。この学術領域は，いまだに個々人を対象とした実験的研究における少数の標本に依拠するといった欠点（けってん）を抱えており，再実験や大規模な研究がほとんどなされておらず，そのため競合する仮説間の区別，あるいはそれらからの実用的な教訓の抽出がいっそう困難となっている。

◇ 大きな疑問

自閉症の対人交流の特徴と，全ての入力されるデータを（たぶん理論的に）統制する基本的な情報処理過程様式との関係は何なのか。自閉症の人々は対人相互交流と情報処理過程の様式の両方の差異の，謎めいた偶然に一致した組み合わせを，まさに被っているのだろうか。なぜこれらの二つの差異がこれほどたくさんの人々において同時に出現するのだろうか。あるいはこれらの広い症状領域をそれぞれ別個に経験しているが，いまだに同定されない一群の人々がいるのだろうか。

これらの仮説は，あるいはいかなる仮説も，自閉症で見られる感覚過敏や感覚鈍麻をどのように説明できるのだろうか。ベイズ派のモデルは，この点で有望に見えるのだが，しっかりとした実験的な検証法は，いまだ開発されておらず，自閉症に関するその研究はまだ産声をあげたばかりである。

自閉症の人々の情報処理過程に関する仮説は，受け入れられるものが一つだけである必要があるのか。ここまで記述してきた理論的仮説のそれぞれは，自閉症の人々がどのように（特異的に）情報を取り入れ処理するかに関する共有された疑問に関連して，微妙に異なる強調点を有するか微妙に異なる水準の解釈を与えているが，われわれはそれら全ての共存を許容すべきなのだろうか。この提案はこの章で網羅された研究の実用的な意義に関係する。自閉症の人々の異なる感覚経験，知覚能力，および選好性を，それらの基本的な基盤の諸側面を描くことによって，理にかなったものとみなす証拠に基づくモデルを持てれば，それで十分なのだろうか。それとも自閉症の情報処理過程が通常の規範とはっきりと異なる点をより精密に理解することが，自閉症の人々に利益をもたらすのだろうか。

自閉症共同体の貢献――ジョン・アダムス：芸術家，自閉症当事者

私は常に質問をしてきた。すなわち，物心ついてからずっと，私は自分の周りの世界に関して質問をしてきた。私はウェールズで5歳の時，ある休日に，一つの石を拾い上げ，そして化石を見ながらそれは何なのか尋ねた。この一つの行動により，私は残りの人生全てをかけて一つの探求に身を投じることになった。私は私の下にある世界，周りにある世界，そして上にある世界を理

解しなければならなかった。今私は，これが必ずしも対人世界を意味していたのではないと理解できる。私は細部に関する渇望を持っていたが，同時にそれが全体規模で，「時間」においても，場所においても，どこに当てはまるかを考えることを余儀なくされた。私は常に「これはどこに当てはまるのか」と問い続けていた。細部は全体像との関連がないと役に立たないので，私は全体像を必要とした。

例えば，私が見つけた化石は，ある特定可能な分類学名と年代を持っている。私はそれらは何であり，地質学的および進化論的な時間軸での，それらの占める位置を知る必要があった。私は数多くの文献を読み，また実際に経験することで，これらの断片から形成される三次元の大きな展望をごく自然に構成した。それは決して直線ではなく，いつもスペクトラムでない雲であった。私は時間を概念として理解するのにはなんら問題がないようであった。私は共感的であるし，それに私は手を伸ばし，触ることができるからである。それは人々と同じではなかった。彼らのパターンの中に，私が考慮に入れなければならない不文律の手に負えない要素があるように思えたからである。私はそれらを，私が科学あるいは歴史でおこなえるように，まとめあげられなかった。

7歳の時に，私は自分の中の深い部分に触れ，芸術家になる，と言った。私は数年間なんとか学校に適応したが，ついには差異を覆い隠せなくなった。1960年代の学校は楽しくなかった。そこで私はすぐに異なっている要求やシステムと衝突した。私は事実や描画に関する能力のおかげで助かった。その後，私の絵を，名前のスペルが間違っていたために，教師がクラスの前でびりびりに破った。そして私は自分自身をもっと隠すことに決めた。私は古生物学者になる訓練のために単科の芸術大学に進学はせず，総合大学に進学した。私は地質学的時間の全体像の中で化石の位置を発見し記述し認識するスキルを手に入れた。私はこれらのスキルを他の対象に応用することができた。それには現代美術も含まれており，そこで私は今，社会的交流美術プロジェクトを創造し，監督している。

私は大急ぎで自閉症と診断されることに不安であった。というのも，私は詳細かつ大きな構図の診断基準のあちこちに合致していないように思えたからである。それらは私の生きた経験と矛盾するように思えた。そう，私は上手に体系化する。しかし，現在の理論が，それに合致している自閉症の人々ではなく，「われわれの全体像」にもっぱら合致していないのであれば，それはどうなんだと私は思う。

推薦図書

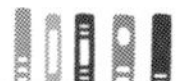

Gerland, G. (2003). *A real person : Life on the outside*. London : Souvenir Press.

Happé, F., & Frith, U. (2006). The weak coherence account : Detail-focused cognitive style in autism spectrum disorders. *Journal of Autism and Developmental Disorders*, 36, 5-25.

Murray, D., Lesser, M., & Lawson, W. (2005). Attention,monotropism and the diagnostic criteria for autism. *Autism*, 9(2), 139-156.

Pellicano, E., & Burr, D. (2012). When the world becomes 'too real' : A Bayesian explanation of autistic perception. *Trends in Cognitive Sciences*, 16(10), 504-510.

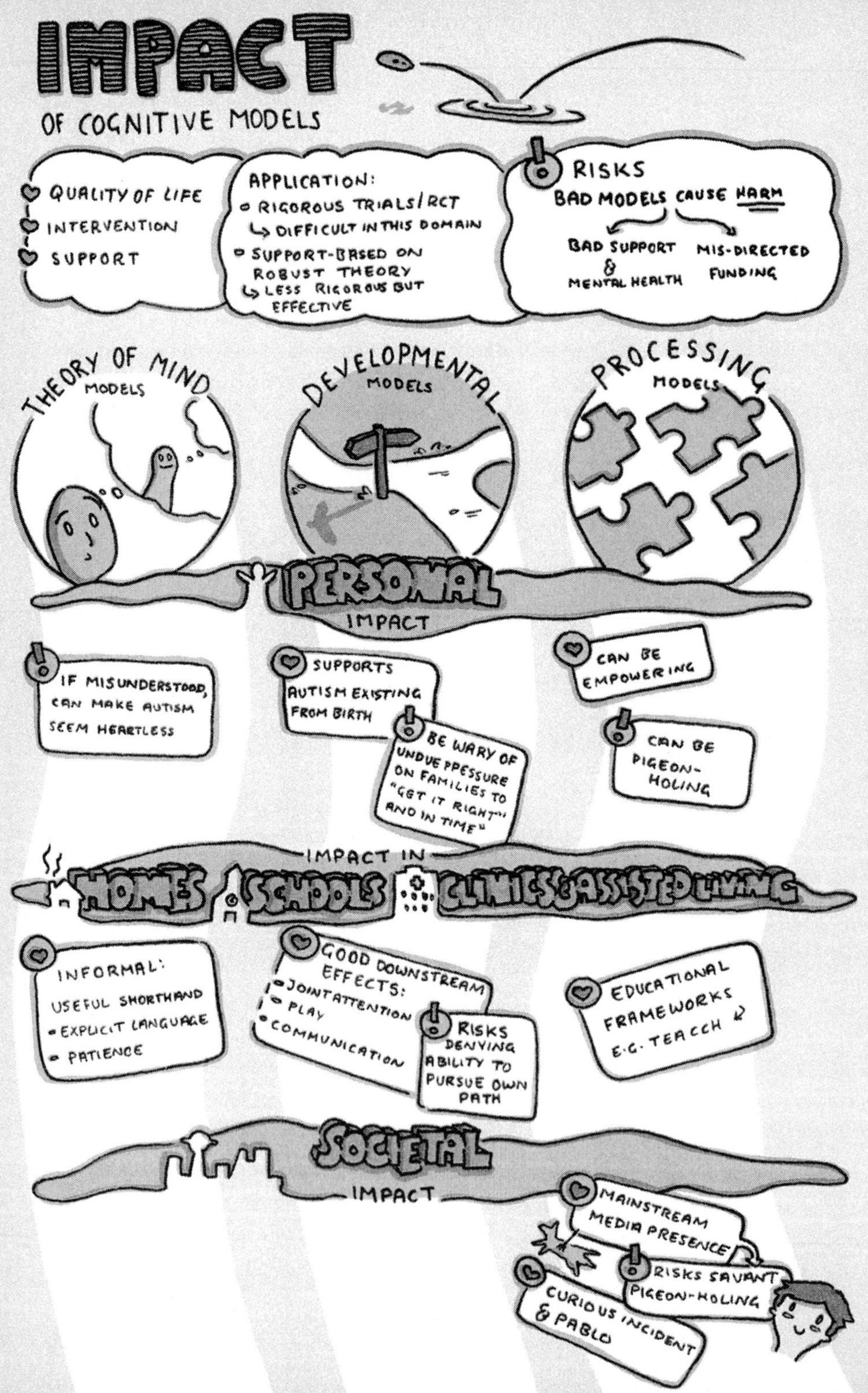

IMPACT

OF COGNITIVE MODELS

- QUALITY OF LIFE
- INTERVENTION
- SUPPORT

APPLICATION:
- RIGOROUS TRIALS/RCT
  ↳ DIFFICULT IN THIS DOMAIN
- SUPPORT-BASED ON ROBUST THEORY
  ↳ LESS RIGOROUS BUT EFFECTIVE

RISKS
BAD MODELS CAUSE HARM
BAD SUPPORT & MENTAL HEALTH
MIS-DIRECTED FUNDING

THEORY OF MIND MODELS

DEVELOPMENTAL MODELS

PROCESSING MODELS

PERSONAL IMPACT

IF MISUNDERSTOOD, CAN MAKE AUTISM SEEM HEARTLESS

SUPPORTS AUTISM EXISTING FROM BIRTH

BE WARY OF UNDUE PRESSURE ON FAMILIES TO "GET IT RIGHT" AND IN TIME"

CAN BE EMPOWERING

CAN BE PIGEON-HOLING

IMPACT IN HOMES SCHOOLS CLINICS & ASSISTED LIVING

INFORMAL:
USEFUL SHORTHAND
- EXPLICIT LANGUAGE
- PATIENCE

GOOD DOWNSTREAM EFFECTS:
- JOINT ATTENTION
- PLAY
- COMMUNICATION

RISKS DENYING ABILITY TO PURSUE OWN PATH

EDUCATIONAL FRAMEWORKS E.G. TEACCH

SOCIETAL IMPACT

MAINSTREAM MEDIA PRESENCE

RISKS SAVANT PIGEON-HOLING

CURIOUS INCIDENT & PABLO

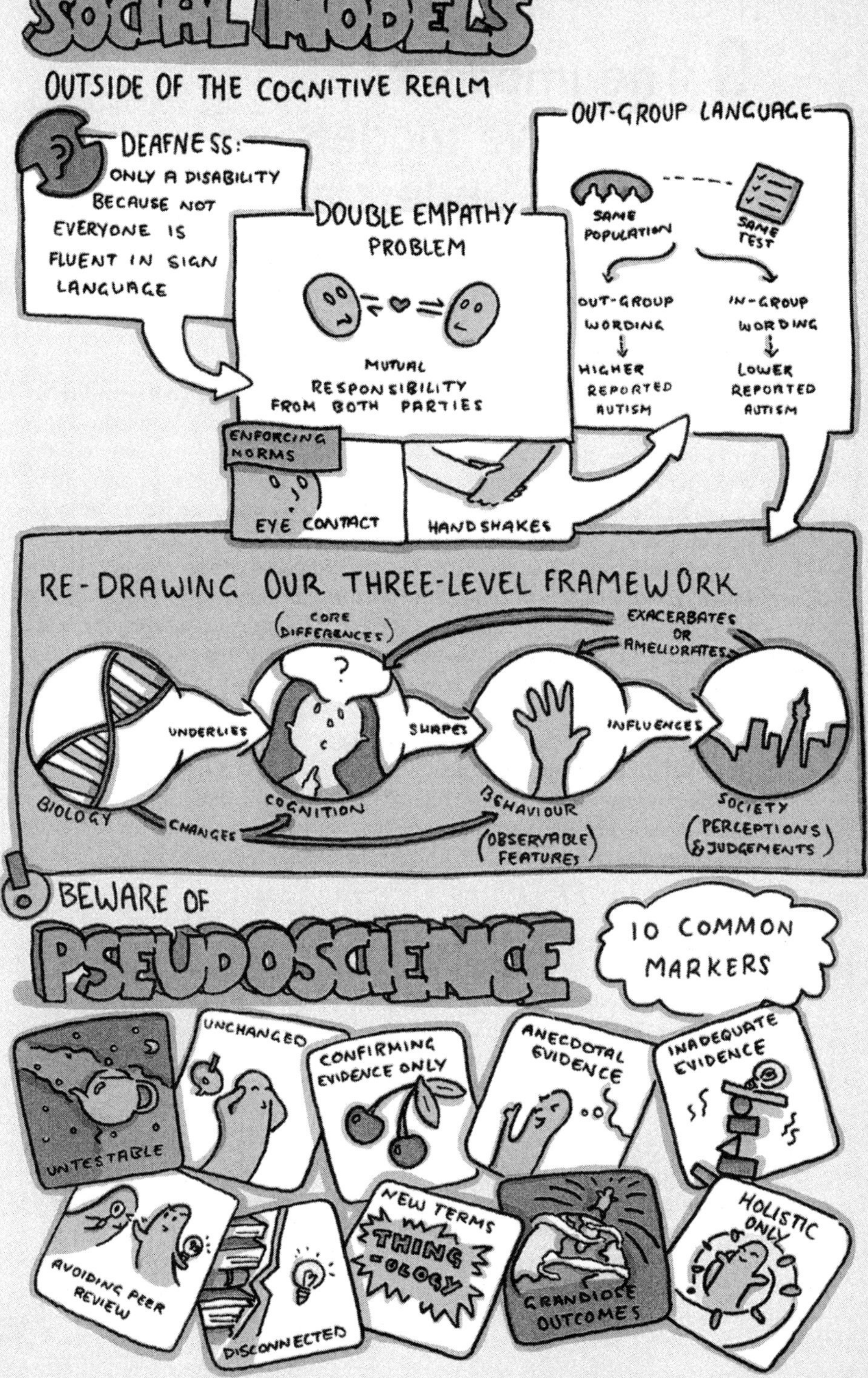
SOCIAL MODELS
OUTSIDE OF THE COGNITIVE REALM
DEAFNESS: ONLY A DISABILITY BECAUSE NOT EVERYONE IS FLUENT IN SIGN LANGUAGE
DOUBLE EMPATHY PROBLEM
MUTUAL RESPONSIBILITY FROM BOTH PARTIES
OUT-GROUP LANGUAGE
SAME POPULATION
SAME TEST
OUT-GROUP WORDING
HIGHER REPORTED AUTISM
IN-GROUP WORDING
LOWER REPORTED AUTISM
ENFORCING NORMS
EYE CONTACT
HANDSHAKES
RE-DRAWING OUR THREE-LEVEL FRAMEWORK
(CORE DIFFERENCES)
EXACERBATES OR AMELIORATES
UNDERLIES
SHAPES
INFLUENCES
BIOLOGY
COGNITION
BEHAVIOUR
(OBSERVABLE FEATURES)
SOCIETY
(PERCEPTIONS & JUDGEMENTS)
CHANGES
BEWARE OF
PSEUDOSCIENCE
10 COMMON MARKERS
UNTESTABLE
UNCHANGED
CONFIRMING EVIDENCE ONLY
ANECDOTAL EVIDENCE
INADEQUATE EVIDENCE
AVOIDING PEER REVIEW
DISCONNECTED
NEW TERMS
THING-OLOGY
GRANDIOSE OUTCOMES
HOLISTIC ONLY

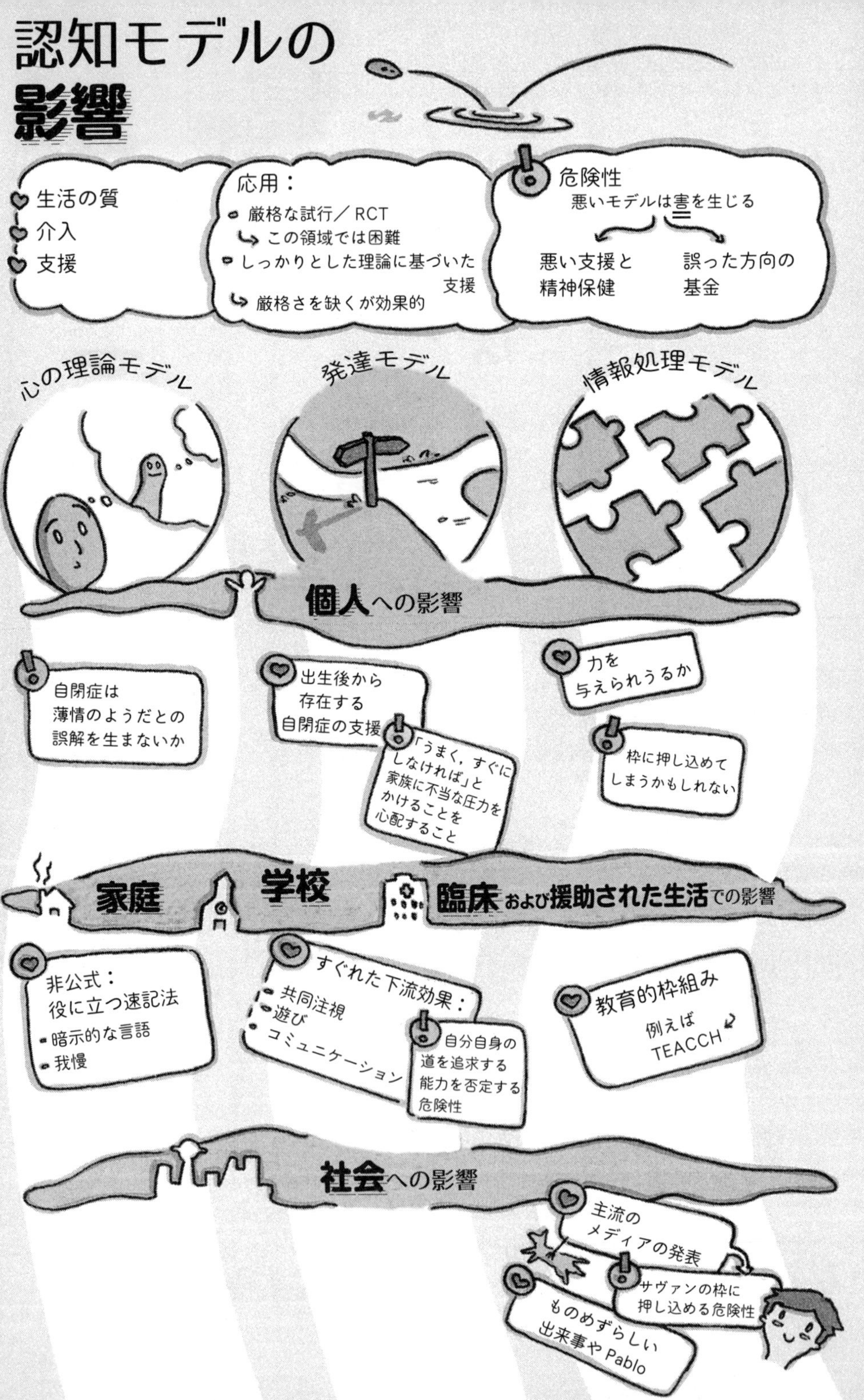
認知モデルの
影響
生活の質
介入
支援
応用：
厳格な試行／RCT
この領域では困難
しっかりとした理論に基づいた支援
厳格さを欠くが効果的
危険性
悪いモデルは害を生じる
悪い支援と精神保健
誤った方向の基金
心の理論モデル
発達モデル
情報処理モデル
個人への影響
自閉症は薄情のようだとの誤解を生まないか
出生後から存在する自閉症の支援
「うまく，すぐにしなければ」と家族に不当な圧力をかけることを心配すること
力を与えられうるか
枠に押し込めてしまうかもしれない
家庭 学校 臨床および援助された生活での影響
非公式：
役に立つ速記法
暗示的な言語
我慢
すぐれた下流効果：
共同注視
遊び
コミュニケーション
自分自身の道を追求する能力を否定する危険性
教育的枠組み
例えば TEACCH
社会への影響
主流のメディアの発表
サヴァンの枠に押し込める危険性
ものめずらしい出来事や Pablo

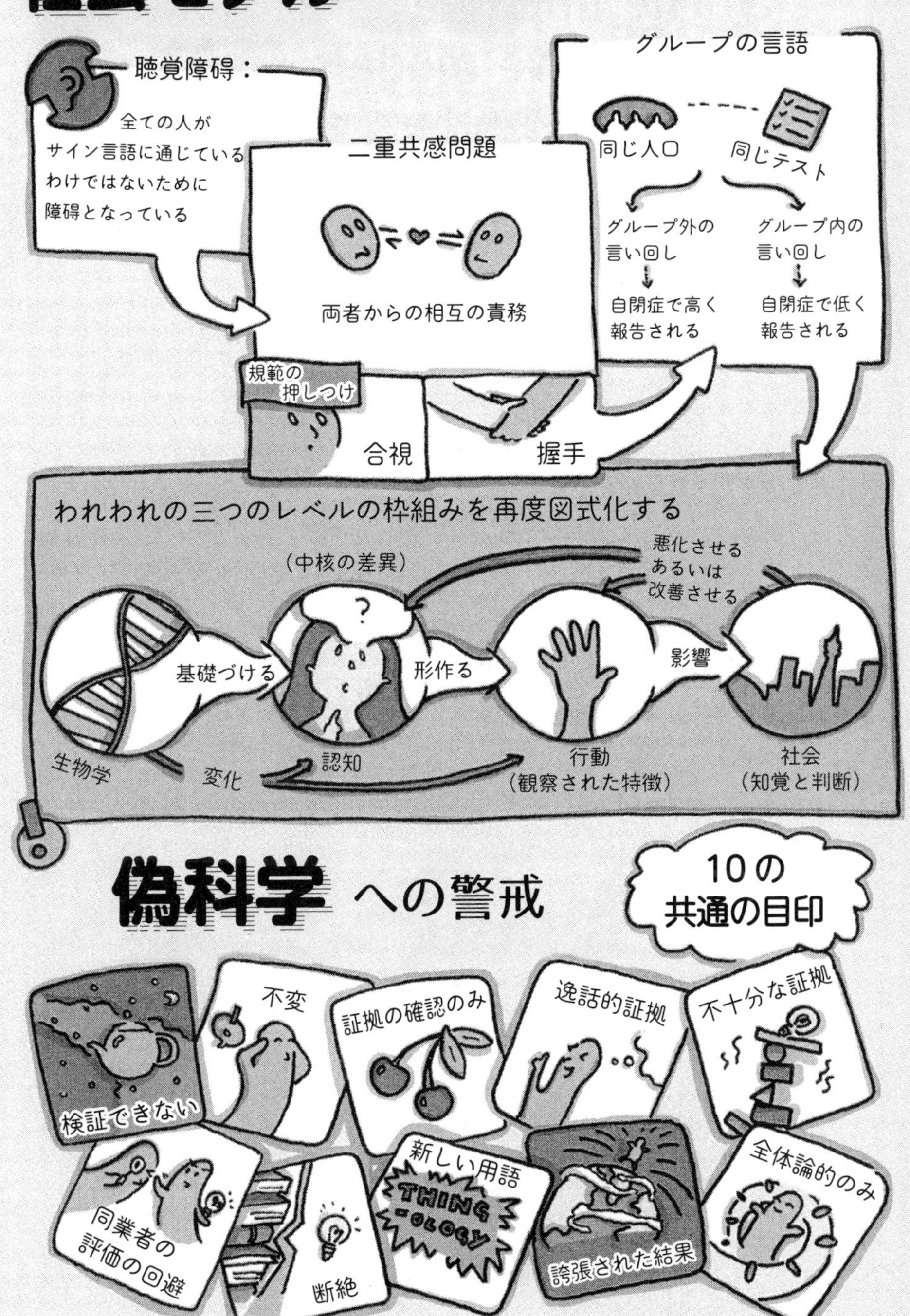
社会モデル 認知領域の外部
聴覚障碍：
全ての人が
サイン言語に通じている
わけではないために
障碍となっている
二重共感問題
両者からの相互の責務
グループの言語
同じ人口
同じテスト
グループ外の
言い回し
自閉症で高く
報告される
グループ内の
言い回し
自閉症で低く
報告される
規範の
押しつけ
合視
握手
われわれの三つのレベルの枠組みを再度図式化する
（中核の差異）
悪化させる
あるいは
改善させる
基礎づける
形作る
影響
生物学
変化
認知
行動
（観察された特徴）
社会
（知覚と判断）
偽科学への警戒
10の
共通の目印
検証できない
不変
証拠の確認のみ
逸話的証拠
不十分な証拠
同業者の
評価の回避
断絶
新しい用語
THING
-OLOGY
誇張された結果
全体論的のみ

認知モデルの自閉症理解と臨床実践に与える影響

本書では，認知レベルで自閉症を記述する試みに焦点を絞ってきた。これは，直接に観察可能な行動と生物学の間に位置する，大部分隠された概念的な層である。われわれは自閉症の心理学理論を，**第一次缺損**（けっそん）**モデル**，**発達的説明**，そして**認知的差異モデル**，に分類した。どの説明もそれぞれを支持する実験的証拠を有するが，いずれもが，神経定型的な認知体験から自閉症がどのように異なるのかを十分に説明する方法としては，普遍的に受け入れられてはいない。

しかし，これらの心理学モデルの妥当性を検証する別の方法がある。それは，それらが個々に，あるいは集合体として，社会にどれほど影響を与えてきたかを考察することである。ここで，自閉症の人々を支援するための心理学理論に基づく接近法が，どのように普及し，どのような結果になったかについて考察する。また，心理学理論が自閉症に対する態度をどのように変えてきたかを，これらの理論モデルを自閉症の人々がどう認識するかという重要な問題と一緒に検討する。

この探求を始める前に，証拠に基づいた支援が自閉症の人々の生活の中で，どのような役割を果たすのかについて述べておくことが重要である。疑いもなく，大量の文献が，自閉症の人々を少しでも自閉症的でないようにしたいという欲求として要約可能な治療目標を持つ介入方法を記述してきた。いくつかの介入法は，神経定型の人々と同じように行動するよう機械的に訓練するにすぎないものである。しかし，このことは証拠に基づいた介入（心理学研究で使用される「介入」ということばは，すでに人が日常的におこなっていない何かを単に記述しているだけである）が，革新的な協議事項と一致しえないということを意味しない。自閉症の個人の自己同一性や自尊心を損なうことなく，自閉症共同体に真の利益をもたらすために活用できる心理学理論としっかりとした科学的方法は，数多くある。自閉症の一般的な特徴のうち，不利と認められている特定の側面を目標とした介入，例えば，話すこと，あるいは代替の補助的なコミュニケーション手段に焦点を当てて，自閉症の子どものコミュニケーションを発達させるための支援のような介入をおこなうことはできる。われわれはまた，認知行動療法のような包括的な精神保健支援を，自閉症の人々の能力を開発するために工夫できるだろう。あるいは，アレルギー体質の人がペットの猫を飼っている友人を訪ねる前に薬を飲むのと同じように，自閉症の人の感覚過敏を，いつでも和らげられる薬が開発されるかもしれない。

1. 証拠に基づいているとは何を意味するか

自閉症の人々を支援するための特定の接近法は，心理学的な証拠に基づかねばならないのであるが，そのためには二つの方法がある。まず第一に，それらは適切な科学的手法を用いて評価されねばならない。証拠に基づいた方法を確立するための「最善の基準」は，二重盲検無作為化比較対照試験（RCT）である。そこでは，同じあるいは類似した接近法によって多くの試験がおこなわれ，それらが系統的に，そしてメタ分析的に評価される。これらの手法を適切に説明したすぐれた教科書は数多くある（例：Petticrew & Roberts, 2008 ; Boutron et al., 2017）。そこでわれわれは一，二の鍵となる観察結果だけを述べる。

臨床試験やメタ分析の手法は，医薬品の効果を調べるために開発されたと理解することが重要である。医薬品の臨床試験には，ほとんどの場合，臨床的に関連性があると知られている，特定の客観的に測定可能な目標（例えば，血圧を下げる）が存在する。試験ごとに投与量（どれだけ服用するように指示されたか）や遵守（どれだけ服用したか）などを，測定し比較することは簡単にできる。偽条件も簡単に設定できる。その際患者やその家族，試験担当医師を含めた誰もが，誰が活性のある薬を飲み，誰が偽薬を飲んでいるかを知る必要はない。心理学的および教育的介入では，これらのいずれもが簡単ではない。まったく不可能なものもある。またRCTを実施しようとすると，いずれもがひどく費用がかかる。このため，心理－行動療法的支援のRCTやメタ分析はまれであり，証拠の質のための標準的な基準に基づいて判断されると，これらの支援法は不良と評価される。

そのため，心理学を用いた支援の評価には，これらのタイプの証拠は必ずしも最適な選択肢でないかもしれない。質が低いRCTをおこなうよりも，質の高い観察研究や面談調査をおこなう方が，たとえ結果が学術的にしっかりしていなくとも，より有益であるかもしれない。また，たとえすぐれたRCTを企画して実施できたとしても，それはあなたの質問に適したタイプの証拠ではないかもしれない。おそらくあなたは，RCTで得られる結果に焦点を当てたデータに興味がないだろう。自閉症の人々のための「会話クラブ」を例にとろう。幸福度に関する自己申告式のアンケートの数値など，客観的で測定可能な結果を選ぶかもしれないが，場合によっては，われわれが捉えたいのは結果そのものではなく，その過程なのである。クラブにいることの経験は，どのようなものなのだろうか。みんなが楽しい時間を過ごしているのか。そうでなければ，なぜそうでないのか，これを調整するためには何を変えればよいのか。アメリカでは，自閉症の若者の成人期への移行に関する広範な研究プロジェクトで，移行を改善するための施策を開発し評価するために，システムレベルの要因と地域住民規模の結果にもっと焦点を当てる必要のあることが確認された（Shattuck et al., 2018）。このように，特定の実践的接近法に対する正否の証拠を検討する際には，単に証拠の質を判断するための標準的な指標を適用するだけでなく，その証拠が望まれている要求や支援が利用されている脈絡に適切かどうかを検討する必要がある。

証拠が実践的な問題に関連するように提出される二つ目の仕方は，接近法がしっかりとした理論に基づいておこなわれるというものである。この場合，介入自体の直接の検証はないかもしれない。だが，それが経験的なデータによって強く支持されている理論に基づいていれば，それは証拠に基づいているということができる。その一つの例は，話し手の意図を把握することの困難から生じる混乱を避けるため，家族に対して，彼らの考えや感情を表現する際に，明確で字義通りのことばを使うように忠告することである。あるいは，対人的報酬に反応しにくい生徒の学習意欲を高めるために，工学技術を利用することができる。または，処理の遅れを防ぎ，情報過多を防ぐために，感覚的に負荷の少ない環境をつくることができる。これらの場合，接近法は厳密に評価されていないかもしれないが，その基礎となる理論は評価されており，その理論を支持する限り，そこから得られる実践的な接近法も支持されうるだろう。

科学的な観点から見ると，二つ目のタイプの証拠の基礎が劣っていることは間違いないが，しかしより現実的ではある。特に日常的な教室での実践や新しい技術のようなものに関しては，そうである。われわれは全てのものにRCTを期待することはできないし，そのような研究に資金が提供されるまで，長い時間待たねばならないだろう。このような状況下で，特定の指針や接近法の証拠の基礎を評価する際に考慮すべき重要な点は，その接近法の潜在的な利益と有害性について考えることである。有害性はさまざまな形で出現する。最も明らかな例は，新しい介入方法が，例えば薬に有害な副作用がある場合のように，実質的に有害なことである。しかし，それと同じくらい重要なのが，経済的有害性である。他のところに投資できるはずの費用が，その接近法にどれだけ費やされているのか。また教師の訓練や家族の活動の時間，共同空間といった他の資源も，その治療システムに割り当てられているかもしれない。もしその介入が利益をもたらさない，あるいは**十分な**利益をもたらさないのであれば，それは有害だろう。親は，個人としてそして家族として多大な犠牲を払ってでも，新しい介入を試みるために，経済的にも精神的にも重圧を感じることがありうる。もう一つの重要な要素は，特に自閉症に関連するのだが，ある種の専門的な支援を経験することが，自信や自己評価にどのような影響を与える

表9.1　疑似科学に共通する特徴　Finn et al., 2005 より転載

1	**検証できない**　その治療法は，検証あるいは反証ができないものなのか。
2	**不変**　矛盾した証拠があっても，その治療方法は変わらないのか。
3	**証拠の確認**　その治療法の理論的根拠は，効果を肯定する証拠のみに基づいており，効果が否定される証拠は無視あるいは軽視されていないか。
4	**逸話的証拠**　その治療法を支持する証拠が，個人的な経験や逸話に頼っていないか。
5	**不十分な証拠**　その治療法は，それを裏づけるのに必要な証拠の水準とは不釣り合いでないか。
6	**同業者の評価の回避**　その治療法は，批判的な審査を受けた証拠によって裏づけられていないか。
7	**断絶**　その治療法は，確立された科学的モデルやパラダイムから断絶していないか。
8	**新しい用語**　その治療法は，一見科学的ではあるが，よく調べてみるとまったく科学的ではないような用語で説明されていないか。
9	**誇張された結果**　その治療法は，誇張された主張あるいは十分には特定されていない結果に基づいていないか。
10	**全体論的**　その治療法は，曖昧に説明された全体論的な枠組みの中でのみ意味をなすと主張されていないか。

かを考えることである。自閉症の人々にスキルを身につけさせたり，機会を提供したりするどんな試みも，自閉症の人々の自信や幸福を犠牲にしてなされるべきでないことを，われわれは確認しておかねばならない。

これまで述べてきたような状況下では，自閉症の人々を支援するための特定の接近法の証拠と適切性のいずれが重要かについての判断は，事例ごとにおこなわれねばならない。すでに記述した問題を考慮するだけでなく，疑似科学を見極めることも重要である。そのために鍵となる標識が開発され公表されており，その一例を表 9.1 に示す（Finn et al., 2005）。悲しいことに，疑似科学が自閉症治療の世界に蔓延しており，われわれは読者に疑似科学の兆候に警戒し，治療法の決定や推奨の際に批判的な判断を下すように忠告しておきたい。特に親は，根拠の乏しい介入方法にしばしば振

り回される。目の肥えた懐疑的な母親や父親であっても，「もしこれが子どもの幸福に本当の違いをもたらすものだとしたら」と，自問自答しながら，それらを試みなければならないと思うかもしれない。

2．家庭，学校，診療所，福祉施設での影響

自閉症の人々を支援するための多くの特殊な接近法は，家庭，教育，臨床，または共同体の場で実践される。それは心理士，言語療法士，教師，医師，第三部門の療育専門家を含む，さまざまな専門家によっておこなわれる。同じ専門家グループが，親に対して構造化された訓練あるいは定式化されていない指導を実施し，その親が家庭で自閉症支援の実践を試みるかもしれない。そして，やっかいなことに，これらのグループの中には，さまざまな水準の自閉症に特化した知識や訓練を有する人がいるのである。

全ての自閉症の訓練がおそらく依拠している一つの認知理論があるとすれば，それは心の理論（theory of mind : ToM）である。ToM についての解説はしばしば，自閉症入門の中心を占める。この理論モデルを支持，あるいは否定する証拠が何であれ，自閉症の人々が他の人々の心的状態を自動的に，正確に，あるいは確信を持って表象しないかもしれない，と学ぶことは，初心者にとって非常に有用な「取っ掛かり」である。ToM によって，療育の実践者は，情報をもっと明示的にするべきであると気づかされ，また彼らの療育を受けている自閉症の人々が，神経定型の社会的規範で期待されるような行動をまったくしない場合にも，忍耐強く対応するように促される。この ToM モデルの治療実践を進める際の積極的役割にもかかわらず，この理論はこれまで効果的な治療的接近法の開発につながらなかった（Fletcher-Watson et al., 2014）。とりわけ，ToM のスキルを特別に教えても，教えられたスキル以外の領域で変化が生じない。また ToM の臨床的影響は，診断の手段や予後の指標の点から見ても限られている。これは，ある理論の自閉症について人々が話し考える仕方を形成する，実

践に対する「非公式」の影響と，診断や診断後の支援のようなものに対する「公式」の影響との間に存在する可能性のあるずれの例証である。

発達理論は，非常に幼い自閉症の子どものための支援の設計と実践に影響を与えることに，ある程度成功を収めてきた。これらのモデルに基づいた介入は，時として下流効果をもたらすことがある。例えば，早期に共同注意，コミュニケーション，および遊びのスキルを発達させると，1年後には言語面でより良い結果を得ることができる（例えば Kasari et al., 2008）。診断を受けていないが，のちに自閉症の診断を受ける可能性が高い乳幼児の親に対して，遊びやコミュニケーションのスキルに関する訓練を試みたグループがある。これらの介入もまた，のちのより幅広い対人的およびコミュニケーション能力に対する下流効果を示した（Green et al., 2017）。

しかし，初期の重要なスキルへの注目が，その後の一般的な発達上の変化をもたらすことが期待されるとするこの「発達連続的変化」モデルは，いつも成功するわけではない（例えば Kaale et al., 2014）。この種の接近法は，何時間もの集中的な介入を必要とし，それに関わる家族にとっては負担となる。より早期の介入がより大きな進歩につながることを示す証拠はいくつかあるが（Kasari et al., 2012），さまざまな年齢での介入がどのように進歩をもたらすかを直接比較した研究はない。しっかりとした証拠の根拠がないことを考えると（Green & Garg, 2018），どんな犠牲を払ってでも「早期介入」を求める現在の風潮は，親にとって非常にストレスになりうることを，われわれは忘れてはならない。遅くに診断された子どもの親は，子どもに有意義な支援を提供するという点で，「好機を逸した」と思うようになるかもしれない。子どもが人生の早期に診断を受けた場合，手遅れになる前に現にある何らかの介入を受けようとひどく焦って，診断に順応しそれを受け入れるための親の能力が損なわれるかもしれない。もし「蓋然性の高い」乳幼児への介入の話が持ち出されたならば，診断前の介入に関する倫理を検討する必要がある。最後に，そして決定的に重要なことであるが，自閉症の子どもに神経定型の規範的な発達道標を達成させようと介入する試みが，子ども自身が持っている自閉症の学習の軌跡を辿る権利を否定するのではないかと，われわれは考える必要がある。

発達理論も早期診断の探求のために応用されてきたが，ToM と同様に，臨床実践における変化を支えるための十分な精度を持つ診断的標識は存在しない。実際，第７章で述べたように，ほぼ一貫性を持つ早期診断標識は，非対人的なパラダイムで生み出されると思われ，対人性を重視した理論的説明とは相性が悪い。さらに，これらの研究では神経定型の人々を比較対照群に用いているため，その結果を鑑別診断に応用すること（自閉症を単に神経定型と区別するだけでなく，他の神経発達障碍と区別すること）は，まだ遠い将来のことである。

実践において情報処理過程の理論が果たす役割については，あまり言うことがない。すぐれた教育あるいは家庭での場面設定では，時に自閉症の人々のために情報を細かく分解する必要のあることが認識されている。この概念を促進する指針化された教育の枠組みがいくつか存在する。TEACCH（Virués-Ortega et al., 2017）はその例である。細部に焦点を合わせる認知様式は，自閉症の人々と神経定型の人々の思考様式がどのように異なるかを考える際に，教師や親が有用とみなす概念である（Noens & Berckalaer-Onnes, 2005）。しかし，これらの理論から導き出された定式化された介入法はまだほとんどなく，現在のところ診断においても何の役割も果たしていない。その代わりに，情報処理過程の理論が社会における自閉症の認識に大きな影響を与えてきたかもしれないので，次にそれらについて考察しよう。

3. 社会への影響

学術論文と，主流メディアの自閉症に関する説明との間の，最も顕著な違いの一つは，われわれが「情報処理過程」（第８章を見よ）の傘の下に分類した理論が重視されていることである。その一例が，いわゆる極端な男性脳理論で，これはシステム化と共感性という構成概念による心理学用語で定義づけられている。この理論は，例えば自閉症の人々の雇用率を上げるにはどうすればよいかを考えるときに，しばしば引き合いに出される。多くの雇用プログラムは，コンピューターやデータ科学，金融や危険率分析，あるいは工学など，システム化を特に必要とする産業に，自閉症の人々を振り分けることを目的としている。このことは，自閉症の人々を均質なグループとしてあつかい，多様な職歴目標や個人的な好みに対しても画一的な雇用で対応できると考えるような間違いをしなければ，良いことである。さらに，個人の産業への適合とは別に，自閉症の人々が職場でどのように歓迎され，監督され，支援されるかについても考える必要がある。

情報処理過程モデルの影響はまた，テレビや映画における自閉症の表現にも現れており，そこでは感覚過敏，知的障碍，「システム化」型のスキルがしばしば見受けられる。映画『レインマン』は，ほとんど自立した生活のためのスキルを持たないが，驚異的な記憶力と数学的能力を持つ自閉症の男性を説得力のあるやり方で描いたため，長い間多くの家族の悩みの種であった。その性格描写に不正確なものは何もなかった。実際，この役柄はキム・ピークという実在の自閉症の人をはじめ，多くの他の才能ある自閉症の人々に基づいたものであった。しかし，もちろん単一のメディアの表現はそれだけでは正確たりえない。それにもかかわらず，ノーダール＝ハンセンら（2018）が映像上の自閉症の表現を最近分析した結果，人気のある映画やテレビ番組に登場する自閉症の役柄の約 50％が，何らかのサヴァン・スキルを持っていることが認められた。これは文献から推定される割合よりもはるかに高い。これはおそらく，映画やテレビ番組の筋書きを勢いよく展開させられる興味深い特徴を持った役柄を創造する必要があるからだと，ノーダール＝ハンセンらは考察している。しかし，同じ論文では，サヴァン・スキル能力はさておき，画面上の自閉症の表現は，全体として不正確なものではないと報告した。むしろ彼らは自閉症の診断基準にあまりにも合致しているため，その結果たかだか典型的，悪く言えば常同的な自閉症の描写がなされる結果となっている。ありがたいことに，現在では自閉症の描写が増え，映画（例えば『ブリッジ（原題：The

Bridge)』)，舞台（例えば『The Curious Incident of the Dog in the Night -Time（夜中に犬に起こった奇妙な事件)』)，および出版物（例えば『Rubbernecker』や『The Rosie Project』）で，自閉症共同体の多様性が表現され始めている。また，BBC の子ども向け新番組『Pablo』に見られるように，自閉症の役柄が自閉症の俳優によって演じられ始めている。われわれはこのような傾向が続くことを期待している。そうなれば演芸部門における自閉症の役柄が，自閉症の人々の経験の莫大な多様性をより忠実に表現できるようになるだろう。

4. 個人への影響

発達理論は，自閉症の人々や特にその親の経験に積極的な影響を与える。それらが自閉症は乳幼児期から（あるいはそれ以前から）個人の中に存在することを強調するからである。このことは，自閉症的な自己同一性を妥当なものとし，ワクチンやその他の幼少期の経験が原因であると誤って主張する理論を否定するのに，役立つだろう。しかし同時に，診断のなされる以前の発達的要因を強調すると，自閉症の「発症」における親の役割を示唆することになるかもしれない。自閉症の子どもが対人的およびコミュニケーション能力を発達させるのを助けるために，親の訓練介入に参加した親を，「超親（super parents)」と記載したイギリスの新聞の最近の見出しは，自閉症（または言語障碍のような自閉症に付随する不利な状態）が劣った育て方の結果であると推量させてしまう危険性をはらんでいる。われわれは，家族に対して「うまくやらなければならない」という不当な圧力をかけることを避けねばならないし，自閉症が適切な環境の影響で予防できる，あるいは予防すべきであるという誤った考えに反論しなければならない。

システム化／共感性の説明は，共感性の低下を示唆しているのであるが，自閉症の人々が残酷で無慈悲であるという不正確な概念を生じさせる可能性を持っている。メディアは，人々の自閉症的状態が恐ろしい罪を犯すとの仮説を設けてきたし，最近では自閉症の人々がテロリストになりやすいかどうかを議論してきた。それとは対照的に，ToM の説明は，自閉症で異なっているのはある種の限られた対人表象にすぎないことを明らかにしている。われわれは共感を示すのに必要な段階を，四つの部分に分けることができる。第一段階では，人は他人の感情的な信号を察知しなければならない。第二段階では，外部にある信号から内的な心的状態を正確に解釈しなければならない。この人が泣いているのは，悲しいからか，嬉しいからか，痛いからか，それともショックのためか。第三の段階では，共感することで反応への動機づけがなされなければならない。そして最後の段階では，「適切な」方法で反応しなければならない。少数の自閉症の人々は第一段階の障碍物で躓くかもしれない。しかし，多くの人々は第二と第四の段階でのみ苦労するであろう。目に見える標示から心的状態を推測し規範的な反応の仕方を考え出すのが難しいことと，気配りをしないこととを，絶対に混同すべきではない。自閉症では，愛着，共感，および愛情は減少していない。彼らは他人の考えを認識するのが難しいかもしれないが，自閉症でない人々よりも冷淡なのではない。

自閉症の強みを強調する情報処理過程モデルは，すばらしいかもしれないが，自閉症の人々を枠の中に押し込めてしまう危険性をはらんでいる。自閉症の芸術家や創造的な産業に従事する人々の共同体がますます前面に出てきているのを，われわれは目にしているが，自閉症のこの側面に関する研究はまだ不十分である。彼らの才能は，多くの情報処理過程モデルによる予測や仮定とは著しく違っている。例えば，自閉症では生成力が低下しているという理論的な議論は，多くの自閉症の人々の芸術の豊かで発展的な性質と矛盾している。これらの著しい相違は，たとえ自閉症が認知レベルではっきりと定義づけられたとしても，幅広い多様な行動的特徴が生じる可能性があることを，われわれに思い起こさせてくれる。

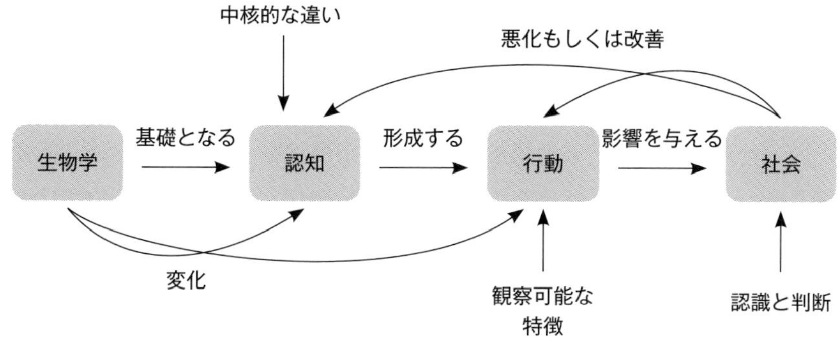

図9.1　神経発達を理解するための四つのレベルの枠組み

5. 自閉症についての他の考え方

本書では，説明の生物学的，認知的，および行動的レベルについて述べてきた。この三つのレベルは，自閉症やそれ以外の領域の心理学研究の中核をなすものである。努力して認知過程を理解し記述するために，われわれは認知の「ブラックボックス」に入力され，またそこから出力される生物学的および行動的データから得られた諸観察結果を吟味しなければならない。しかし，この枠組み以外で自閉症を理解する方法もある。社会モデルがそうである（図 9.1）。

自閉症の社会モデルは，他の人々の否定的な態度を含めた環境が障碍をもたらす効果を強調するもっと幅広い障碍の社会モデルと同じ線上にある。例えば，聴覚障碍者は，聴覚障碍が障碍であるのは，そもそも全ての人が手話に精通しているわけではないからである，と指摘するかもしれない。自閉症の脈絡では，社会モデルに基づく一つの有力な理論は，二重共感問題である（Milton, 2012）。この理論は，対人相互交流がうまく成立するには，二人の人間の参加を必要とすることを，誤りではないかと思うほど単純に指摘する。自閉症の人々とそうでない人々の間の相互交流が満足のいくものでない場合，両者はこの状況に対して相互に責任を負うべきなのである。特に共感に関連して，ミルトンは，神経定型の人々が日常的に彼らの共同体にいる自閉症の人々に，いかにわずかしか共感を示さないかを指摘する。このことは，われわれが自閉症に配慮した環境をつくらなかったり，われわれの行動を自閉症の人々の相互交流の様式に合うように変えなかったりする（例えば視線を合わせるとか握手をするといった社会的規範を強いる）ことを見れば明らかである。しかし，この現象を，自閉症の人々に関わり共に生活をしている人々が自閉症の人々のニーズに対応できていないことを示唆していると，解釈するべきではない。わずかな資源しか持たない多くの専門家はもちろん，親，きょうだい，および他の家族が，生活の中で自閉症の人々のニーズに対応するために，彼らの行動を調整する方法は，公式・非公式を問わず，無数に存在する。さまざまな音声出力アプリの存在はその一例である。自閉症を深く理解し，そして自律のためにコミュニケーションが不可欠な役割を果たすことを深く理解することで，多くの自閉症の人々が能力を発揮できるようになったのである（Fletcher-Watson, 2016）。

この社会モデルは，もともと心理学的理論ではなく，行動レベルで自閉症を記述するのであるが，実験的に検証可能である。このモデルを支持する多くの証拠が，最近現れてきた。サッソンらは，自閉症の人々と自閉症でない人々に提供してもらった写真や短いビデオや録音テープによる情報の「一部分」を，神経定型の被験者に見せた（Sasson et al., 2017）。彼らは，どちらのグループも同じように信頼でき，知的であると判断したにもかかわらず，自閉症の人々をより洗練されていないと評価し，彼らと友達になる可能性は低いと言った。これらの判断は，否定的な第一印象が信じられないほど素早く刻印されてしまい，自閉症の人々がいかに不利であるかを示している。重要なのは，被験者に元の情報をそのまま書き写したものを示すと差がなかったことである。このことは，自閉症の人々は全てまっとうなことを言っているが，表現の仕方が違うだけだということを示している。さらに最近，サッソンは追跡研究を発表したが，その研究は自閉症の人々の診断を開示し，特に被験者の自閉症に関する知識を増やすと，第一印象が改善することを明らかにした（Sasson & Morrison, 2017）。このことは，神経定型の共同体に介入することが，自閉症の人々の対人経験を改善するために一定の役割を果たせるのであり，診断の開示がその重要な部分を占めるのかもしれないことを示している。

同じ時に，ヒースマン（Heasman & Gillespie, 2017）は，自閉症の人々の「批判の処理」や「決断」などの能力に対する自己評価が，家族による評価よりも高いことを示した。自閉症の被験者は，こうした認識に十分気づいており，家族からの低い評価を正しく予測していた。逆に，神経定型の家族は，自閉症の親族から彼らがどのように評価されるかをより不正確にしか予測しなかった。評価されたスキルの客観的な測定法がそこに示されてはいなかったが，自己，他者，予測された他者の評価の間の不一致のパターンは，家族単位でも自閉症の人々とそうでない人々の関係が，かなり複雑であることを示している。

さらに，別の証拠が神経定型の被験者（時には自閉症の被験者も）（Brewer et al., 2016）は，自閉症の人々の感情表現を同定するのに，あるいは彼らの心的状態の表出を解釈したりするのに苦労しているという知見（第6章と第8章で示されている）が得られている（Edey et al., 2016 ; Sheppard et al., 2016）。ガーンズバッハーらは，広く使われている自閉症特性の測定法である Autism Quotient（AQ）を修正し，グループ内あるいはグループ外での状態を際立たせる修正版を作成した（Gernsbacher et al., 2017）。例えば，元の版では「**私は他の人々が考えていることをよく理解する**」の項目を，「**私は自閉症の人々が考えていることをよく理解する**」もしくは，「**私は自閉症でない人々が考えていることをよく理解する**」に変えるのである。著者らは，自閉症の回答者と自閉症でない回答者の両方で，自己申告の自閉症指数が，グループ外を際立たせた版を用いたときに増加し，グループ内を際立たせた版を用いると減少することを見出した。これらの研究は全て，違った方法を用いてはいるが，多数派の神経定型の人々が，少数派の自閉症の人々の相互交流の体験に重要な役割を果たしていることを，はっきりと示している。このような洞察を前提にすると，今や環境の影響を一つの並列の「流れ」（Morton & Frith, 1995）とみなす三つのレベルの枠組みを再検討し，代わりに神経発達と神経多様性を研究するために四つのレベルのモデルを考慮する時期なのかもしれない。

6. 社会モデルと知的障碍

障碍の社会モデルや，その枠組みから生まれた神経多様性の運動に対するよくある反論の一つは，一部の自閉症の人々，特に知的障碍を持つ人々が直面する非常に現実的な問題を，それらが否定しているというものである。多くの人々は，自閉症の人々の権利を中心に据えることは，家族や支援者を含めたニーズを認識することと相反すると感じている。以前には自閉症と知的障碍の重なりが実際に存在していたが，診断基準の変更に伴い，現在では減少している（ただし，少ないものの無視できない程度に重なりはある）。この移行に伴う危険性の一つは，自閉症と知的障碍を併せ持つ人が直面する困難が，彼らの自閉症がどの部分に影響しているかを理解しようと試みることなく，知的障碍のせいであるとされることである。自閉症はしばしばそれに伴う「お荷物」のために部分的に障碍されているとの認識によって，自閉症の理解とそれへの対応の必要性がなおざりにされるべきではない。この領域や社会全体にとっての最優先課題は，自閉症と知的障碍のある人が自らを表現し，より大きな自律性と影響力を獲得できる方法をもっと開発することである（Long et al., 2017）。この目標はまだ捉えどころのないままであるが，神経多様性の運動に効果的かつ批判的に関わることは，あらゆる能力を持つ自閉症の人々に利益をもたらすはずである。

自閉症の人々の権利擁護協議事項に，知的障碍の人々を含めると，そのことがその人々に肯定的な結果をもたらす可能性があると楽観的に考えてよい理由が三つある。第一に，声を出して効果的に実行する提唱者が，自閉症への関心を喚起し，気づきと公的な理解の水準を高め，議論を引き起こしている。彼らの見解に耳を傾けることで，症状布置を示す他の人々がたとえ非常に違っているように見えるとしても，彼らに適切であるのかもしれない洞察が得られる。例えば，自閉症の女性がなぜ「自己刺激行動」をするのか，そしてその時にどのように感じているのかを聞けば，自閉症の子どもの兄は，妹が手をパタパタさせたり，物をぐるぐる回すのをもっと受け入れやすくなるかもしれない。第二に，多くの自閉症の権利擁護提唱者は，自閉症のきょうだいや子どもを持っており，自閉症支援の現場で働くことを選ぶか，単に彼らの共同体の中で，他の自閉症の人々と出会う。自閉症の人が自分自身の「特性」しか経験していないと推定することは，生き生きと熱心に参加できる自閉症共同体の現実を否定することである。さらに，今では流暢で自律しているように見える多くの自閉症の成人は，子どもの時代にはまったく違った心象を持っていたと語る。テンプル・グランディンはこの有名な例である。自閉症の人々は，知的障碍を持つ人々の視点をもっと理解し，それに注意を払うように促す最も強力な権利擁護提唱者であった（例：Milton & Martin, 2016, 2017）。最後に，はっきりと自己の権利を提唱する自閉症の人々に敬意を払わない人が，自閉症の症状布置にある他の人々に敬意を払っているとどうして想像できるのであろうか。結局のところ，状態像や生きた経験の違いにかかわらず，自閉症の人々を理解し支援しようと試みるのなら，われわれが聞きたいと望む人の見解だけを選び取ってそれでよしとするわけにはいかないのである。

7. 現在の議論

◈ 要約

心理学者は30年以上の間，自閉症を認知レベルで記載する試みに関心を持ってきた。これらの試みは，心理学的モデルの三つの範疇，すなわち，第一次欠損モデル，発達的説明，情報処理過程モデルに分類整理できる。いずれの場合でも，これらの説明に基づいて自閉症の人々のために特別に設計され，評価された支援に関する証拠は，かなり限られたものである。しかしこれらはいずれも，訓練や気づきを喚起するプログラムに組み込まれたり，あるいは主流メディアの自閉症に関する公的な物語風の報道に染められて，実践や公衆の理解，および自閉症の人々の経験に影響を与えてきた。このような影響の結果には肯定的なものもあるが，他の状況では，自閉症の心理学理論のわずかな知識が，有害な方法で適用されることもありうる。自閉症や障碍の社会モデルは，もっと一般的に，公の気づきと理解にとって重要な，自閉症を概念化するための肯定的な方法を提供している。これらのモデルを支持する実験的証拠は増加しており，そして社会的変化を促すはずである。

◈ 大きな疑問

心理学理論は，特に障碍の社会モデルに基づいた説明との関連で，今後どのような役割を果たすのだろうか。自閉症スペクトラムの人々に有意義な利益をもたらすために，実験的手法の力をどのようにすれば高められるのか。

自閉症に対する心理学に導かれた支援の目標は何であるべきか。われわれは自閉症の成人の共同体から得られた観点を，幼児に対する支援の開発にどのように転用させられるのか。われわれが自閉症の人々の生きた体験を反映しつつ，しっかりとした心理測定学的特性と理論的妥当性を備えた測定法を開発することは可能か。初期の発達段階で何かを変えようと介入することで，子どもの自閉症の強み，自己同一性，自己評価，あるいは一般的な幸福に，悪影響を及ぼす危険性はないのか。

自閉症の子どもとして成長する際のあらゆる活動が，トランポリンが「リバウンド療法」となり，乗馬が「乗馬療法」となるといったように，介入法として銘柄化される危険性はないのか。これの個々の治療的接近法の質や利点にかかわらず，治療的経験を詰め込まれた子ども時代は，本人およびその家族の両方にとってストレスになる可能性があるだろう。

ToM モデルのような基本的な理論の簡略版は，自閉症なるものを手っ取り早くあつかう脈絡で，価値があるのか。自閉症の複雑さと豊かさを数行の文章に要約することは許されるのか。許されないのであれば，われわれは，限られた時間と資源しか持たない教師などの専門家に，難しい考えや議論をどのようにして広めればよいのか。

自閉症共同体の貢献──ファーガス・マレー：教師，エジンバラ自閉症者相互扶助協会（amase）の共同設立者，インターネット上ではウーロンという名前で活動している

私はいつも，自閉症に関するほとんどの理論で，自閉症の人々の経験のいかに多くが触れられていないかを不思議に思ってきた。実行機能障碍は，自閉症的思考の側面を記述するのに便利なことばだが，知覚的差異については何も述べていないし，対人困難についてもほとんど触れていない。ToM の観点で考えることは，初心者に便利な対処法を提供するかもしれないが，不活潑（ふかっぱつ）さや，やはり知覚的差異に関する問題を理解する助けにはならない。「極端な男性脳」理論にも同様のずれがある。第 7 章で述べられている高められた知覚機能仮説は，知覚的差異をあつかうものだが，対人的相互交流や注意制御の差異を説明するには説得力に欠（か）ける。

科学理論は，説明力と予測力を備えている限り有用である。自閉症の成人として，また科学の教師としての私の考えでは，この章で紹介されている理論のどれもが，この点でまったく満足のいかないものである。また，これらの理論が取り組んでいる自閉症的経験の領域についてさえも，私は懸念を抱いている。

心の理論障碍説は，字義通りの心性が原因で生じる，あるいは逆に自閉症的心性の理解に多くの困難を抱えている神経定型の人々が原因で生じるコミュニケーションの困難を，ほとんど説明していない。このように，それは観察される対人困難に関する脆

弱な説明である。さらに悪いことに，自閉症の対人症状への注目は，女性の自閉症の人々や，よりうまく溶け込んでいる他の人の過少診断の要因になってきたことが明らかになっている（Lai et al., 2017）。また人々が，自閉症の人々は他人の観点を理解しない，そしてコミュニケーションにおける問題は全て自閉症の人々の側に起因すると，誤って推測するとき（Heasman & Gillespie, 2018），この理論は逆効果となる。

「実行機能」という範疇には，機能のいくつかの異なる認知能力が含まれており，他の多くの状態もこれらの機能のいくつかに異なった仕方で影響を与えている。そこで自閉症におけるこれらの機能の役割を区別するには，かなり入念な作業が必要となる。ここでの倹約の原則の欠如（けつじょ）が，自閉症を理解する際，この考え方の有用性を限定している。実際に何かを説明し始める前に，構成要素に分解する必要がある。私の経験では，自閉症の実行機能障碍の最大の要素は不活潑である。このような観点から考えることが，これらの困難のほとんど（全てではないが）を，「実行機能障碍」よりもはるかにしっかりと説明できる。

不活潑，コミュニケーションの問題，過集中性，凸凹の特性といった，多くの一見異質の自閉症心理の特徴をしっかり把握していると私が気づいている唯一の理論は，「モノトロピー理論」である。しかし専門の心理学者ではない自閉症者が打ち立てたこの理論は，心理学者からはほとんど注目されておらず，直接の実証的な検証を待っているのである。

推薦図書

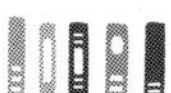

Boucher, J.(2008). *The autistic spectrum : Characteristics, causes and practical issues*. London, UK : SAGE Publishers Ltd.

Gernsbacher, M. A., Stevenson, J. L. & Dern, S.(2017). Specificity, contexts, and reference groops matter when assessing autistic traits. *PloS One*, 12(2), e0171931.

Milton, D. E.(2012). On the ontological status of autism : The 'double empathy problem'. *Disability & Society*, 27(6), 883-887.

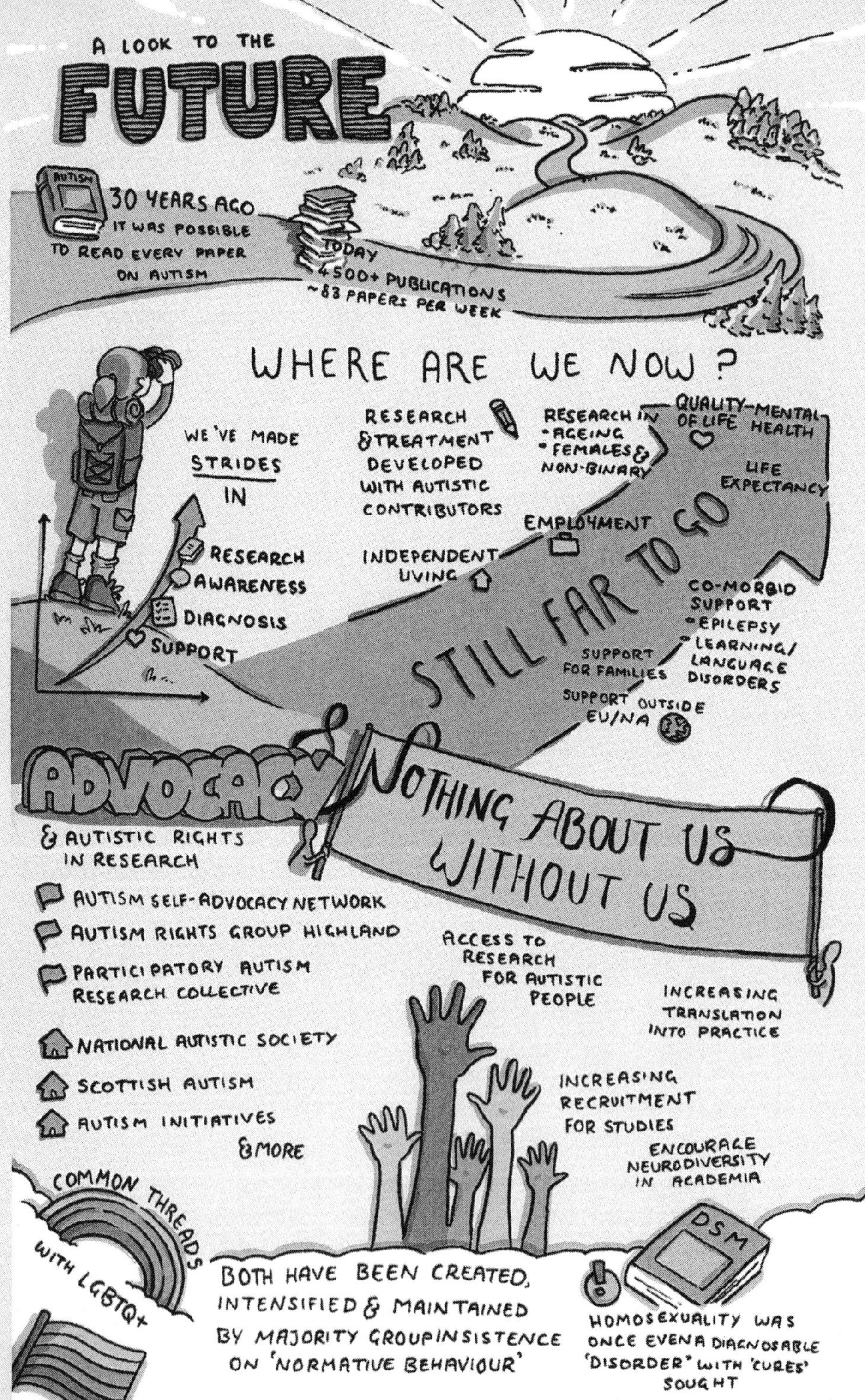
A LOOK TO THE
FUTURE
AUTISM
30 YEARS AGO
IT WAS POSSIBLE
TO READ EVERY PAPER
ON AUTISM
TODAY
4500+ PUBLICATIONS
~83 PAPERS PER WEEK
WHERE ARE WE NOW?
WE'VE MADE
STRIDES
IN
RESEARCH
AWARENESS
DIAGNOSIS
SUPPORT
RESEARCH
& TREATMENT
DEVELOPED
WITH AUTISTIC
CONTRIBUTORS
RESEARCH IN
• AGEING
• FEMALES &
NON-BINARY
QUALITY OF LIFE
MENTAL HEALTH
LIFE
EXPECTANCY
EMPLOYMENT
INDEPENDENT
LIVING
STILL FAR TO GO
CO-MORBID
SUPPORT
• EPILEPSY
• LEARNING/
LANGUAGE
DISORDERS
SUPPORT
FOR FAMILIES
SUPPORT OUTSIDE
EU/NA
ADVOCACY
& AUTISTIC RIGHTS
IN RESEARCH
NOTHING ABOUT US
WITHOUT US
AUTISM SELF-ADVOCACY NETWORK
AUTISM RIGHTS GROUP HIGHLAND
PARTICIPATORY AUTISM
RESEARCH COLLECTIVE
NATIONAL AUTISTIC SOCIETY
SCOTTISH AUTISM
AUTISM INITIATIVES
& MORE
ACCESS TO
RESEARCH
FOR AUTISTIC
PEOPLE
INCREASING
TRANSLATION
INTO PRACTICE
INCREASING
RECRUITMENT
FOR STUDIES
ENCOURAGE
NEURODIVERSITY
IN ACADEMIA
COMMON THREADS
WITH LGBTQ+
BOTH HAVE BEEN CREATED,
INTENSIFIED & MAINTAINED
BY MAJORITY GROUP INSISTENCE
ON 'NORMATIVE BEHAVIOUR'
DSM
HOMOSEXUALITY WAS
ONCE EVEN A DIAGNOSABLE
'DISORDER' WITH 'CURES'
SOUGHT

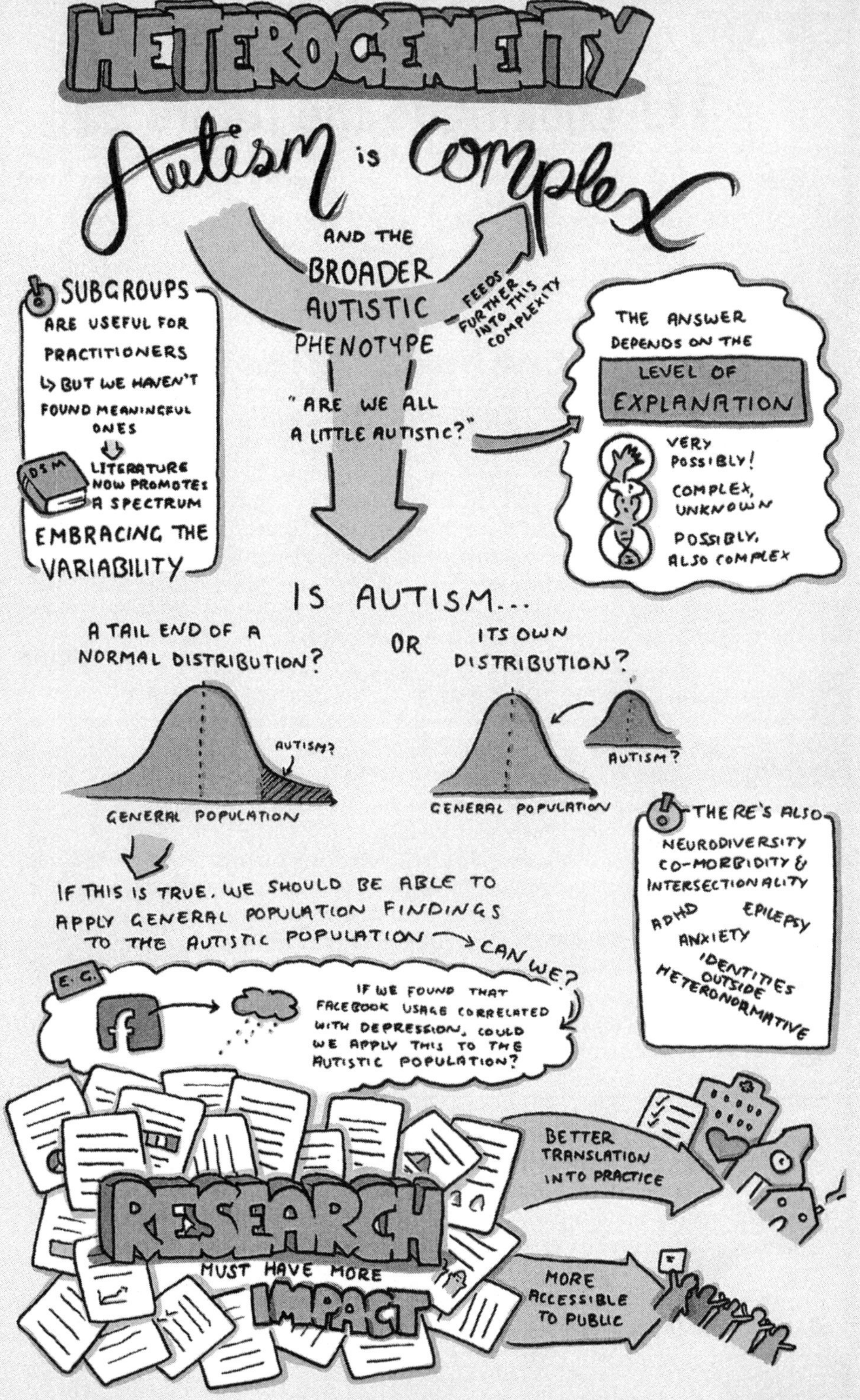
HETEROGENEITY
Autism is Complex
AND THE BROADER AUTISTIC PHENOTYPE
FEEDS FURTHER INTO THIS COMPLEXITY
SUBGROUPS ARE USEFUL FOR PRACTITIONERS
↳ BUT WE HAVEN'T FOUND MEANINGFUL ONES
DSM
LITERATURE NOW PROMOTES A SPECTRUM
EMBRACING THE VARIABILITY
"ARE WE ALL A LITTLE AUTISTIC?"
THE ANSWER DEPENDS ON THE
LEVEL OF EXPLANATION
VERY POSSIBLY!
COMPLEX, UNKNOWN
POSSIBLY, ALSO COMPLEX
IS AUTISM...
A TAIL END OF A NORMAL DISTRIBUTION?
OR
ITS OWN DISTRIBUTION?
AUTISM?
GENERAL POPULATION
AUTISM?
GENERAL POPULATION
IF THIS IS TRUE, WE SHOULD BE ABLE TO APPLY GENERAL POPULATION FINDINGS TO THE AUTISTIC POPULATION
CAN WE?
E.G.
IF WE FOUND THAT FACEBOOK USAGE CORRELATED WITH DEPRESSION, COULD WE APPLY THIS TO THE AUTISTIC POPULATION?
THERE'S ALSO
NEURODIVERSITY
CO-MORBIDITY &
INTERSECTIONALITY
ADHD
EPILEPSY
ANXIETY
IDENTITIES OUTSIDE HETERONORMATIVE
RESEARCH
MUST HAVE MORE
IMPACT
BETTER TRANSLATION INTO PRACTICE
MORE ACCESSIBLE TO PUBLIC

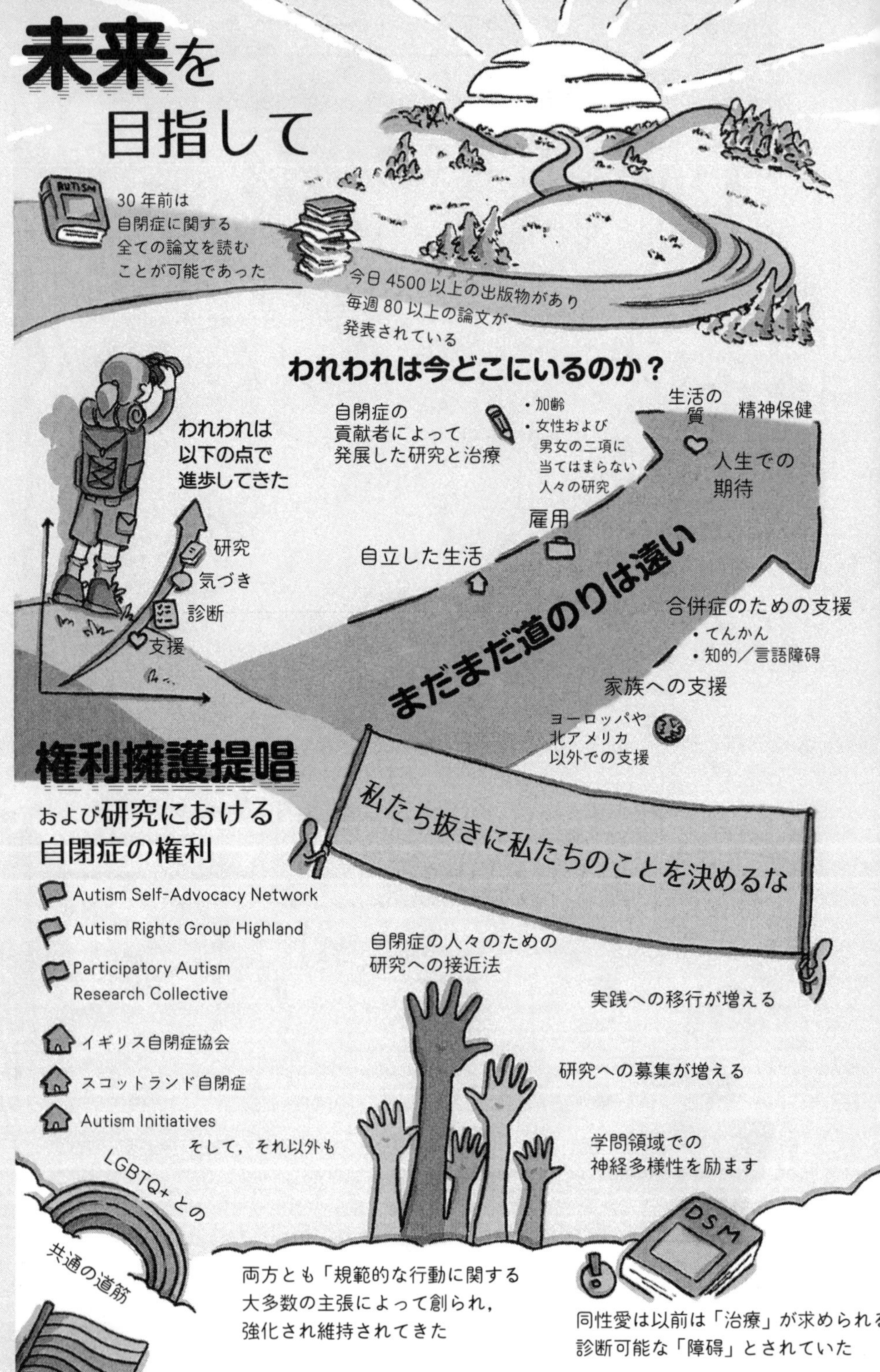
未来を
目指して
AUTISM
30年前は
自閉症に関する
全ての論文を読む
ことが可能であった
今日4500以上の出版物があり
毎週80以上の論文が
発表されている
われわれは今どこにいるのか？
われわれは
以下の点で
進歩してきた
研究
気づき
診断
支援
自閉症の
貢献者によって
発展した研究と治療
・加齢
・女性および
男女の二項に
当てはまらない
人々の研究
生活の
質
精神保健
人生での
期待
雇用
自立した生活
まだまだ道のりは遠い
合併症のための支援
・てんかん
・知的／言語障碍
家族への支援
ヨーロッパや
北アメリカ
以外での支援
権利擁護提唱
および研究における
自閉症の権利
私たち抜きに私たちのことを決めるな
Autism Self-Advocacy Network
Autism Rights Group Highland
Participatory Autism
Research Collective
イギリス自閉症協会
スコットランド自閉症
Autism Initiatives
そして，それ以外も
自閉症の人々のための
研究への接近法
実践への移行が増える
研究への募集が増える
学問領域での
神経多様性を励ます
LGBTQ+との
共通の道筋
両方とも「規範的な行動に関する
大多数の主張によって創られ，
強化され維持されてきた
DSM
同性愛は以前は「治療」が求められる
診断可能な「障碍」とされていた

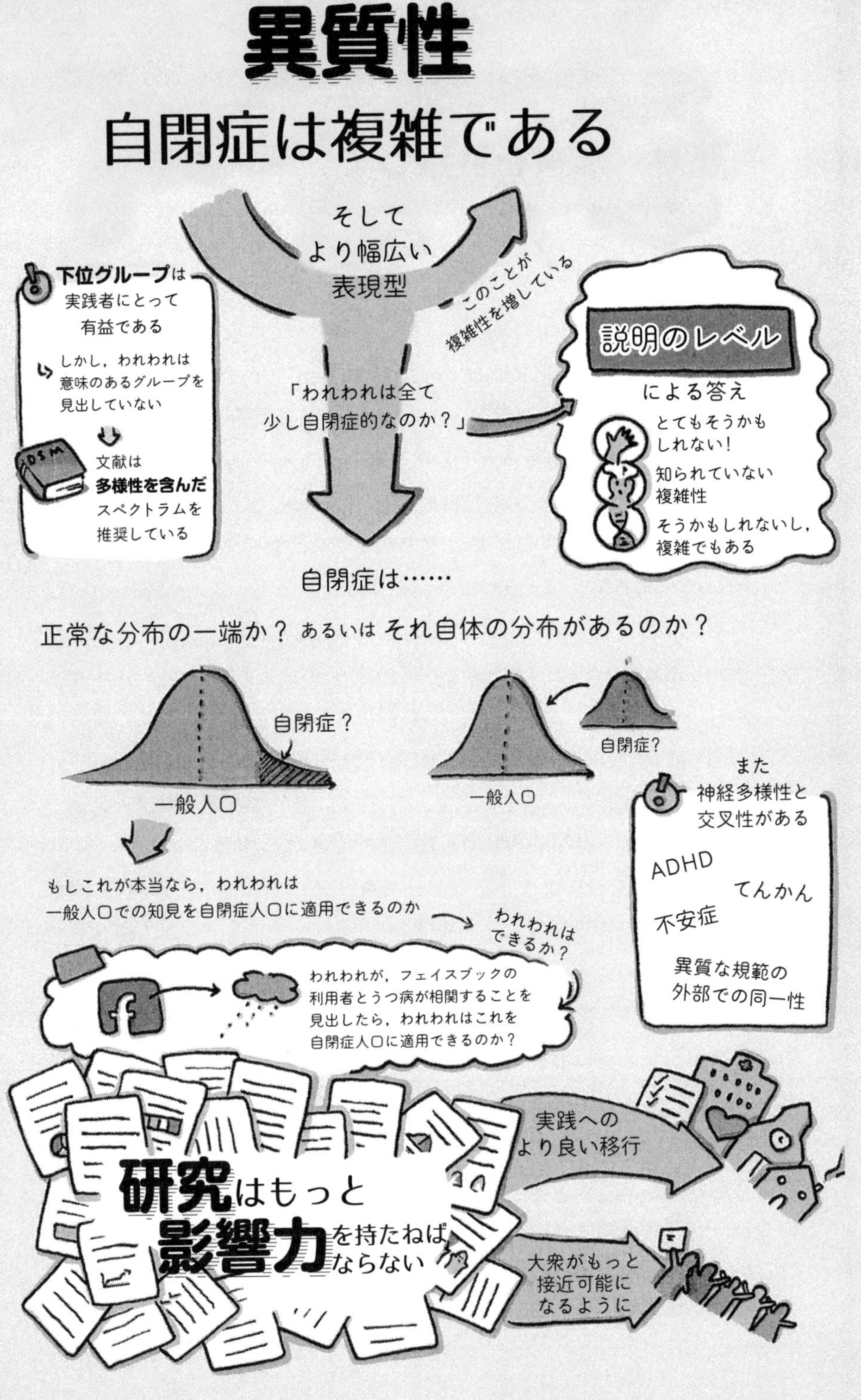

異質性

自閉症は複雑である

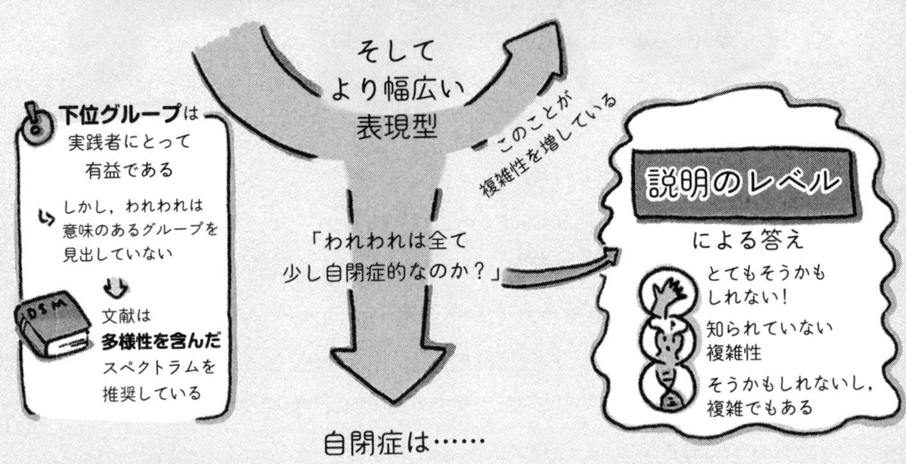

自閉症は……

正常な分布の一端か？ あるいは それ自体の分布があるのか？

自閉症？

一般人口

一般人口

自閉症?

もしこれが本当なら，われわれは
一般人口での知見を自閉症人口に適用できるのか

われわれは
できるか？

われわれが，フェイスブックの
利用者とうつ病が相関することを
見出したら，われわれはこれを
自閉症人口に適用できるのか？

また
神経多様性と
交叉性がある

ADHD
てんかん
不安症

異質な規範の
外部での同一性

研究はもっと
影響力を持たねば
ならない

実践への
より良い移行

大衆がもっと
接近可能に
なるように

CHAPTER 10

未来を目指して

本書は，1990 年代初期に執筆され，出版された本を基礎にしている。自閉症研究における心理学理論を書き改め，しかも最新の情報を盛り込んだこの本は，その間に蓄積された膨大な量の新しい情報に焦点を当てている。30 年前にフランチェスカが自閉症の研究を始めたとき，自閉症について書かれた全ての論文を読むことが可能であった。1988 年に出版された自閉症に関する論文は，200 にも満たず，また，それまでに書かれた文献全体を見渡しても，専門家の出版物はたかだか 3000 以下であった。現在，PubMed でタイトルや抄録に「自閉症」が含まれる論文を検索すると，2017 年に発表されたものだけでも優に 4000 件を超える結果が得られる。**1 週間に** 80 件以上のペースで新しい論文が発表されているのである。われわれがこれを書いている時点で，自閉症に関する科学文献は，合計で 6 万を超えており，どんな学生でもほんの一部の論文しか読めない。

その間に，われわれは，少なくともイギリスやその他の高所得国では，自閉症の人々やその支援者にとって，状況がどれほど良い方向に変化してきたかを，理解できる。自閉症に対する公的な気づきは非常に増加し，その結果，神経定型の共同体での理解も良いものになった。自閉症の同定も同様に増加し，それは診断率の上昇に反映されている。普通学校の教師に対する訓練を含めた，個々の子どもに合った教育がおこなわれるようになり，その結果，自閉症の人々の教育や雇用がさらに良くなった。自閉スペクトラムの多様さと複雑性が学術界でますます理解されるようになり，このことがもっと洗練された研究計画や解釈を促す上で有益であった。

しかし，われわれが，自閉症の人々が自閉症であることによる不利益を受けない世界を目標とするならば，まだまだ長い道のりを辿らねばならない。自閉症の人々はいまだに高い比率で精神的な問題を経験しており，平均寿命も短く，自殺率も高い。生活の質もしばしば低く，自閉症の人々は限られた自律性，低い雇用率や自立生活の比率を報告する。いくつかのグループはほとんど理解されていないままである。われわれは自閉症の女性や女児について，彼女らの思春期や更年期などの鍵となる人生の段階での経験を含め，ほとんど知らない。また，自閉症が認知症の危険性を高めるのかどうか，高齢期の自閉症の人々を効果的に介護するにはどうしたらいいかなどを含め，自閉症の成人の加齢過程に関する情報もほとんどない。適切な知識や支援が得られたとしても，イギリス国内ですらサービスへの接近が誰もが可能とは言いがたい。現在の知見や実践を地球規模で普及させることは困難なままであり，北アメリカやヨーロッパ以外の文化において，自閉症がどのように現れているかについて，学ぶべきことがとてつもなくたくさんある。

また自閉症の人々は，てんかん，知的障碍，および言語障碍を含めた症状をしばしば合併し，その結果，大きな不利益を被っている。これらに対する治療や支援は，限られた効果しかなく，しかもしばしば自閉症の人々の意見がないままおこなわれ評価される。さらに，自閉症の人々が経験する困難の多くは，家族やそれ以外の人々にも波及する。親やきょうだいはストレスやより低い生活の質を経験するし（Tint & Weiss, 2016），自閉症の子どもの教師は燃え尽きの比率が高い（Boujut et al., 2017）。自閉症に対する神経定型の共同体の**気づき**は高いかもしれないが，スーの最近のイギリスでの調査では，自閉症の**理解度**は乏しいままであることが示された（Macmillan et al., 2018）。本章では，このような状況から前進するためのいくつかの方法を探る。

1. 研究における自閉症の権利と擁護提唱

ラリー・アーノルド，マーティジン・デッカー，ダイナ・マレー，アリ・ネエマン，ジム・シンクレア，ドナ・ウィリアムズなどの先駆者たちの活動を基盤とした自閉症権利擁護運動は，2000年以降，飛躍的な前進を遂げた。アメリカでは「Autism Self-Advocacy Network（ASAN）」，イギリスでは「Autism Rights Group Highland」や「Participatory Autism Research Collective」のような，自閉症の人々が主導する組織が台頭してきた。このような組織が繁栄しているというのは間違いである。資金源は依然として乏しく，多くの組織は一握りの自閉症共同体指導者のエネルギーと善意によって維持されているからである。しかし，彼らは自閉症に関連した発議者の鍵となる部分として，学術界や政策決定機関に認識されつつある。自閉症の権利擁護運動の進展は，他の公民権運動と比較することができる。最もよく比較されるのは，LGBTQ+ 共同体である。これらのグループの間には，多くの類似点がある。どちらのグループも，多数派グループによる規範的な行動の強要によって生み出され，強化され，維持される不利益を経験している。同性愛はかつてDSMで診断可能な「障碍」であり（1973年になってやっと削除された），関連する「治療法」が促進された。このように最近の同性愛者の権利の進展は，自閉症共同体に希望を与え，自閉症ではない支援者に貴重な判断の基準を提供している。もし自閉症が同性愛と同じ変化を辿るとしたら，自らの研究が5年後，10年後，20年後にも自閉症の人々にとって適切なものであるだろうかと，学者として自問することは，有益である。

自閉症の人々とその支援者の生活を向上させるための努力の鍵となる要素は，研究の過程を通して彼らの共同体に関与することである。障碍者権利のスローガン「**私たち抜きに私たちのことを決めるな**（Nothing About Us Without Us)」に，手際よく要約されているように，自閉症の人々の観点を研究に取り入れることが，道徳原則の問題であるとするのが，われわれの立場である。しかし利害関係者と共に仕事をすることは，実際上の利点もある。研究への参加者の募集を容易にするし，人々にとって重要な研究をおこなえば，それが治療実践に移されやすくなる。自閉症の人々の権利の枠組みの採用は，自閉症の人々とその支援者と一緒に働くための参加型または共同研究型の方法を使用するとき，最も容易である。

しかし，自閉症の人々や自閉症共同体（前者は診断を受けている人々や自閉症と自認する人々[原注1]，後者はその友人や家族や彼らに関わる専門家を指す）への関与は，簡単ではない。自閉症の子どもや知的障碍のある人々，およびコミュニケーションに障碍のある人をそこに含める方法を見出すことは，克服しなければならない特別の難問である。このような場合は，子どもの権利を擁護する親の役割が，決定的に重要である。実際，LGBTQ+ 共同体と自閉症共同体の間の類似関係が崩れる一つの重要な点は，権利擁護提唱に関する親の役割である。親はしばしば自閉症支援の第一線に位置し，複雑で集中的な支援を必要とする子どもや成人を，年中，時には毎日 24 時間介護している。

実際，イギリスやそれ以外の地域での自閉症支援の歴史を振り返ると，自閉症に関する基本的施設や知識の創設に，親の働きがいかに根源的であったかは明確である。親は，「イギリス自閉症協会（National Autistic Society : NAS）」，「スコットランド自閉症（Scottish Autism）」，および「Autism Initiatives」などの，イギリスの主導的な自閉症組織の多くを設立し，自閉症の施設（例えば学校や成人センター）や研究への主要な寄贈者であり募金調達者であった。このように，われわれは親の観点を理解し，認識することも極めて重要であると了解できる。しかし，直に質問されると，親と自閉症の成人は，自閉症の研究や実践に関してしばしば対照的な意見を述べる。このため研究者が，研究の方向を明確に自閉症共同体の影響のもとに決定することは難しくなる（例えば Fletcher-Watson et al., 2017）。成人になってからの診断が増加するようになり，また最近の幅広

原注 1）われわれは自閉症の自己認識の状況について，学術関係と非学術関係の利害関係者の両者の間に困惑のあることを知っている。自らを自閉症と誤認している人（おそらく彼らは神経多様性の別の形態を経験している）は一つの心配事である。不謹慎な人が違法に自らを自閉症の権利擁護提唱者と主張する可能性があるからである。しかし，ある個人が利害関係のない独立した医学的な承認を求めることなく自らを自閉症と同定したいと思う理由が多くあることも，われわれは認識している。

い診断基準で診断された人々が成長するにつれ，これまでほとんど認知されていなかったが，拡大しつつあるグループの一つは，自閉症である親である。自閉症は遺伝性が高いので，彼らがほとんどの人々よりも自閉症の子どもを持つ可能性は高い。自閉症の子どもを持つ自閉症の親は，親と子どもの役割についてユニークな洞察を提供するという事実にもかかわらず，グループとしての彼らの観点とニーズは，文献でほとんど述べられていない。

人々はしばしば研究計画で研究対象として誰が「ふさわしい」グループかと問う。そしてその答えは，全ての利害関係者のグループが，なんらかのものを提供できるということである。知的に有能な自閉症の成人を対象とした研究に取り組むとき，専門家やサービス提供者，および家族を参加させたいと思うかもしれないが，この場合，家族は親ではなくパートナーや子どもかもしれない。例えば，精神保健サービスに関連する情報を得ることを目的とした研究計画であれば，研究の知見を実践に移す機会を最大にするために，代表的な臨床医の観点を取り入れることが重要であるだろう。ことばを話さない自閉症の人々や年少の子どもについてはどうか。誰が代弁者になるのだろうか。繰り返しになるが，さまざまな声が存在すべきであるとわれわれは考える。比較として遠く離れた紛争地域にいるイスラム教徒の難民を支援するための，最良の方法を決定しようとする慈善事業を考えてみよう。難民は支援者に直接話せない。そこで支援者は，代わりにイスラム教の代表者，その地域に住んでいた人，難民支援の専門的な経験を持つ人を招くかもしれない。その中には複数の範疇に属する人がいるかもしれない。同じ信仰を共有する人が，国際的な支援活動家の洞察を補完する洞察を持つことは明らかであり，いずれの専門知識も他のものに勝ることはない。最適な解決策が，協同で働く全ての関係者によって見出される必要がある。

現在では，この問題を克服する助けとなる，自閉症の人々や自閉症共同体と関わりたいと思う研究者向けのすぐれた指針がいくつかある（Fletcher-Watson et al., 2018 を見よ）。次に，表 10.1 に典型的な研究計画の，さまざまな

表10.1　研究計画のそれぞれの段階での研究に参加するための考想

研究段階	行動
着想の形成	何人かの自閉症の人々と時間を過ごすこと：ツイッター上あるいは友達やボランティアとして。
助成金の申請	あなたが知っている自閉症の人々と非公式に話す。研究上の疑問についてオンラインで調査をする。自閉症の相談相手や助言者への費用の見積もり。
研究の開始	考慮せよ：パネル調査に自閉症の人が必要か。協力者への照会や意思伝達のための期間の合意。
研究資料の作成	自閉症の人々やその他関係する利害関係者との検討。内容だけでなく，コントラスト，フォント，レイアウト，言語などについても考慮する。
データ収集	余白の点検：感覚的な見直しをおこなう，無作法なポスターを点検。 SPQR（Standard Participant Question Response：標準的な参加者の質問回答）を使って，体験に関するフィードバックを募る[原注2]
分析	最高の科学的実践は最高の自閉症の実践である。仮説と分析の事前登録をする。
普及活動	研究に協力してくれた人に結果を伝え，感謝する。あなたの研究について話すときは，敬意を払う――聴衆の中に自閉症の人がいないと仮定しない。できるだけ創造的に，広汎に，そして率直に共有する。

段階での関わり方のいくつかの例をまとめた。これらは，自閉症の協力者のほとんどが研究者でないことを想定しているが，もちろんそうである必要はない。未来へ向けての重要な目標は，自閉症の人々が研究の訓練や方法，資源に接近できるように整備することである。神経多様性の人々が学部や大学院の研究に従事することを奨励すること，そして自閉症の人々の主導する研究が知の情勢の突出した部分となることを実現することである。

原注2）https://blogs.exeter.ac.uk/exploringdiagnosis/resources/spqr/

2. 症状布置から意味を引き出す

誰もが同意できることが一つあるとすれば，それは自閉症が複雑だということである。この複雑さは，われわれの知識が最も不足している，多くの分野で特に顕著である。例えば「古典的」な男性型に忠実でない症状，複数の候補遺伝子および遺伝子ネットワーク，およびそれらの行動との関係，児童期および成人期における発達軌跡の多様性，そして自閉症と文化的差異との相互作用などである。これら全ては，移り変わる実体の乏しい診断基準に照らし合わせて検討されなければならないが，正式な診断を受けずに自閉症と自認する人が増えていることで，事態はさらに複雑になっている。

より幅広い自閉症表現型（BAP）の役割もまた，この複雑さを増大させる。自閉症の人々と，単に多くの（臨床的ではない）自閉症関連の特徴を示す人々との間の関係，あるいは区別は，依然として不明確のままである。われわれは自閉症を正規分布の末端として概念化すべきなのか。もしそうであれば，一般集団における自閉症の特性と他の行動との関係の分析は，自閉症にも関連するにちがいない。例えば，AQ の評価点がフェイスブックの利用とうつ病の正の相関を媒介することをわれわれが見出したとすると，フェイスブックを利用し，それに応じて行動する自閉症の人々は，うつ病になる危険性が高いと推定できるかもしれない。しかし，われわれは自閉症が一般集団の特性分布とは質的に異なると信じているので，自閉症ではない人を対象とした BAP の研究は，自閉症そのものと限られた関連しかないかもしれない。

自閉症と自閉症特性との関係についてのこの議論は，自閉症共同体に驚愕をもたらした。当然のことながら，良かれと思ってであっても，「**われわれはみんなちょっとは自閉症的なのではないか**」というような発言に，自閉症の人々は怒りを覚える。誰もが時には悲しい思いをすることを根拠に，臨床的なうつ病について「われわれはみんなちょっとうつ病ではないか」と言うのは，明らかに受け入れられないだろう。一方，ADHD は範疇的な診断ではなく，次元的な診断として概念化されている。ADHD の特性は，その分布の極端な端にいる人々にとってだけ困難の原因となり，その場合でも困難の程度は，環境の要請次第で変わる。

われわれがこの質問をそれぞれの説明のレベルで考えてみると，答えはより微妙なものになる。行動レベルでは，自閉症指数や対人的相互作用尺度のような質問紙の評点に滑らかな連続性があることは確かである。診断された人々は，より多くの項目に印をつけるが，神経定型の人々はいくつかの項目に印をつけ，その間に明確な境界はない。第 4 章で述べたように，生物学レベルでは，自閉症はほとんどの場合，身長と同様に，それぞれがわずかな効果しか持たない何百ものよくある遺伝子変異の組み合わせによって生じる，量的特性である。したがって診断された自閉症と，一般人口における自閉症特性の変異に，同じ遺伝子の影響が作用していると思われる。しかし，自閉症の人々の中には，このような情報を用いて，自閉症の人々とそうでない人々の間に共通の基盤があると示唆することは，腰痛や足首の腫れがある人を「ちょっと妊娠している」と言うのといくぶん似ていると指摘する人もいる。

心理学あるいは認知レベルでは，この事態はもっと複雑で，どの理論を考えているかによって，異なってくる。例えば，ToM 理論は，たぶん範疇的差異を示唆する。神経定型の人々は他人の心的状態を自動的に無意識に把握するが，自閉症の人々はそうではない（あるいは意識的に計算して把握するだけである）。一方，弱い中枢性統合は，自閉症に特徴的な認知様式として仮定されているが，しかし，神経定型の人々，特に自閉症の人々の近親者や，たぶん音楽，芸術，記憶，数学などの才能を持つ人々にも，認められると仮定される。このように，自閉症を神経発達の連続体の上で考えることに意味があるかどうかは，記述のレベルおよび考えられている心理学理論によって決まる。

自閉症的から自閉症特性に至る連続体はさておき，症状布置の中の不均一性は，重大な課題である。科学者として，われわれはどのように対応すればよいのだろうか。第一の選択肢は，自閉症を生物学，心理学，行動のそれぞれのレベルで，意味のある下位グループに分類することである。行動に基づいた下位分類は，特定の場での療育者にとっては有用でありうるが（例えば，クラスで同じような読みのレベルの子どもを同じテーブルに坐らせる），これは研究に実用的ではないであろう。行動は物理的環境，現在の活動，年齢などによって，大きく変化するためである。今日まで，行動レベルの下位タイプを探す研究では，知的障碍や言語障碍を伴う自閉症と伴わない自閉症の区分以外の区分を支持する証拠は，ほとんど得られていない。下位グループを定義するために生物学的情報を用いる試みも失敗に終わっている。生物学的に定義された一群を導き出すために必要な標本の規模と高価で侵襲的データを組み合わせた研究は，これまで禁止されてきた。もっとも，現在は進行中ではある（Charman et al., 2017 ; Loth et al., 2017)。またこれらの接近法は，個別化される医療のモデルに依拠せざるをえない事実に悩まされている。このモデルは，I型糖尿病とII型糖尿病のように，あるいは患者の遺伝子標識に応じて特定の抗がん剤を処方するときのように，特定の病気を，特定の治療法に関連づけるために，下位タイプを同定することを目的としている。この枠組みは，自閉症には適用が限られている。われわれは，自閉症では「治療」を提供するというより，自ら定めた生活の質を向上させることを目的としているのである。もっとも「治療」はてんかんのような望ましくない合併症には適切であるかもしれない。

行動や生物学はさておき，心理学は意味のある基本的な下位グループを，よりうまく特定できるだろうか。理論的文献を総覧した限りでは，このような観点から自閉症を理解するには，まだ遠い道のりがあるようである。しかし心理学は，自閉症の人々に伴うニーズを定義し，測定し，そして彼らに支援を提供するために有益な役割を果たすかもしれない。DSM-5では，診断上の下位グループ（例えばDSM-IVのアスペルガー症候群やPDD-NOSなど）に従ってではなく，睡眠の問題，高いIQ，協力的な家族，うつ病など，その人の強みや課題の詳細な状態像を把握して，その人を特徴づけることが求められている。そのためには，われわれは三つのことを必要とする。正確な測定と，自閉症に特有の症状の出現の理解（例えば自閉症の人々のうつ病は，神経定型の人々のうつ病と同じなのか），そして自閉症の能力を促進する介入，である。心理学はこれら全てを達成するための方法と枠組みを提供する。

自閉症の不均一性という難題に取り組むためのプランBは，単純にそれを受け入れることである。われわれは自閉症という概念を，内的一貫性のある下位グループに分解しようと試みるよりも，多様な人々を結びつける共通の糸として，自閉症というモデルを承認できないだろうか。われわれの国籍が，われわれを限定すると同時に，ほとんど無限の多様性を与えるのと同じように。このシナリオでは，心理学の役割は，自閉症の人々を結びつける共通の糸は何か，そして，神経多様性のこの形態の境界は何かを，同定することかもしれない。

3. 神経多様性，合併症，諸領域の交叉性

自閉症研究の将来は，自閉症自体の症状の多様性だけでなく，不安症，てんかん，ADHDなどの合併する診断の有無や現れ方の多様性，そして人種，性別，あるいはセクシュアリティのような諸側面との交叉する影響によってさらに複雑なものとなる。自閉症がしばしば他の医学的診断と同時に現れることはよく知られているが，新しいデータによると，自閉症共同体の大きな部分が，性別や性的指向に関して男女二元的で規範的な範疇の外側に，自己同一性を持っていることが示されている（George & Stokes, 2018 ; Gilmour et al., 2012）。

心理学が，合併する症状の経験や影響，および諸領域と交叉する経験を探る上で，重要な役割を果たすことは間違いない。しかし統計的に有意な結果を得ようと試みる研究のために，厳格な包含および除外基準を設けることによって，この複雑性が消されてしまう危険性がある。それらの研究は標本が比較的均質であれば容易になるからである。一つのありうる解決策は，アメリカ国立精神衛生研究所が新しい研究枠組みとして提案してい

る研究領域基準（RDC）のように，診断的範疇を重視せず，診断を超えた機能領域に焦点を当てることである（Insel et al., 2010）。例えば，研究者は，元の診断にかかわらず，不安を抱える人を対象とした研究を計画することができる。ここでの大きな課題は，資金提供者を特定し家族を募集することであろう。この二つは，しばしば彼らの意思決定を促す特定の診断名の下で連携するからである。いずれにしても，経験や結果に対する多くの影響を理解し，特定の個人に合った推奨を導き出すために，より多くの標本を得ようとする衝動がある。もちろん，その逆の接近法も有用である。つまり，生活や転帰に影響する多くの要因を豊富に詳細に把握するために，「深く掘り下げる」質的研究を目的として，小さなグループを求めることである。

自閉症における諸領域の交叉性の影響に関しては，心理学は生きた経験を特定し，グループ間の有益な比較をおこなうのに一定の役割を果たすかもしれない。しかし，この作業は学際的な接近の一部としておこなわれなければならない。自らの研究や実践において諸領域の交叉性を取り上げる，あるいは考慮する心理学者は，自らの研究が時代遅れでなく，あらゆる種類の自閉症の人々が経験する幅広い問題に関連していることを確認するために，最新の哲学的，社会学的，法律的，政治的議論の尖端部を把握する必要がある。さらに言えば，自閉症の研究が，これらの議論を発展させる第一線に位置し，その結果が変化のための社会的・政治的な協議事項に還元されることが理想である。

4. 重要な結果を人々に伝えること

自閉症研究の未来が，近年の特徴である途方もない多産性を維持するだけでなく，自閉症の人々にとって重要な知見を人々に一貫性を持って幅広く伝えることに焦点を当てることを，われわれは望む。その一例として，「Autistica」と「James Lind Alliance」が 2016 年に発表した 10 の研究優先事項は，イギリスの研究者が未来を見据えるためのすぐれた出発点とな

表10.2　AutisticaとJames Lind Allianceによる共同体研究の優先事項

1	どのような介入が自閉症の人々の保健を改善し，精神保健上の問題を軽減させるか。精神保健の介入が自閉症の人々のニーズに合わせて，どのように適応されるべきか。
2	どの介入が自閉症のコミュニケーション／言語スキルの発達に効果的か。
3	自閉症の成人のための社会的介護を支援／提供する最も効果的な方法は何か。
4	どのような介入が自閉症の人々の不安を軽減するか。
5	自閉症の人々の教育／生活／対人的スキルの最良の成果を得るという観点から，どのような環境や支援が最も適切か。
6	親や家族成員は自閉症の人々への介護や理解を深めるために，どのように支援／教育を受ければよいか。
7	自閉症の診断基準は，どうすれば成人の集団にもっと適切なものになるか。また，自閉症の成人が適切に診断されるのをどのように実現すればよいか。
8	自閉症の人々が職場で潜在能力と職務の遂行を最大限に発揮できるように援助するための，人を中心とした介入や支援を採用するように，どのようにすれば雇用者を促せるか。
9	自閉症における感覚処理過程はどのようにすればもっと理解されるのか。
10	自閉症の人々のニーズを満たすために，彼らのためのサービス提供は，どのように改善され，適用されるべきか。

っている（表10.2）。このリストは，標本の代表性と多様性に細心の注意を払いながら，さまざまな利害関係者との協力のもとで作成された。提案された事項は，幅広い専門分野の観点から取り組まれるべきであろうし，全ての年齢，能力，および背景を持つ自閉症の人々に関連を持つはずである。

しかし，研究の目的を同定することは，解決の半分にすぎない。われわれは研究の進め方についても検討する必要がある。この章では，われわれは自閉症の人々の権利の枠組みを採用し，自閉症共同体での不均一性を受け入れ，多様性を認識することの重要性を強調してきた。これらのことは，言うは易くおこなうは難しである。特に資源が乏しく，専門的環境が競合的である場合には特にそうである。では，変えるために何が必要であるのか。

まず，研究制度である。現在，研究の影響力（新しい知見がどの程度の違いをもたらすか）が重視されているが，このことを継続し拡張しなければならない。影響力を高く評価し，それを達成する方法を理解するために研究者を訓練することが，専門家養成の中核であるべきである。資金提供者はまた，研究の影響力が表れ，それを多くの研究者が追跡調査する方法を見出すまでには何年もかかることを認識し，研究者とこの遅い過程に対応しながら，研究者にその研究計画を保持し続けさせる必要がある。影響力の達成には，共同研究や外部への奉仕活動も含まれるが，それはまた科学的な質とも結びついている。再現性のある結果，研究間での首尾一貫した測定法，データを共有し大規模な標本を集めるための共同作業は全て，変化をもたらすための強力な証拠に基づいた研究を構築するために不可缺（ふかけつ）なものである。

第二に，科学に対する公共の理解である。利害関係者との協力関係に関して，科学共同体の中には一つの共通の懸念がある。それはこのような協力関係によって研究の科学的純粋性が損なわれるのではないか，公共の消費者のために，研究概念が易しく作り直され，知見が単純化されるのではないかといった懸念である。解決策の一つは，実践家，親，および自閉症の人々による科学的な専門家の共同体を育成することである。もちろん，学術関係者には，専門用語を使用せず研究内容をまとめ，それを一般の人々と共有し，彼らに紹介する義務がある。専門的な訓練を受けていない共同体の成員が，『Nature Neuroscience』，あるいは『Autism Research』の最新号を読むことを期待するのは現実的ではない。しかしある程度の科学的理解は，協力関係を促進させうるし，重要なことには，それによって一般の人々が論文の見出しに確信を持って疑問を提示できることである。

臨床医や教師などの実践家が，研究の知見を実践に移すことに同意する際に不可欠なことは，研究の限界の理解である。発表された心理学研究はしばしば，いろいろなグループにまたがる平均を一般化して述べることに長けているが，実践者はそのような一般化された結果を，彼らの患者あるいは生徒のための具体的な活動に変換しなければならない。これは，ひどく中傷される医学的接近法が，教育やソーシャルワークのような領域の実践者にとっての灯台として作用せねばならない場合である。医学部の学部教育では，知識の本質は変化するものであることや，研究結果を実践に適応するためには，最近の知見に絶えず触れておくことの重要性が強調されている。医者は，基礎科学を理解し，自分の業務を評価できるように訓練されている。これとは対照的に，社会的介護や教育の実践者は，研修中も資格取得後も，科学的な知見を理解し評価できるための支援や資源がほとんど与えられておらず，このことが自閉症の人々とその家族に提供される支援の質に悪影響を与えている。

5. 現在の議論

◈ 要約

自閉症の心理学研究は，何百万ポンドもの研究費を費やして，何千もの論文を産出してきたが，自閉症であることが人生において体系的な不利益をもたらさないと断言できるまでには，まだまだ膨大な量の研究が必要である。その理由の一つは，研究と実践の間の断絶である。研究は，しばしば長期的な利益，未来の世代への利益，そして集団平均から得られる一般化された記述に焦点が向けられる。一方，実践の場では現在のサービス利用者の当面のニーズや脈絡，個人の詳細を考慮に入れて，個人に合わせて工夫された支援に焦点が当てられる。

未来の心理学は，研究がもっと自閉症の人々とその支援者に実践的な影響を与えられるものになるように，問題を設定し，そしてそのための方法を採用するよう，もっと熱心に努力する必要がある。これらの影響を有意義で肯定的なものにするためには，研究において自閉症の人々と協力し，自閉症の学者が新しい研究計画を達成し主導するよう支援しなければならない。

その際，われわれは，われわれの専門領域を規定しているものを放棄すべきではない。心理学は，表面的な帰結と因果関係を区別できる強力な理論的枠組みを構築している。心理学者は，しばしば同じ研究で，科学的な厳密さと生態学的な妥当性を，つまりRCTから日記やインタビューまでを融合させる，しっかりとした手法についての専門知識を有している。心理学は，生物学，医学，教育，そして社会科学の接点に位置する，ハブ的な学問分野である。これらの理由から，心理学者は，自閉症共同体が可能な限り最高の未来を築くために必要とする素材を提供するのに適した立場にある。

◈ 大きな疑問

心理学理論を重要な問題に適用することは，言うは易くおこなうは難しである。理論的なモデルを開発するための「純粋な」心理学的探究と，実践に適した，しかも，自閉症共同体に承認される研究計画の提供との間で，われわれはどのようにして適切な均衡を保つことができるのか。

科学者と自閉症共同体を含めたわれわれは，厳格でしかも人々の生活に違いを生み出す科学が報われるために，どのように学術体制を変えることができるのか。主流メディアにおける科学報道を，より正確で責任あるものに発展させる方法はあるのか。

知的障碍や言語障碍，他のコミュニケーション障碍を持つ自閉症の人々を含めた自閉症の人々と，どのようにすれば効果的に協力関係を築けるのか。自閉症の成人，自閉症の子どもを持つ親，そしてその両方に該当する人々からの情報を，どのようにすれば釣り合いを保って取り入れることができるのか。これらのグループ内やグループ間で，意見の相違がある場合，私たちはどのように対応すべきなのか。

自閉症共同体の貢献――ジェイムズ・キューザック：オーティスティカの科学統括者

診断を受けた後，ほとんどの人は情報を探し求める時期に入る。私も 1997 年，12 歳のときに最終的に診断されたとき，違いはなかった。自閉症とは何か，なぜそれがために自分は違うのかを，必死で理解しようとした。スペクトラムにある他の人々に会ったとき，われわれは皆共通したものを持っていることが明らかになったが，同時に，われわれは互いに大きく違ってもいた。それはなぜだろうか。

「私には理解できないが，どこかにこれを暴く専門家がいるはずだ」と考えたことを，私は覚えている。ちょうどその頃，自閉症の心理学理論が次第に普及し始め，この本の初版が出版されたばかりだった。私はそれらの理論を読んだとき，他の自閉症の人々と一緒に育ってきた者として，自閉症を均質なやり方で質的に説明するために心理学理論を使うことは，なんと非論理的なんだ，と考えたことを覚えている。私は，私が理解していないことが何かあるのではないか，きっと学者はこんなに簡単なことではないとわかっているのだろうと，ずっと思っていた。著者らがこのテキストで多様性を受け入れていることは，歓迎すべきである。

自閉症科学の博士号と博士号取得後研究生を経て，私は現在，イギリスの自閉症研究の慈善団体であるオーティスティカの科学統括者である。この間，自閉症の研究は大きく成長した。私がオーティスティカで多くの時間を費やして考えている主なことの一つは，転帰である。全ての自閉症の人々が長く健康で幸せな生活を送れるようにするにはどうすればよいか。心理学理論はその希望の中心であり，われわれが必要とする変化を支えることができる。しかし，その変化の原動力となるためには，心理学理論は，

1. 複雑さを受け入れなければならない。自閉症は有用な構成概念だが，神経発達あるいは神経多様性についてもっと広く考える必要がある時代に向かっていることが，次第に明らかになっている。自閉症の人々が直面している困難は，単に障碍者あるいは社会の問題ではなく，両者の相互作用によるものであることは，研究や私自身や他の人の経験から明らかである。また，合併症が非常に多いこと，そしてこの分野はまだ研究が進んでおらず，より特定の集団に目を向ける機会が与えられねばならないことを，われわれは知っている。
2. 自閉症共同体や協力者を受け入れなければならない。孤立して活動する研究者は，しばしば「なぜ」と自問しない。彼らは理論に夢中になることができ，自閉症の人々により良い生活を提供することに焦点を当てない。研究者は，自閉症の人々やその支援者と協力し，彼らの優先事項に耳を傾ける必要がある。また彼らは，彼らの立派な考えや，膨大な専門知識，類を見ない一連のスキルが，変革をもたらすために確実に活用されるように，社会運動，政策，コミュニケーションの専門家とも協力して，仕事をせねばならない。

この本の初版以後，われわれは長い道のりを歩んできた。そして私は自閉症研究の未来に大きな希望を抱いている。われわれが協力し，直面している課題を受け入れることによって，われわれが本当に人生を変えることができると，私は信じている。そうす

れば，本書の次の版が出る頃には，自閉症研究を振り返って，自閉症研究が肯定的な変化をもたらした時代をつくづくと思い起こすことができるだろうと，私は確信している。

推薦図書

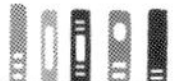

Cusack, J., & Sterry, R. (2016). *Your questions : Shaping future autism research.* London, UK : Autistica.

Fletcher-Watson, S., Adams, J., Brook, K., Charman, T., Crane, L., Cusack, J., Leekam, S. R., Milton, D. E. M., Parr, J., & Pellicano, L. (2018). Making the future together : Shaping autism research through meaningful participation. *Autism.* doi : 10. 1177/1362361318786721

Sinclair, J. (1993). Don't mourn for us. *Our Voice : The Autism Network International*, 1(3).

参考文献

Abell, F., Happe, F., & Frith, U. (2000). Do triangles play tricks? Attribution of mental states to animated shapes in normal and abnormal development. *Cognitive Development*, *15*(1), 1–16.

Amaral, D. G., Schumann, C. M., & Nordahl, C. W. (2008). Neuroanatomy of autism. *Trends in Neurosciences*, *31*(3), 137–145.

Ameis, S. H., & Catani, M. (2015). Altered white matter connectivity as a neural substrate for social impairment in Autism Spectrum Disorder. *Cortex*, *62*, 158–181.

American Psychiatric Association. (1994). *Diagnostic and statistical manual of mental disorders: DSM-IV*. American Psychiatric Publications.

American Psychiatric Association. (2013). *Diagnostic and statistical manual of mental disorders (DSM-5®)*. American Psychiatric Publications.

Ames, C., & Fletcher-Watson, S. (2010). A review of methods in the study of attention in autism. *Developmental Review*, *30*(1), 52–73.

Anzulewicz, A., Sobota, K., & Delafield-Butt, J. T. (2016). Toward the autism motor signature: Gesture patterns during smart tablet gameplay identify children with autism. *Scientific Reports*, *6*, 31107.

Arnold, L. (2013). Autonomy: Introduction to the second edition. Editorial. *Autonomy*, *1*(2), www.larry-arnold.net/Autonomy/index.php/autonomy/article/view/ED2/html

Asperger, H. (1944). Die "Autistischen psychopathen" im kindesalter. *European Archives of Psychiatry and Clinical Neuroscience*, *117*(1), 76–136.

Asperger, H. (1991). 'Autistic psychopathy' in childhood (U. Frith, Trans.). In U. Frith (Ed.), *Autism and Asperger Syndrome* (pp. 37–92). Cambridge: CUP.

Attwood, A., Frith, U., & Hermelin, B. (1988). The understanding and use of interpersonal gestures by autistic and Down's syndrome children. *Journal of Autism and Developmental Disorders*, *18*(2), 241–257.

Bailey, A., Le Couteur, A., Gottesman, I., Bolton, P., Simonoff, E., Yuzda, E., & Rutter, M. (1995). Autism as a strongly genetic disorder: Evidence from a British twin study. *Psychological Medicine*, *25*(1), 63–77.

Baron-Cohen, S. (1989). Perceptual role taking and protodeclarative pointing in autism. *British Journal of Developmental Psychology*, *7*(2), 113–127.

Baron-Cohen, S. (1997). *Mindblindness: An essay on autism and theory of mind*. London, UK: MIT Press.

Baron-Cohen, S. (2000). Theory of mind and autism: A fifteen year review. *Understanding Other Minds: Perspectives from Developmental Cognitive Neuroscience*, *2*, 3–20.

Baron-Cohen, S., & Goodhart, F. (1994). The 'seeing-leads-to-knowing' deficit in autism: The Pratt and Bryant probe. *British Journal of Developmental Psychology, 12*(3), 397–401.

Baron-Cohen, S., Allen, J., & Gillberg, C. (1992). Can autism be detected at 18 months? The needle, the haystack, and the CHAT. *The British Journal of Psychiatry, 161*(6), 839–843.

Baron-Cohen, S., Leslie, A. M., & Frith, U. (1985). Does the autistic child have a "Theory of mind"? *Cognition, 21*(1), 37–46.

Baron-Cohen, S., Spitz, A., & Cross, P. (1993). Do children with autism recognise surprise? A research note. *Cognition & Emotion, 7*(6), 507–516.

Baron-Cohen, S., Wheelwright, S., Skinner, R., Martin, J., & Clubley, E. (2001). The autism-spectrum quotient (AQ): Evidence from Asperger syndrome/high-functioning autism, malesand females, scientists and mathematicians. *Journal of Autism and Developmental Disorders, 31*(1), 5–17.

Bascom, J. (2012). *Loud hands: Autistic people, speaking*. Washington: Autistic Self-Advocacy Network.

Baxter, A. J., Brugha, T. S., Erskine, H. E., Scheurer, R. W., Vos, T., & Scott, J. G. (2015). The epidemiology and global burden of autism spectrum disorders. *Psychological Medicine, 45*(3), 601–613.

Bedford, R., Gliga, T., Shephard, E., Elsabbagh, M., Pickles, A., Charman, T., & Johnson, M. H. (2017). Neurocognitive and observational markers: Prediction of autism spectrum disorder from infancy to mid-childhood. *Molecular Autism, 8*(1), 49.

Ben-Sasson, A., Hen, L., Fluss, R., Cermak, S. A., Engel-Yeger, B., & Gal, E. (2009). A meta-analysis of sensory modulation symptoms in individuals with autism spectrum disorders. *Journal of Autism and Developmental Disorders, 39*(1), 1–11.

Bertone, A., Mottron, L., Jelenic, P., & Faubert, J. (2003). Motion perception in autism: A "complex" issue. *Journal of Cognitive Neuroscience, 15*(2), 218–225.

Bieleninik, Ł., Posserud, M. B., Geretsegger, M., Thompson, G., Elefant, C., & Gold, C. (2017). Tracing the temporal stability of autism spectrum diagnosis and severity as measured by the autism diagnostic observation schedule: A systematic review and meta-analysis. *PloS One, 12*(9), e0183160.

Bird, G., & Cook, R. (2013). Mixed emotions: The contribution of alexithymia to the emotional symptoms of autism. *Translational Psychiatry, 3*(7), e285.

Bird, G., & Viding, E. (2014). The self to other model of empathy: Providing a new framework for understanding empathy impairments in psychopathy, autism, and alexithymia. *Neuroscience & Biobehavioral Reviews, 47*, 520–532.

Bird, G., Catmur, C., Silani, G., Frith, C., & Frith, U. (2006). Attention does not modulate neural responses to social stimuli in autism spectrum disorders. *Neuroimage, 31*(4), 1614–1624.

Birmingham, E., Ristic, J., & Kingstone, A. (2012). Investigating social attention: A case for increasing stimulus complexity in the laboratory. *Cognitive Neuroscience, Development, and Psychopathology: Typical and Atypical Developmental Trajectories of Attention*, 251–276.

Bishop, D. V., Maybery, M., Maley, A., Wong, D., Hill, W., & Hallmayer, J. (2004). Using self-report to identify the broad phenotype in parents of children with autistic spectrum disorders: A study using the autism-spectrum quotient. *Journal of Child Psychology and Psychiatry, 45*(8), 1431–1436.

Blakemore, S. J., & Choudhury, S. (2006). Brain development during puberty: State of the science. *Developmental Science, 9*(1), 11–14.

Bleuler, E. (1908). The prognosis of dementia praecox. The group of schizophrenias. In Cutting, J. and Shepherd, M. eds., 1987. *The Clinical roots of the schizophrenia concept: translations of seminal European contributions on schizophrenia*. Cambridge: CUP Archive.

Booth, R. D., & Happé, F. G. (2018). Evidence of reduced global processing in autism spectrum disorder. *Journal of Autism and Developmental Disorders, 48*, 1397–1408.

Booth, R., Charlton, R., Hughes, C., & Happé, F. (2003). Disentangling weak coherence and executive dysfunction: Planning drawing in autism and attention – deficit/hyperactivity disorder. *Philosophical Transactions of the Royal Society B: Biological Sciences, 358*(1430), 387–392.

Boujut, E., Popa-Roch, M., Palomares, E. A., Dean, A., & Cappe, E. (2017). Self-efficacy and burnout in teachers of students with autism spectrum disorder. *Research in Autism Spectrum Disorders, 36*, 8–20.

Boutron, I., Altman, D. G., Moher, D., Schulz, K. F., & Ravaud, P. (2017). CONSORT statement for randomized trials of nonpharmacologic treatments: A 2017 update and a CONSORT extension for nonpharmacologic trial abstracts. *Annals of Internal Medicine, 167*(1), 40–47.

Brewer, N., Young, R. L., & Barnett, E. (2017). Measuring theory of mind in adults with autism spectrum disorder. *Journal of Autism and Developmental Disorders, 47*(7), 1927–1941.

Brewer, R., Biotti, F., Catmur, C., Press, C., Happé, F., Cook, R., & Bird, G. (2016). Can neurotypical individuals read autistic facial expressions? Atypical production of emotional facial expressions in autism spectrum disorders. *Autism Research, 9*, 262–271.

Brock, J. (2012). Alternative Bayesian accounts of autistic perception: Comment on Pellicano and Burr. *Trends in Cognitive Sciences, 16*(12), 573–574.

Brunsdon, V. E., & Happé, F. (2014). Exploring the 'fractionation' of autism at the cognitive level. *Autism, 18*(1), 17–30.

Buescher, A. V., Cidav, Z., Knapp, M., & Mandell, D. S. (2014). Costs of autism spectrum disorders in the United Kingdom and the United States. *JAMA Pediatrics, 168*(8), 721–728.

Buttelmann, D., Zmyj, N., Daum, M., & Carpenter, M. (2013). Selective imitation of in-group over out-group members in 14-month-old infants. *Child Development*, *84*(2), 422–428.

Carruthers, P., & Smith, P. K. (Eds.). (1996). *Theories of theories of mind*. Cambridge: Cambridge University Press.

Cassidy, S., & Rodgers, J. (2017). Understanding and prevention of suicide in autism. *The Lancet Psychiatry*, *4*(6), e11.

Castelli, F., Frith, C., Happé, F., & Frith, U. (2002). Autism, Asperger syndrome and brain mechanisms for the attribution of mental states to animated shapes. *Brain*, *125*(8), 1839–1849.

Castelloe, P., & Dawson, G. (1993). Subclassification of children with autism and pervasive developmental disorder: A questionnaire based on Wing's subgrouping scheme. *Journal of Autism and Developmental Disorders*, *23*(2), 229–241.

Chandler, M., Fritz, A. S., & Hala, S. (1989). Small-scale deceit: Deception as a marker of two-, three-, and four-year-olds' early theories of mind. *Child Development*, 1263–1277.

Charman, T. (2003). Why is joint attention a pivotal skill in autism? *Philosophical Transactions of the Royal Society B: Biological Sciences*, *358*(1430), 315–324.

Charman, T., Loth, E., Tillmann, J., Crawley, D., Wooldridge, C., Goyard, D., . . . Baron-Cohen, S. (2017). The EU-AIMS Longitudinal European Autism Project (LEAP): Clinical characterisation. *Molecular Autism*, *8*(1), 27.

Chawarska, K., Volkmar, F., & Klin, A. (2010). Limited attentional bias for faces in toddlers with autism spectrum disorders. *Archives of General Psychiatry*, *67*(2), 178–185.

Chevallier, C., Parish-Morris, J., McVey, A., Rump, K. M., Sasson, N. J., Herrington, J. D., & Schultz, R. T. (2015). Measuring social attention and motivation in autism spectrum disorder using eye-tracking: Stimulus type matters. *Autism Research*, *8*(5), 620–628.

Chevallier, C., Parish-Morris, J., Tonge, N., Le, L., Miller, J., & Schultz, R. T. (2014). Susceptibility to the audience effect explains performance gap between children with and without autism in a theory of mind task. *Journal of Experimental Psychology: General*, *143*(3), 972.

Christensen, J., Grønborg, T. K., Sørensen, M. J., Schendel, D., Parner, E. T., Pedersen, L. H., & Vestergaard, M. (2013). Prenatal valproate exposure and risk of autism spectrum disorders and childhood autism. *Jama*, *309*(16), 1696–1703.

Claiborne Park, Clara. (1968). *The siege*. Gerrards Cross: Colin Smythe.

Constantino, J. N., & Todd, R. D. (2003). Autistic traits in the general population: A twin study. *Archives of General Psychiatry*, *60*(5), 524–530.

Constantino, J. N., Kennon-McGill, S., Weichselbaum, C., Marrus, N., Haider, A., Glowinski, A. L., . . . Jones, W. (2017). Infant viewing of social scenes is under genetic control and is atypical in autism. *Nature*, *547*(7663), 340.

Cooper, K., Smith, L. G. E., & Russel, A. J. (2018). Gender identity in autism: Sex differences in social affiliation with gender groups. *Journal of Autism and Developmental Disorders*. doi: 10.1007/s10803-018-3590-1.

Courchesne, V., Meilleur, A. A. S., Poulin-Lord, M. P., Dawson, M., & Soulières, I. (2015). Autistic children at risk of being underestimated: School-based pilot study of a strength-informed assessment. *Molecular Autism*, *6*(1), 12.

Croen, L. A., Zerbo, O., Qian, Y., Massolo, M. L., Rich, S., Sidney, S., & Kripke, C. (2015). The health status of adults on the autism spectrum. *Autism*, *19*(7), 814–823.

Czech, H. (2018). Hans Asperger, national socialism, and "race hygiene" in Nazi-era Vienna. *Molecular Autism*, *9*(1), 29.

Daniels, A. M., & Mandell, D. S. (2014). Explaining differences in age at autism spectrum disorder diagnosis: A critical review. *Autism*, *18*(5), 583–597.

Dawson, G., Meltzoff, A. N., Osterling, J., Rinaldi, J., & Brown, E. (1998). Children with autism fail to orient to naturally occurring social stimuli. *Journal of Autism and Developmental Disorders*, *28*(6), 479–485.

Dawson, M., Mottron, L., & Gernsbacher, M. A. (2008). Learning in autism. *Learning and Memory: A Comprehensive Reference*, *2*, 759–772.

Dawson, M., Soulières, I., Gernsbacher, M. A., & Mottron, L. (2007). The level and nature of autistic intelligence. *Psychological Science*, *18*(8), 657–662.

de Guzman, M., Bird, G., Banissy, M. J., & Catmur, C. (2016). Self – other control processes in social cognition: From imitation to empathy. *Philosophical Transactions of the Royal Society B*, *371*(1686), 20150079.

Dean, M., Harwood, R., & Kasari, C. (2017). The art of camouflage: Gender differences in the social behaviors of girls and boys with autism spectrum disorder. *Autism*, *21*(6), 678–689.

Dekker, M. (1999). *On our own terms: Emerging autistic culture*. Autism99 online conference. Republished in 2015 at www.autscape.org/2015/programme/handouts/Autistic-Culture-07-Oct-1999.pdf

Dennett, D. (1978). Beliefs about beliefs. *Behavioral and Brain Sciences*, *4*, 568–570.

Dennett, D. C. (1989). *The intentional stance*. Cambridge, MA: MIT Press.

Devine, R. T., & Hughes, C. (2014). Relations between false belief understanding and executive function in early childhood: A meta-analysis. *Child Development*, *85*(5), 1777–1794.

Dewinter, J., Van Parys, H., Vermeiren, R., & van Nieuwenhuizen, C. (2017). Adolescent boys with an autism spectrum disorder and their experience of sexuality: An interpretative phenomenological analysis. *Autism*, *21*(1), 75–82.

Dickerson, P., Stribling, P., & Rae, J. (2007). Tapping into interaction: How children with autistic spectrum disorders design and place tapping in relation to activities in progress. *Gesture*, *7*(3), 271–303.

Diener, M. L., Wright, C. A., Smith, K. N., & Wright, S. D. (2014). Assessing visual-spatial creativity in youth on the autism spectrum. *Creativity Research Journal, 26*(3), 328–337.

Dingfelder, H. E., & Mandell, D. S. (2011). Bridging the research-to-practice gap in autism intervention: An application of diffusion of innovation theory. *Journal of Autism and Developmental Disorders, 41*(5), 597–609.

Donvan, J. J., & Zucker, C. B. (2017). *In a different key: The story of autism.* New York, NY: Broadway Books.

DuBois, D., Ameis, S. H., Lai, M. C., Casanova, M. F., & Desarkar, P. (2016). Interoception in autism spectrum disorder: A review. *International Journal of Developmental Neuroscience, 52,* 104–111.

Duvekot, J., van der Ende, J., Verhulst, F. C., Slappendel, G., van Daalen, E., Maras, A., & Greaves-Lord, K. (2017). Factors influencing the probability of a diagnosis of autism spectrum disorder in girls versus boys. *Autism, 21*(6), 646–658.

Ecker, C. (2017). The neuroanatomy of autism spectrum disorder: An overview of structural neuroimaging findings and their translatability to the clinical setting. *Autism, 21*(1), 18–28.

Ecker, C., Bookheimer, S. Y., & Murphy, D. G. (2015). Neuroimaging in autism spectrum disorder: Brain structure and function across the lifespan. *The Lancet Neurology, 14*(11), 1121–1134.

Edey, R., Cook, J., Brewer, R., Johnson, M. H., Bird, G., & Press, C. (2016). Interaction takes two: Typical adults exhibit mind-blindness towards those with autism spectrum disorder. *Journal of Abnormal Psychology, 125*(7), 879.

Eisenmajer, R., Prior, M., Leekam, S., Wing, L., Gould, J., Welham, M., & Ong, B. (1996). Comparison of clinical symptoms in autism and Asperger's disorder. *Journal of the American Academy of Child & Adolescent Psychiatry, 35*(11), 1523–1531.

Elsabbagh, M., Divan, G., Koh, Y. J., Kim, Y. S., Kauchali, S., Marcín, C., . . . Yasamy, M. T. (2012). Global prevalence of autism and other pervasive developmental disorders. *Autism Research, 5*(3), 160–179.

Elsabbagh, M., Gliga, T., Pickles, A., Hudry, K., Charman, T., Johnson, M. H., & BASIS Team. (2013). The development of face orienting mechanisms in infants at-risk for autism. *Behavioural Brain Research, 251,* 147–154.

Elsabbagh, M., Mercure, E., Hudry, K., Chandler, S., Pasco, G., Charman, T., . . . BASIS Team. (2012). Infant neural sensitivity to dynamic eye gaze is associated with later emerging autism. *Current Biology, 22*(4), 338–342.

Falck-Ytter, T., Rehnberg, E., & Bölte, S. (2013). Lack of visual orienting to biological motion and audiovisual synchrony in 3-year-olds with autism. *PloS One, 8*(7), e68816.

Fein, D., Barton, M., Eigsti, I. M., Kelley, E., Naigles, L., Schultz, R. T., . . . Troyb, E. (2013). Optimal outcome in individuals with a history of autism. *Journal of Child Psychology and Psychiatry, 54*(2), 195–205.

Feinstein, A. (2010). *A history of autism: Conversations with the pioneers.* Hoboken, NJ: John Wiley & Sons.

Fine, C. (2010). From scanner to sound bite: Issues in interpreting and reporting sex differences in the brain. *Current Directions in Psychological Science, 19*(5), 280–283.

Finn, P., Bothe, A. K., & Bramlett, R. E. (2005). Science and pseudoscience in communication disorders: Criteria and applications. *American Journal of Speech-Language Pathology, 14*(3), 172–186.

Fletcher-Watson, B., & May, S. (2018). Enhancing relaxed performance: Evaluating the autism arts festival. *Research in Drama Education: The Journal of Applied Theatre and Performance*, 1–15.

Fletcher-Watson, S. (2016). Supporting communication in non-speaking autistic adults. In D. Milton & N. Martin (Eds.), *Autism and intellectual disability*. Hove: Pavilion Publishing.

Fletcher-Watson, S., Adams, J., Brook, K., Charman, T., Crane, L., Cusack, J., . . . Pellicano, E. (2018). Making the future together: Shaping autism research through meaningful participation. *Autism*, 1362361318786721.

Fletcher-Watson, S., Apicella, F., Auyeung, B., Beranova, S., Bonnet-Brilhault, F., Canal-Bedia, R., . . . Farroni, T. (2017a). Attitudes of the autism community to early autism research. *Autism, 21*(1), 61–74.

Fletcher-Watson, S., Larsen, K., Salomone, E., & COST ESSEA Working Groups. (2017b). What do parents of children with autism expect from participation in research? A community survey about early autism studies. *Autism*. doi: 10.1177/1362361317728436.

Fletcher-Watson, S., Leekam, S. R., Benson, V., Frank, M. C., & Findlay, J. M. (2009). Eye-movements reveal attention to social information in autism spectrum disorder. *Neuropsychologia, 47*(1), 248–257.

Fletcher-Watson, S., McConnell, F., Manola, E., & McConachie, H. (2014). Interventions based on the theory of mind cognitive model for autism spectrum disorder (ASD). *Cochrane Database of Systematic Reviews, 3*, CD008785.

Folstein, S., & Rutter, M. (1977). Infantile autism: A genetic study of 21 twin pairs. *Journal of Child Psychology and Psychiatry, 18*(4), 297–321.

Fombonne, E. (2005). The changing epidemiology of autism. *Journal of Applied Research in Intellectual Disabilities, 18*(4), 281–294.

Foss-Feig, J. H., Tadin, D., Schauder, K. B., & Cascio, C. J. (2013). A substantial and unexpected enhancement of motion perception in autism. *Journal of Neuroscience, 33*(19), 8243–8249.

Frazier, T. W., Strauss, M., Klingemier, E. W., Zetzer, E. E., Hardan, A. Y., Eng, C., & Youngstrom, E. A. (2017). A meta-analysis of gaze differences to social and nonsocial information between individuals with and without autism. *Journal of the American Academy of Child & Adolescent Psychiatry, 56*(7), 546–555.

Frith, U. (1989). *Autism: Explaining the enigma.* Blackwell Publishing,

Oxford UK.

Frith, U. (1991). Asperger and his syndrome. In U. Frith (Ed.), *Autism and asperger syndrome*, Cambridge: Cambridge University Press, pp. 1–36.

Frith, U., & Happé, F. (1994). Autism: Beyond "Theory of mind". *Cognition*, *50*(1–3), 115–132.

Frith, U., Morton, J., & Leslie, A. M. (1991). The cognitive basis of a biological disorder: Autism. *Trends in Neurosciences, 14*(10), 433–438.

George, R., & Stokes, M. A. (2018). Sexual orientation in autism spectrum disorder. *Autism Research, 11*(1), 133–141.

Gerland, G. (2003). *A real person: Life on the outside*. London, UK: Souvenir Press.

Gernsbacher, M. A., Stevenson, J. L., & Dern, S. (2017). Specificity, contexts, and reference groups matter when assessing autistic traits. *PloS One*, *12*(2), e0171931.

Geschwind, D. H. (2008). Autism: Many genes, common pathways? *Cell*, *135*(3), 391–395.

Geschwind, D. H., & Staite, M. W. (2015). Gene hunting in autism spectrum disorder: On the path to precision medicine. *The Lancet Neurology*, *14*(11), 1109–1120.

Gilmour, L., Schalomon, P. M., & Smith, V. (2012). Sexuality in a community based sample of adults with autism spectrum disorder. *Research in Autism Spectrum Disorders*, *6*(1), 313–318.

Grandin, T. (1986). *Emergence, labeled autistic*. Novato, CA: Academic Therapy Publications.

Green, J., & Garg, S. (2018). Annual research review: The state of autism interventions science: Progress, target psychological and biological mechanisms and future prospects. *Journal of Child Psychology and Psychiatry*, *59*(4), 424–443.

Green, J., Charman, T., Pickles, A., Wan, M. W., Elsabbagh, M., Slonims, V., . . . Jones, E. J. (2015). Parent-mediated intervention versus no intervention for infants at high risk of autism: A parallel, single-blind, randomised trial. *The Lancet Psychiatry*, *2*(2), 133–140.

Green, J., Pickles, A., Pasco, G., Bedford, R., Wan, M. W., Elsabbagh, M., . . . Charman, T. (2017). Randomised trial of a parent-mediated intervention for infants at high risk for autism: Longitudinal outcomes to age 3 years. *Journal of Child Psychology and Psychiatry*, *58*(12), 1330–1340.

Grelotti, D. J., Klin, A. J., Gauthier, I., Skudlarski, P., Cohen, D. J., Gore, J. C., . . . Schultz, R. T. (2005). fMRI activation of the fusiform gyrus and amygdala to cartoon characters but not to faces in a boy with autism. *Neuropsychologia*, *43*(3), 373–385.

Griffith, G. M., Totsika, V., Nash, S., Jones, R. S., & Hastings, R. P. (2012). "We are all there silently coping". The hidden experiences of parents of adults with Asperger syndrome. *Journal of Intellectual and Developmental Disability*, *37*(3), 237–247.

Grossman, R. B. (2015). Judgments of social awkwardness from brief exposure to children with and without high-functioning autism. *Autism, 19*, 580–587.

Grzadzinski, R., Huerta, M., & Lord, C. (2013). DSM-5 and autism spectrum disorders (ASDs): An opportunity for identifying ASD subtypes. *Molecular Aautism, 4*(1), 12.

Guénolé, F., Godbout, R., Nicolas, A., Franco, P., Claustrat, B., & Baleyte, J. M. (2011). Melatonin for disordered sleep in individuals with autism spectrum disorders: Systematic review and discussion. *Sleep Medicine Reviews, 15*(6), 379–387.

Guillon, Q., Hadjikhani, N., Baduel, S., & Rogé, B. (2014). Visual social attention in autism spectrum disorder: Insights from eye tracking studies. *Neuroscience & Biobehavioral Reviews, 42*, 279–297.

Hamilton, A. F. D. C. (2013). Reflecting on the mirror neuron system in autism: A systematic review of current theories. *Developmental Cognitive Neuroscience, 3*, 91–105.

Happé, F. (2015). Autism as a neurodevelopmental disorder of mind-reading. *Journal of the British Academy, 3*, 197–209.

Happé, F. G. (1994). An advanced test of theory of mind: Understanding of story characters' thoughts and feelings by able autistic, mentally handicapped, and normal children and adults. *Journal of Autism and Developmental Disorders, 24*(2), 129–154.

Happé, F. G. (1996). Studying weak central coherence at low levels: Children with autism do not succumb to visual illusions. A research note. *Journal of Child Psychology and Psychiatry, 37*(7), 873–877.

Happé, F. G., Mansour, H., Barrett, P., Brown, T., Abbott, P., & Charlton, R. A. (2016). Demographic and cognitive profile of individuals seeking a diagnosis of autism spectrum disorder in adulthood. *Journal of Autism and Developmental Disorders, 46*(11), 3469–3480.

Happé, F., & Charlton, R. A. (2012). Aging in autism spectrum disorders: A mini-review. *Gerontology, 58*(1), 70–78.

Happé, F., & Frith, U. (2006). The weak coherence account: Detail-focused cognitive style in autism spectrum disorders. *Journal of Autism and Developmental Disorders, 36*(1), 5–25.

Happé, F., & Ronald, A. (2008). The 'fractionable autism triad': A review of evidence from behavioural, genetic, cognitive and neural research. *Neuropsychology Review, 18*(4), 287–304.

Happé, F., Ronald, A., & Plomin, R. (2006). Time to give up on a single explanation for autism. *Nature Neuroscience, 9*(10), 1218.

Harms, M. B., Martin, A., & Wallace, G. L. (2010). Facial emotion recognition in autism spectrum disorders: A review of behavioral and neuroimaging studies. *Neuropsychology Review, 20*(3), 290–322.

Hartley, C., & Fisher, S. (2018). Mine is better than yours: Investigating the ownership effect in children with autism spectrum disorder and typically developing children. *Cognition, 172*, 26–36.

Harvey, I., Bolgan, S., Mosca, D., McLean, C., & Rusconi, E. (2016).

Systemizers are better code-breakers: Self-reported systemizing predicts code-breaking performance in expert hackers and naïve participants. *Frontiers in Human Neuroscience, 10*.

Hazlett, H. C., Gu, H., Munsell, B. C., Kim, S. H., Styner, M., Wolff, J. J., . . . Collins, D. L. (2017). Early brain development in infants at high risk for autism spectrum disorder. *Nature, 542*(7641), 348.

Hearst, C. (2015). *Does language affect our attitudes to autism?* www.autismmatters.org.uk/blog/category/language

Heasman, B., & Gillespie, A. (2018). Perspective-taking is two-sided: Misunderstandings between people with Asperger's syndrome and their family members. *Autism, 22*(6), 740–750. doi: 10.1177/1362361317708287.

Hedden, T., & Gabrieli, J. D. (2004). Insights into the ageing mind: A view from cognitive neuroscience. *Nature Reviews Neuroscience, 5*(2), 87.

Heyes, C. (2014). False belief in infancy: A fresh look. *Developmental Science, 17*(5), 647–659.

Hill, E. L. (2004). Executive dysfunction in autism. *Trends in Cognitive Sciences, 8*(1), 26–32.

Hirschfeld, L., Bartmess, E., White, S., & Frith, U. (2007). Can autistic children predict behavior by social stereotypes? *Current Biology, 17*(12), R451–R452.

Hirvikoski, T., Mittendorfer-Rutz, E., Boman, M., Larsson, H., Lichtenstein, P., & Bölte, S. (2016). Premature mortality in autism spectrum disorder. *The British Journal of Psychiatry, 208*(3), 232–238.

Hobson, R. P., & Lee, A. (1998). Hello and goodbye: A study of social engagement in autism. *Journal of Autism and Developmental Disorders, 28*(2), 117–127.

Hobson, R. P., & Lee, A. (1999). Imitation and identification in autism. *The Journal of Child Psychology and Psychiatry and Allied Disciplines, 40*(4), 649–659.

Hobson, R. P., & Meyer, J. A. (2005). Foundations for self and other: A study in autism. *Developmental Science, 8*(6), 481–491.

Howlin, P., & Magiati, I. (2017). Autism spectrum disorder: Outcomes in adulthood. *Current Opinion in Psychiatry, 30*(2), 69–76.

Howlin, P., Goode, S., Hutton, J., & Rutter, M. (2009). Savant skills in autism: Psychometric approaches and parental reports. *Philosophical Transactions of the Royal Society B: Biological Sciences, 364*(1522), 1359–1367.

Howlin, P., Savage, S., Moss, P., Tempier, A., & Rutter, M. (2014). Cognitive and language skills in adults with autism: A 40-year follow-up. *Journal of Child Psychology and Psychiatry, 55*(1), 49–58.

Hughes, C., & Russell, J. (1993). Autistic children's difficulty with mental disengagement from an object: Its implications for theories of autism. *Developmental Psychology, 29*(3), 498.

Hughes, C., Russell, J., & Robbins, T. W. (1994). Evidence for executive dysfunction in autism. *Neuropsychologia, 32*(4), 477–492.

Hull, L., Petrides, K. V., Allison, C., Smith, P., Baron-Cohen, S., Lai, M. C., & Mandy, W. (2017). "Putting on my best normal": Social camouflaging in adults with autism spectrum conditions. *Journal of Autism and Developmental Disorders, 47*(8), 2519–2534.

Hulme, C., & Snowling, M. J. (2016). Reading disorders and dyslexia. *Current Opinion in Pediatrics, 28*(6), 731–735.

Hundley, R. J., Shui, A., & Malow, B. A. (2016). Relationship between subtypes of restricted and repetitive behaviors and sleep disturbance in autism spectrum disorder. *Journal of Autism and Developmental Disorders, 46*(11), 3448–3457.

Iao, L. S., & Leekam, S. R. (2014). Nonspecificity and theory of mind: New evidence from a nonverbal false-sign task and children with autism spectrum disorders. *Journal of Experimental Child Psychology, 122*, 1–20.

Iao, L. S., Leekam, S., Perner, J., & McConachie, H. (2011). Further evidence for nonspecificity of theory of mind in preschoolers: Training and transferability in the understanding of false beliefs and false signs. *Journal of Cognition and Development, 12*(1), 56–79.

Iarocci, G., & McDonald, J. (2006). Sensory integration and the perceptual experience of persons with autism. *Journal of Autism and Developmental Disorders, 36*(1), 77–90.

Ingersoll, B. (2010). Broader autism phenotype and nonverbal sensitivity: Evidence for an association in the general population. *Journal of Autism and Developmental Disorders, 40*(5), 590–598.

Insel, T., Cuthbert, B., Garvey, M., Heinssen, R., Pine, D. S., Quinn, K., Sanislow, C., & Wang, P. (2010). Research domain criteria (RDoC): Toward a new classification framework for research on mental disorders. *American Journal of Psychiatry, 167*(7), 748–751.

Jain, A., Marshall, J., Buikema, A., Bancroft, T., Kelly, J. P., & Newschaffer, C. J. (2015). Autism occurrence by MMR vaccine status among US children with older siblings with and without autism. *Jama, 313*(15), 1534–1540.

Johnson, M. H. (2012). Executive function and developmental disorders: The flip side of the coin. *Trends in Cognitive Sciences, 16*(9), 454–457.

Johnson, M. H. (2014). Autism: Demise of the innate social orienting hypothesis. *Current Biology, 24*(1), R30–R31.

Johnson, M. H., Siddons, F., Frith, U., & Morton, J. (1992). Can autism be predicted on the basis of infant screening tests? *Developmental Medicine & Child Neurology, 34*(4), 316–320.

Jones, C. R., Simonoff, E., Baird, G., Pickles, A., Marsden, A. J., Tregay, J., Happé, F., & Charman, T. (2018). The association between theory of mind, executive function, and the symptoms of autism spectrum disorder. *Autism Research, 11*, 95–109.

Jones, E. J., Gliga, T., Bedford, R., Charman, T., & Johnson, M. H. (2014).

Developmental pathways to autism: A review of prospective studies of infants at risk. *Neuroscience & Biobehavioral Reviews, 39*, 1–33.

Jones, W., & Klin, A. (2013). Attention to eyes is present but in decline in 2–6-month-old infants later diagnosed with autism. *Nature, 504*(7480), 427.

Jones, W., Carr, K., & Klin, A. (2008). Absence of preferential looking to the eyes of approaching adults predicts level of social disability in 2-year-old toddlers with autism spectrum disorder. *Archives of General Psychiatry, 65*(8), 946–954.

Jonsson, U., Choque Olsson, N., & Bölte, S. (2016). Can findings from randomized controlled trials of social skills training in autism spectrum disorder be generalized? The neglected dimension of external validity. *Autism, 20*(3), 295–305.

Kaale, A., Fagerland, M. W., Martinsen, E. W., & Smith, L. (2014). Preschool-based social communication treatment for children with autism: 12-month follow-up of a randomized trial. *Journal of the American Academy of Child & Adolescent Psychiatry, 53*(2), 188–198.

Kang, K. S., & Kang, D. K. (Eds.). (1988). *151 Folk tales of India*. Columbia, MO: South Asia Books.

Kanner, L. (1943). Autistic disturbances of affective contact. *Nervous Child, 2*(3), 217–250.

Kanner, L. (1973). The birth of early infantile autism. *Journal of Autism and Developmental Disorders, 3*(2), 93–95.

Kanner, L., & Eisenberg, L. (1957). Early infantile autism, 1943–1955. *Psychiatric Research Reports* (7), 55.

Kapp, S. K., Gillespie-Lynch, K., Sherman, L. E., & Hutman, T. (2013). Deficit, difference, or both? Autism and neurodiversity. *Developmental Psychology, 49*(1), 59.

Kasari, C., Gulsrud, A., Freeman, S., Paparella, T., & Hellemann, G. (2012). Longitudinal follow-up of children with autism receiving targeted interventions on joint attention and play. *Journal of the American Academy of Child & Adolescent Psychiatry, 51*(5), 487–495.

Kasari, C., Paparella, T., Freeman, S., & Jahromi, L. B. (2008). Language outcome in autism: Randomized comparison of joint attention and play interventions. *Journal of Consulting and Clinical Psychology, 76*(1), 125.

Klin, A., Jones, W., Schultz, R., Volkmar, F., & Cohen, D. (2002). Visual fixation patterns during viewing of naturalistic social situations as predictors of social competence in individuals with autism. *Archives of General Psychiatry, 59*(9), 809–816.

Klin, A., Lin, D. J., Gorrindo, P., Ramsay, G., & Jones, W. (2009). Two-year-olds with autism orient to non-social contingencies rather than biological motion. *Nature, 459*(7244), 257.

Knapp, M., Romeo, R., & Beecham, J. (2009). Economic cost of autism in the UK. *Autism, 13*(3), 317–336.

Komeda, H., Kosaka, H., Saito, D. N., Mano, Y., Jung, M., Fujii, T., . . . Okazawa, H. (2014). Autistic empathy toward autistic others. *Social Cognitive and Affective Neuroscience, 10*(2), 145–152.

Lai, M. C., Lombardo, M. V., Ruigrok, A. N., Chakrabarti, B., Auyeung, B., Szatmari, P., Happé, F., Baron-Cohen, S. & MRC AIMS Consortium. (2017). Quantifying and exploring camouflaging in men and women with autism. *Autism, 21*(6), 690–702.

Lai, M. C., Lombardo, M. V., Ruigrok, A. N., Chakrabarti, B., Auyeung, B., Szatmari, P., . . . MRC AIMS Consortium. (2017). Quantifying and exploring camouflaging in men and women with autism. *Autism, 21*(6), 690–702.

Lasgaard, M., Nielsen, A., Eriksen, M. E., & Goossens, L. (2010). Loneliness and social support in adolescent boys with autism spectrum disorders. *Journal of Autism and Developmental Disorders, 40*(2), 218–226.

Lavelle, T. A., Weinstein, M. C., Newhouse, J. P., Munir, K., Kuhlthau, K. A., & Prosser, L. A. (2014). Economic burden of childhood autism spectrum disorders. *Pediatrics, 133*(3), e520–e529.

Lawson, J., Baron-Cohen, S., & Wheelwright, S. (2004). Empathising and systemising in adults with and without Asperger syndrome. *Journal of Autism and Developmental Disorders, 34*(3), 301–310.

Lawson, R. P., Rees, G., & Friston, K. J. (2014). An aberrant precision account of autism. *Frontiers in Human Neuroscience, 8*.

LeCouteur, A., Lord, C., & Rutter, M. (2003). *The Autism Diagnostic Interview-Revised (ADI-R)*. Los Angeles, CA: Western Psychological Services.

Leekam, S. R., Nieto, C., Libby, S. J., Wing, L., & Gould, J. (2007b). Describing the sensory abnormalities of children and adults with autism. *Journal of Autism and Developmental Disorders, 37*(5), 894–910.

Leekam, S., Tandos, J., McConachie, H., Meins, E., Parkinson, K., Wright, C., . . . Couteur, A. L. (2007). Repetitive behaviours in typically developing 2-year-olds. *Journal of Child Psychology and Psychiatry, 48*(11), 1131–1138.

Leslie, A. M. (1987). Pretense and representation: The origins of "Theory of mind". *Psychological Review, 94*(4), 412.

Lever, A. G., & Geurts, H. M. (2016). Age-related differences in cognition across the adult lifespan in autism spectrum disorder. *Autism Research, 9*(6), 666–676.

Lin, A., Adolphs, R., & Rangel, A. (2011). Social and monetary reward learning engage overlapping neural substrates. *Social Cognitive and Affective Neuroscience, 7*(3), 274–281.

Livingston, L. A., & Happé, F. (2017). Conceptualising compensation in neurodevelopmental disorders: Reflections from autism spectrum disorder. *Neuroscience & Biobehavioral Reviews, 80*, 729–742.

Long, J., Panese, J., Ferguson, J., Hamill, M. A., & Miller, J. (2017). Enabling voice and participation in autism services: Using practitioner research to develop inclusive practice. *Good Autism Practice (GAP)*, *18*(2), 6–14.

Loomes, R., Hull, L., & Mandy, W. P. L. (2017). What is the male-to-female ratio in autism spectrum disorder? A systematic review and meta-analysis. *Journal of the American Academy of Child & Adolescent Psychiatry*, *56*(6), 466–474.

López, B. (2015). Beyond modularisation: The need of a socio-neuro-constructionist model of autism. *Journal of Autism and Developmental Disorders*, *45*(1), 31–41.

Lord, C., & Schopler, E. (1987). Neurobiological implications of sex differences in autism. In *Neurobiological issues in autism* (pp. 191–211). Boston, MA: Springer.

Lord, C., Petkova, E., Hus, V., Gan, W., Lu, F., Martin, D. M., Ousley, O., Guy, L., Bernier, R., Gerdts, J., & Algermissen, M. (2012a). A multisite study of the clinical diagnosis of different autism spectrum disorders. *Archives of General Psychiatry*, *69*(3), 306–313.

Lord, C., Rutter, M., DiLavore, P. C., Risi, S., Gotham, K., & Bishop, S. (2012b). *Autism diagnostic observation schedule: ADOS-2*. Los Angeles, CA: Western Psychological Services.

Losh, M., & Capps, L. (2006). Understanding of emotional experience in autism: Insights from the personal accounts of high-functioning children with autism. *Developmental Psychology*, *42*(5), 809.

Loth, E., Charman, T., Mason, L., Tillmann, J., Jones, E. J., Wooldridge, C., . . . Banaschewski, T. (2017). The EU-AIMS Longitudinal European Autism Project (LEAP): Design and methodologies to identify and validate stratification biomarkers for autism spectrum disorders. *Molecular Autism*, *8*(1), 24.

Loth, E., Spooren, W., Ham, L. M., Isaac, M. B., Auriche-Benichou, C., Banaschewski, T., . . . Charman, T. (2016). Identification and validation of biomarkers for autism spectrum disorders. *Nature Reviews Drug Discovery*, *15*(1), 70–73.

Lovaas, O. I., Schreibman, L., & Koegel, R. L. (1974). A behavior modification approach to the treatment of autistic children. *Journal of Autism and Childhood Schizophrenia*, *4*(2), 111–129.

Luyster, R., Gotham, K., Guthrie, W., Coffing, M., Petrak, R., Pierce, K., . . . Richler, J. (2009). The autism diagnostic observation schedule – toddler module: A new module of a standardized diagnostic measure for autism spectrum disorders. *Journal of Autism and Developmental Disorders*, *39*(9), 1305–1320.

Macintosh, K. E., & Dissanayake, C. (2004). Annotation: The similarities and differences between autistic disorder and Asperger's disorder: A review of the empirical evidence. *Journal of Child Psychology and Psychiatry*, *45*(3), 421–434.

Macmillan, K., Goodall, K., & Fletcher-Watson, S. (2018, November 12). Do autistic individuals experience understanding in school? OSF preprint, https://doi.org/10.17605/OSF.IO/E9KFA

Maguire, E. A., Woollett, K., & Spiers, H. J. (2000). London taxi drivers nad bus drivers: A structural MRI and neuropsychological analysis. *Hippocampus, 16*(12), 1091–1101.

Mandell, D. S., & Novak, M. (2005). The role of culture in families' treatment decisions for children with autism spectrum disorders. *Developmental Disabilities Research Reviews, 11*(2), 110–115.

Mandy, W., & Tchanturia, K. (2015). Do women with eating disorders who have social and flexibility difficulties really have autism? A case series. *Molecular Autism, 6*(1), 6.

Manson, C., & Winterbottom, M. (2012). Examining the association between empathising, systemising, degree subject and gender. *Educational Studies, 38*(1), 73–88.

McConachie, H., Mason, D., Parr, J. R., Garland, D., Wilson, C., & Rodgers, J. (2017). Enhancing the validity of a quality of life measure for autistic people. *Journal of Autism and Developmental Disorders*, 1–16.

McKechanie, A. G., Moffat, V. J., Johnstone, E. C., & Fletcher-Watson, S. (2017). Links between autism spectrum disorder diagnostic status and family quality of life. *Children, 4*(4), 23.

Meltzoff, A. N. (1990). Foundations for developing a concept of self: The role of imitation in relating self to other and the value of social mirroring, social modeling, and self practice in infancy. In D. Cicchetti & M. Beeghly (Eds.), *The John D. and Catherine T. MacArthur foundation series on mental health and development. The self in transition: Infancy to childhood* (pp. 139–164). Chicago, IL: University of Chicago Press.

Milne, E., Swettenham, J., & Campbell, R. (2005). Motion perception and autistic spectrum disorder: A review. *Current Psychology of Cognition, 23*(1/2), 3.

Milton, D. E. (2012). On the ontological status of autism: The 'double empathy problem'. *Disability & Society, 27*(6), 883–887.

Milton, D. E. (2014). Autistic expertise: A critical reflection on the production of knowledge in autism studies. *Autism, 18*(7), 794–802.

Milton, D., & Martin, N. (2016). *Autism and Intellectual disability in adults* (Vol. 1). Hove, UK: Pavilion Publishing and Media.

Milton, D., & Martin, N. (2017). *Autism and intellectual disability in adults*, (Vol. 2). Hove, UK: Pavilion Publishing and Media.

Minshew, N. J., & Goldstein, G. (1998). Autism as a disorder of complex information processing. *Mental Retardation and Developmental Disabilities Research Reviews, 4*(2), 129–136.

Minshew, N. J., Goldstein, G., & Siegel, D. J. (1997). Neuropsychologic functioning in autism: Profile of a complex information processing disorder. *Journal of the International Neuropsychological Society, 3*(4), 303–316.

Modabbernia, A., Velthorst, E., & Reichenberg, A. (2017). Environmental risk factors for autism: An evidence-based review of systematic reviews and meta-analyses. *Molecular Autism, 8*(1), 13.

Moore, C. (2004). *George and Sam*. London, UK: Penguin.
Moore, D. J. (2015). Acute pain experience in individuals with autism spectrum disorders: A review. *Autism, 19*(4), 387–399.
Morton, J., & Frith, U. (1995). Causal modelling: A structural approach to developmental psychopathology. *Manual of Developmental Psychopathology, 1*, 357–390.
Mottron, L., Dawson, M., Soulieres, I., Hubert, B., & Burack, J. (2006). Enhanced perceptual functioning in autism: An update, and eight principles of autistic perception. *Journal of Autism and Developmental Disorders, 36*(1), 27–43.
Muhle, R. A., Reed, H. E., Stratigos, K. A., & Veenstra-VanderWeele, J. (2018). The emerging clinical neuroscience of autism spectrum disorder: A review. *JAMA Psychiatry, 75*(5), 514–523.
Murphy, J., Catmur, C., & Bird, G. (2018). Alexithymia is associated with a multidomain, multidimensional failure of interoception: Evidence from novel tests. *Journal of Experimental Psychology: General, 147*(3), 398.
Murray, D., Lesser, M., & Lawson, W. (2005). Attention, monotropism and the diagnostic criteria for autism. *Autism, 9*(2), 139–156.
Murray, K., Johnston, K., Cunane, H., Kerr, C., Spain, D., Gillan, N., . . . Happé, F. (2017). A new test of advanced theory of mind: The "Strange Stories Film Task" captures social processing differences in adults with autism spectrum disorders. *Autism Research, 10,* 1120–1132.
Ne'eman, A. (2010). The future (and the past) of autism advocacy, or why the ASA's magazine, the advocate, wouldn't publish this piece. *Disability Studies Quarterly, 30*(1).
Neumann, D., Spezio, M. L., Piven, J., & Adolphs, R. (2006). Looking you in the mouth: Abnormal gaze in autism resulting from impaired top-down modulation of visual attention. *Social Cognitive and Affective Neuroscience, 1*(3), 194–202.
Noens, I. L., & van Berckelaer-Onnes, I. A. (2005). Captured by details: Sense-making, language and communication in autism. *Journal of Communication Disorders, 38*(2), 123–141.
Nordahl-Hansen, A., Tøndevold, M., & Fletcher-Watson, S. (2018). Mental health on screen: A DSM-5 dissection of portrayals of autism spectrum disorders in film and TV. *Psychiatry Research, 262*, 351–353.
O'Reilly, C., Lewis, J. D., & Elsabbagh, M. (2017). Is functional brain connectivity atypical in autism? A systematic review of EEG and MEG studies. *PloS One, 12*(5), e0175870.
O'Reilly, M., Lester, J. N., & Muskett, T. (2017). *A practical guide to social interaction research in autism spectrum disorders*. London, UK: Palgrave Macmillan.
O'Riordan, M. A., Plaisted, K. C., Driver, J., & Baron-Cohen, S. (2001). Superior visual search in autism. *Journal of Experimental Psychology:*

Human Perception and Performance, 27(3), 719.
Padmanabhan, A., Lynch, C. J., Schaer, M., & Menon, V. (2017). The default mode network in autism. *Biological Psychiatry: Cognitive Neuroscience and Neuroimaging, 2*(6), 476–486.
Palomo, R., Belinchón, M., & Ozonoff, S. (2006). Autism and family home movies: A comprehensive review. *Journal of Developmental & Behavioral Pediatrics, 27*(2), S59–S68.
Pellicano, E. (2007). Links between theory of mind and executive function in young children with autism: Clues to developmental primacy. *Developmental Psychology, 43*(4), 974.
Pellicano, E., & Burr, D. (2012). When the world becomes 'too real': A Bayesian explanation of autistic perception. *Trends in Cognitive Sciences, 16*(10), 504–510.
Pellicano, E., Smith, A. D., Cristino, F., Hood, B. M., Briscoe, J., & Gilchrist, I. D. (2011). Children with autism are neither systematic nor optimal foragers. *Proceedings of the National Academy of Sciences, 108*(1), 421–426.
Pellicano, L., Dinsmore, A., & Charman, T. (2013). *A future made together: Shaping autism research in the UK*. London: Centre for Research in Autism and Education, University College London.
Pelton, M. K., & Cassidy, S. A. (2017). Are autistic traits associated with suicidality? A test of the interpersonal-psychological theory of suicide in a non-clinical young adult sample. *Autism Research, 10*(11), 1891–1904.
Perner, J., Frith, U., Leslie, A. M., & Leekam, S. R. (1989). Exploration of the autistic child's theory of mind: Knowledge, belief, and communication. *Child Development*, 689–700.
Petticrew, M., & Roberts, H. (2008). *Systematic reviews in the social sciences: A practical guide*. London, UK: John Wiley & Sons.
Philip, R. C., Dauvermann, M. R., Whalley, H. C., Baynham, K., Lawrie, S. M., & Stanfield, A. C. (2012). A systematic review and meta-analysis of the fMRI investigation of autism spectrum disorders. *Neuroscience & Biobehavioral Reviews, 36*(2), 901–942.
Plaisted, K., O'Riordan, M., & Baron-Cohen, S. (1998a). Enhanced discrimination of novel, highly similar stimuli by adults with autism during a perceptual learning task. *The Journal of Child Psychology and Psychiatry and Allied Disciplines, 39*(5), 765–775.
Plaisted, K., O'Riordan, M., & Baron-Cohen, S. (1998b). Enhanced visual search for a conjunctive target in autism: A research note. *The Journal of Child Psychology and Psychiatry and Allied Disciplines, 39*(5), 777–783.
Premack, D., & Woodruff, G. (1978). Does the chimpanzee have a theory of mind? *Behavioral and Brain Sciences, 1*(4), 515–526.
Pring, L., Ryder, N., Crane, L., & Hermelin, B. (2012). Creativity in savant artists with autism. *Autism, 16*(1), 45–57.
Prior, M., Eisenmajer, R., Leekam, S., Wing, L., Gould, J., Ong, B., & Dowe,

D. (1998). Are there subgroups within the autistic spectrum? A cluster analysis of a group of children with autistic spectrum disorders. *The Journal of Child Psychology and Psychiatry and Allied Disciplines, 39*(6), 893–902.

Reddy, V. (1991). Playing with others' expectations: Teasing and mucking about in the first year. In A. Whiten (Ed.), *Natural theories of mind: Evolution, development and simulation of everyday mindreading* (pp. 143–158). Cambridge, MA: Basil Blackwell.

Reid, V. M., Dunn, K., Young, R. J., Amu, J., Donovan, T., & Reissland, N. (2017). The human fetus preferentially engages with face-like visual stimuli. *Current Biology, 27*(12), 1825–1828.

Remington, A., Swettenham, J., Campbell, R., & Coleman, M. (2009). Selective attention and perceptual load in autism spectrum disorder. *Psychological Science, 20*(11), 1388–1393.

Repacholi, B. M., & Gopnik, A. (1997). Early reasoning about desires: Evidence from 14-and 18-month-olds. *Developmental Psychology, 33*(1), 12.

Robertson, A. E., & Simmons, D. R. (2013). The relationship between sensory sensitivity and autistic traits in the general population. *Journal of Autism and Developmental Disorders, 43*(4), 775–784.

Robinson, E. B., Koenen, K. C., McCormick, M. C., Munir, K., Hallett, V., Happé, F., Plomin, R., & Ronald, A. (2011). Evidence that autistic traits show the same etiology in the general population and at the quantitative extremes (5%, 2.5%, and 1%). *Archives of General Psychiatry, 68*(11), 1113–1121.

Robinson, E. B., Koenen, K. C., McCormick, M. C., Munir, K., Hallett, V., Happé, F., Plomin, R., & Ronald, A. (2012). A multivariate twin study of autistic traits in 12-year-olds: Testing the fractionable autism triad hypothesis. *Behavior Genetics, 42*(2), 245–255.

Rogers, S. J., Vismara, L., Wagner, A. L., McCormick, C., Young, G., & Ozonoff, S. (2014). Autism treatment in the first year of life: A pilot study of infant start, a parent-implemented intervention for symptomatic infants. *Journal of Autism and Developmental Disorders, 44*(12), 2981–2995.

Russell, G., Starr, S., Elphick, C., Rodogno, R., & Singh, I. (2018). Selective patient and public involvement: The promise and perils of pharmaceutical intervention for autism. *Health Expectations, 21*(2), 466–473.

Salomone, E., Beranová, Š., Bonnet-Brilhault, F., Briciet Lauritsen, M., Budisteanu, M., Buitelaar, J., . . . Fuentes, J. (2016). Use of early intervention for young children with autism spectrum disorder across Europe. *Autism, 20*(2), 233–249.

Salomone, E., Charman, T., McConachie, H., & Warreyn, P. (2015). Prevalence and correlates of use of complementary and alternative medicine in children with autism spectrum disorder in Europe. *European Journal of*

Pediatrics, 174(10), 1277–1285.

Salomone, E., Charman, T., McConachie, H., & Warreyn, P. (2016). Child's verbal ability and gender are associated with age at diagnosis in a sample of young children with ASD in Europe. *Child: Care, Health and Development, 42*(1), 141–145.

San José Cáceres, A., Keren, N., Booth, R., & Happé, F. (2014). Assessing theory of mind nonverbally in those with intellectual disability and ASD: The penny hiding game. *Autism Research, 7*(5), 608–616.

Sasson, N. J., & Morrison, K. E. (2017). First impressions of adults with autism improve with diagnostic disclosure and increased autism knowledge of peers. *Autism*. doi: 10.1177/1362361317729526.

Sasson, N. J., Faso, D. J., Nugent, J., Lovell, S., Kennedy, D. P., & Grossman, R. B. (2017). Neurotypical peers are less willing to interact with those with autism based on thin slice judgments. *Scientific Reports, 7*, 40700.

Schauder, K. B., Mash, L. E., Bryant, L. K., & Cascio, C. J. (2015). Interoceptive ability and body awareness in autism spectrum disorder. *Journal of Experimental Child Psychology, 131*, 193–200.

Schneider, D., Bayliss, A. P., Becker, S. I., & Dux, P. E. (2012). Eye movements reveal sustained implicit processing of others' mental states. *Journal of Experimental Psychology: General, 141*(3), 433.

Schuwerk, T., Vuori, M., & Sodian, B. (2015). Implicit and explicit theory of mind reasoning in autism spectrum disorders: The impact of experience. *Autism, 19*(4), 459–468.

Scott, R. M., & Baillargeon, R. (2017). Early false-belief understanding. *Trends in Cognitive Sciences, 21*(4), 237–249.

Scott-Barrett, J., Cebula, K., & Florian, L. (2018). Listening to young people with autism: Learning from researcher experiences. *International Journal of Research & Method in Education*, 1–22.

Senju, A., Southgate, V., Snape, C., Leonard, M., & Csibra, G. (2011). Do 18-month-olds really attribute mental states to others? A critical test. *Psychological Science, 22*(7), 878–880.

Setoh, P., Scott, R. M., & Baillargeon, R. (2016). Two-and-a-half-year-olds succeed at a traditional false-belief task with reduced processing demands. *Proceedings of the National Academy of Sciences*, 201609203.

Shah, A., & Frith, U. (1983). An islet of ability in autistic children: A research note. *Journal of Child Psychology and Psychiatry, 24*(4), 613–620.

Shah, A., & Frith, U. (1993). Why do autistic individuals show superior performance on the block design task? *Journal of Child Psychology and Psychiatry, 34*(8), 1351–1364.

Shah, A., Holmes, N., & Wing, L. (1982). Prevalence of autism and related conditions in adults in a mental handicap hospital. *Applied Research in Mental Retardation, 3*(3), 303–317.

Shah, P., Hall, R., Catmur, C., & Bird, G. (2016). Alexithymia, not autism, is associated with impaired interoception. *Cortex, 81*, 215–220.

Shapiro, J. P. (1994). *No pity: People with disabilities forging a new civil rights movement*. New York, NY: Three Rivers Press.

Shattuck, P. T., Lau, L., Anderson, K. A., & Kuo, A. A. (2018). A national research agenda for the transition of youth with autism. *Pediatrics, 141*(Supplement 4), S355–S361.

Sheppard, E., Pillai, D., Wong, G. T. L., Ropar, D., & Mitchell, P. (2016). How easy is it to read the minds of people with autism spectrum disorder? *Journal of Autism and Developmental Disorders, 46*(4), 1247–1254.

Shirama, A., Kato, N., & Kashino, M. (2017). When do individuals with autism spectrum disorder show superiority in visual search? *Autism, 21*(8), 942–951.

Silberman, S. (2016). *Neurotribes: The legacy of autism and the future of neurodiversity*. New York, NY: Avery.

Simonoff, E., Pickles, A., Charman, T., Chandler, S., Loucas, T., & Baird, G. (2008). Psychiatric disorders in children with autism spectrum disorders: Prevalence, comorbidity, and associated factors in a population-derived sample. *Journal of the American Academy of Child & Adolescent Psychiatry, 47*(8), 921–929.

Sinclair, J. (1993). Don't mourn for us. *Our Voice: The Autism Network International Newsletter, 1*(3).

Sinclair, J. (2005). *Autism network international: The development of a community and its culture*, www.autreat.com/History_of_ANI.html

Sinclair, J. (2010). Being autistic together. *Disability Studies Quarterly, 30*(1).

Sinclair, J. (2012). Don't mourn for us. *Autonomy, the Critical Journal of Interdisciplinary Autism Studies, 1*(1). Later republished.

Singer, J. (1998). *Odd people in: The birth of community amongst people on the autistic spectrum: A personal exploration of a new social movement based on neurological diversity*. Thesis, Faculty of Humanities and Social Science, University of Technology, Sydney. Republished in *Neurodiversity: The Birth of an Idea* (2016).

Sinha, P., Kjelgaard, M. M., Gandhi, T. K., Tsourides, K., Cardinaux, A. L., Pantazis, D., Diamond, S. P., & Held, R. M. (2014). Autism as a disorder of prediction. *Proceedings of the National Academy of Sciences, 111*(42), 15220–15225.

Smith, U. (Ed.). (1979). *Folktales from Australia's children of the world*. Sydney: Paul Hamlyn.

Solomon, A. (2008). The autism rights movement. *New York Magazine, 25*, 2008.

Sowden, S., & Shah, P. (2014). Self-other control: A candidate mechanism for social cognitive function. *Frontiers in Human Neuroscience, 8*, 789.

Spain, D., Sin, J., Chalder, T., Murphy, D., & Happe, F. (2015). Cognitive behaviour therapy for adults with autism spectrum disorders and psychiatric co-morbidity: A review. *Research in Autism Spectrum Disorders, 9*, 151–162.

Stevens, M. C., Fein, D. A., Dunn, M., Allen, D., Waterhouse, L. H., Feinstein,

C., & Rapin, I. (2000). Subgroups of children with autism by cluster analysis: A longitudinal examination. *Journal of the American Academy of Child & Adolescent Psychiatry*, *39*(3), 346–352.

Stewart, M. E., & Austin, E. J. (2009). The structure of the Autism-Spectrum Quotient (AQ): Evidence from a student sample in Scotland. *Personality and Individual Differences*, *47*(3), 224–228.

Sutherland, R., Hodge, A., Bruck, S., Costley, D., & Klieve, H. (2017). Parent-reported differences between school-aged girls and boys on the autism spectrum. *Autism*, *21*(6), 785–794.

Tager-Flusberg, H., Paul, R., & Lord, C. (2005). Language and communication in autism. *Handbook of Autism and Pervasive Developmental Disorders, Volume 1, Third Edition*, 335–364.

Tammet, D. (2007). *Born on a blue day: Inside the extraordinary mind of an autistic savant*. New York, NY: Simon & Schuster.

Taylor, B., Jick H., & MacLaughlin D. (2013). Prevalence and incidence rates of autism in the UK: Time trend from 2004–2010 in children aged 8 years. *British Medical Journal Open*, *3*(10):e003219. doi: 10.1136/bmjopen-2013-003219

Taylor, B., Miller, E., Farrington, C., Petropoulos, M. C., Favot-Mayaud, I., Li, J., & Waight, P. A. (1999). Autism and measles, mumps, and rubella vaccine: No epidemiological evidence for a causal association. *The Lancet*, *353*(9169), 2026–2029.

Taylor, L. E., Swerdfeger, A. L., & Eslick, G. D. (2014). Vaccines are not associated with autism: An evidence-based meta-analysis of case-control and cohort studies. *Vaccine*, *32*(29), 3623–3629.

Teague, S. J., Gray, K. M., Tonge, B. J., & Newman, L. K. (2017). Attachment in children with autism spectrum disorder: A systematic review. *Research in Autism Spectrum Disorders*, *35*, 35–50.

Tick, B., Bolton, P., Happé, F., Rutter, M., & Rijsdijk, F. (2016). Heritability of autism spectrum disorders: A meta-analysis of twin studies. *Journal of Child Psychology and Psychiatry*, *57*(5), 585–595.

Tillotson, R., Selfridge, J., Koerner, M. V., Gadalla, K. K., Guy, J., De Sousa, D., . . . Bird, A. (2017). Radically truncated MeCP2 rescues Rett syndrome-like neurological defects. *Nature*, *550*(7676), 398.

Tint, A., & Weiss, J. A. (2016). Family wellbeing of individuals with autism spectrum disorder: A scoping review. *Autism*, *20*(3), 262–275.

Torres, E. B., & Denisova, K. (2016). Motor noise is rich signal in autism research and pharmacological treatments. *Scientific Reports*, *6*, 37422.

Tsai, H. W. J., Cebula, K., & Fletcher-Watson, S. (2017). The role of the broader autism phenotype and environmental stressors in the adjustment of siblings of children with autism spectrum disorders in Taiwan and the United Kingdom. *Journal of Autism and Developmental Disorders*, *47*(8), 2363–2377.

Uljarevic, M., & Hamilton, A. (2013). Recognition of emotions in autism: A formal meta-analysis. *Journal of Autism and Developmental Disorders*,

43(7), 1517–1526.
Van de Cruys, S., de-Wit, L., Evers, K., Boets, B., & Wagemans, J. (2013). Weak priors versus overfitting of predictions in autism: Reply to Pellicano and Burr (TICS, 2012). *I-Perception*, *4*(2), 95–97.
Van de Cruys, S., Evers, K., Van der Hallen, R., Van Eylen, L., Boets, B., de-Wit, L., & Wagemans, J. (2014). Precise minds in uncertain worlds: Predictive coding in autism. *Psychological Review*, *121*(4), 649.
Van der Hallen, R., Evers, K., Brewaeys, K., Van den Noortgate, W., & Wagemans, J. (2015). Global processing takes time: A meta-analysis on local – global visual processing in ASD. *Psychological Bulletin*, *141*(3), 549.
Van Heijst, B. F., & Geurts, H. M. (2015). Quality of life in autism across the lifespan: A meta-analysis. *Autism*, *19*(2), 158–167.
Van Steensel, F. J. A., & Bogels, S. M. (2011). Anxiety disorders in children and adolescents with autistic spectrum disorders: A meta-analysis. *Clinical Child and Family Psychology Review*, *14*, 302–317.
Vanvuchelen, M., Roeyers, H., & De Weerdt, W. (2011). Do imitation problems reflect a core characteristic in autism? Evidence from a literature review. *Research in Autism Spectrum Disorders*, *5*(1), 89–95.
Vernetti, A., Smith, T. J., & Senju, A. (2017). Gaze-contingent reinforcement learning reveals incentive value of social signals in young children and adults. *Proceedings of the Royal Society B*, *284*(1850), 20162747.
Virués-Ortega, J., Arnold-Saritepe, A., Hird, C., & Phillips, K. (2017). The TEACCH program for people with autism: Elements, outcomes, and comparison with competing models. In *Handbook of treatments for autism spectrum disorder* (pp. 427–436). Cham: Springer.
Vital, P. M., Ronald, A., Wallace, G. L., & Happé, F. (2009). Relationship between special abilities and autistic-like traits in a large population-based sample of 8-year-olds. *Journal of Child Psychology and Psychiatry*, *50*(9), 1093–1101.
Wade, M., Prime, H., Jenkins, J. M., Yeates, K. O., Williams, T., & Lee, K. (2018). On the relation between theory of mind and executive functioning: A developmental cognitive neuroscience perspective. *Psychonomic Bulletin & Review*, 1–22.
Wass, S. V., Jones, E. J., Gliga, T., Smith, T. J., Charman, T., Johnson, M. H., . . . Davies, K. (2015). Shorter spontaneous fixation durations in infants with later emerging autism. *Scientific Reports*, *5*, 8284.
Wellman, H. M., Cross, D., & Watson, J. (2001). Meta-analysis of theory-of-mind development: The truth about false belief. *Child Development*, *72*(3), 655–684.
Wheelwright, S., Baron-Cohen, S., Goldenfeld, N., Delaney, J., Fine, D., Smith, R., . . . Wakabayashi, A. (2006). Predicting autism spectrum quotient (AQ) from the systemizing quotient-revised (SQ-R) and empathy quotient (EQ). *Brain Research*, *1079*(1), 47–56.
Wigham, S., Rodgers, J., South, M., McConachie, H., & Freeston, M. (2015).

The interplay between sensory processing abnormalities, intolerance of uncertainty, anxiety and restricted and repetitive behaviours in autism spectrum disorder. *Journal of Autism and Developmental Disorders, 45*(4), 943–952.

Williams, D. (2009). *Nobody nowhere: The remarkable autobiography of an autistic girl.* London, UK: Jessica Kingsley Publishers.

Williams, J. H., Whiten, A., & Singh, T. (2004). A systematic review of action imitation in autistic spectrum disorder. *Journal of Autism and Developmental Disorders, 34*(3), 285–299.

Williams, J. H., Whiten, A., Suddendorf, T., & Perrett, D. I. (2001). Imitation, mirror neurons and autism. *Neuroscience & Biobehavioral Reviews, 25*(4), 287–295.

Wing, L. (1996). *The autistic spectrum: A guide for parents and professionals.* London: Constable & Co.

Wing, L., & Gould, J. (1979). Severe impairments of social interaction and associated abnormalities in children: Epidemiology and classification. *Journal of Autism and Developmental Disorders, 9*(1), 11–29.

Wolff, J. J., Gu, H., Gerig, G., Elison, J. T., Styner, M., Gouttard, S., . . . Evans, A. C. (2012). Differences in white matter fiber tract development present from 6 to 24 months in infants with autism. *American Journal of Psychiatry, 169*(6), 589–600.

World Health Organization. (2018). *The ICD-11 classification of mental and behavioural disorders: Clinical descriptions and diagnostic guidelines* (Vol. 1). World Health Organization. http://www.who.int/classifications/icd/en/

Zwaigenbaum, L., Bryson, S., Rogers, T., Roberts, W., Brian, J., & Szatmari, P. (2005). Behavioral manifestations of autism in the first year of life. *International Journal of Developmental Neuroscience, 23*(2–3), 143–152.

Zwaigenbaum, L., Young, G. S., Stone, W. L., et al. (2014). Early head growth in infants at risk of autism: A baby siblings research consortium study. *Journal of the American Academy of Child and Adolescent Psychiatry, 53*(10), 1053–1062.

訳者あとがき

本訳書は Sue Fletcher-Watson & Francesca Happé（2019）. *Autism : A New Introduction to Psychological Theory and Current Debate.* London and New York, Routledge の全訳である。

著者の一人フレッチャー＝ワトソンは，発達心理学者で2019年から Salvesen Mindroom Research Centre の教授をしておられる。自閉症や知的障碍の子どもの心理学的研究をしてこられたが，一方で障碍者の権利擁護活動にも関与されていて，本書にもその方面からの論述が各所に見られる。ハッペは，われわれになじみの心理学者で，自閉症の認知心理学領域の第一線でずっと活躍されてきた研究者である。心の理論や弱い中枢性統合などの認知理論の構築に貢献されてきただけでなく，それらを批判的に検討するデータも提出されてきた。彼女の考案した「奇妙な話」は高次の「心の理論」の検査として今も使用されている。最近は自閉症の認知と遺伝の関係や自閉症の諸症状の遺伝の様式の研究にたずさわっておられるようである。現在はロンドンのキングスカレッジの社会，遺伝，および発達精神医学センターの主任教授をつとめておられる。

さて，本書は序論やその後の章で何度も述べられているように，Francesca Happé（1994）. *Autism : A New Introduction to Psychological Theory*（石坂ほか訳，1997．自閉症の心の世界――認知心理学からのアプローチ．東京，星和書店）の改訂版である。初版本は当時の自閉症の研究，特に急速に発展しつつあった認知心理学的研究を中心にした先端の知識を，大学生や大学院生を含めた自閉症を学び始めた人々に対して，簡潔にまた理解しやすく説いた本として，大いに好評を博した。当時の自閉症の入門書としては，格別のテキストであった。そして，その旧版が書かれてからすでに18年が経過し，その間，自閉症研究史においていくつかの大きな変化が見られた。一つは診断基準の変更，それも一度ならずの変更である。旧版では，診断についての議論がDSM-Ⅲ-R（1987）と

ICD-10（1992）に依拠して展開されていたが，その後，DSMでは1994年にⅣが，そして2013年に5が作成された。それに伴って，自閉症概念の内包が著しく変化を被った。例えば，旧版では，当時定義や自閉症との異同について論争の的になっていたアスペルガー症候群が，まるまる一章を割いて論じられていて，その際著者はこの概念の独立性に強い疑念を表明していた。しかし，DSM-Ⅳ（1994）やICD-10（1992）では，この概念が採用され，診断基準も定められた。だが，DSM-5ではこの概念は消失してしまっている。短期間にこんなにころころと診断概念や診断基準が変更されてもよいのかとの思いが強い。この改訂版は，執筆の時点でまだICDの11が作成途中であった。そこで本書ではDSM-5に基づいて診断が論じられている。だからそこにはアスペルガー症候群への論述はない。

もう一つは，この20年あまりの年月，自閉症の研究に生物学的手法，特に脳の画像（CT，MRI，fMRI）研究と遺伝子の研究が爆発的におこなわれたことである。旧版出版当時これらの研究はまだ途に就いたばかりであり，著者は自閉症で障碍されている脳の領域は，将来もっと進歩した脳画像の技術の発達によって，大いに解明されるとの期待感を表明していた。だが本書では，結局，自閉症に特有の脳の領域はいまだに見出されていないと記述されている。

自閉症の診断名がDSM-Ⅳの広汎性発達障碍からDSM-5の自閉症スペクトラム障碍に変更になり，診断基準も変えられたことにより，自閉症の出現頻度が著しく変化した。驚くほど増加したのである。カナーの古典的な自閉症像に基づくラターの診断基準を採用したDSM-Ⅲでは，自閉症の出現率は1万人に4人程度とされていたが，新しい診断基準に従う自閉症スペクトラム障碍は，現在では100人に1人ぐらい，あるいはそれ以上といわれるようになった。そのため自閉症の研究はこれまで以上に広汎で多様な人々を対象とせねばならず，焦点が絞りにくくなっているようなのである。しかも，DSM-5の自閉症の診断基準の中に，自閉症に必須の症状なのか付属する症状なのかが不明のままであるにもかかわらず，採用されている症状があり，それが自閉症の理解にいっそうの混乱をもたらしている。その例として，感覚の異常を挙げることができる。自閉症と診断される人全てに感覚の異常が認められるわけではないし，感覚の異常を有する人の全てが自閉症と診断されるのでもない。自閉症を単一の原因による疾病単位として把握するのが困難になってきているように思われる。それに加えて，ここ 10 年ほどの間に，自閉症当事者の自らの状態への積極的な発言が多く見られるようになり，これまでの自閉症の概念が根源的に揺らいでいると思える現象が見られる。これらのことが，フレッチャー＝ワトソンの勧めもあって，ハッペに改訂版の執筆を促したのであろう。

本書を通読する限り，自閉症の研究に多くの進歩が見られ，それぞれの研究領域は拡大し，かつ研究方法は緻密になり，データの蓄積は一人の研究者にとって手に負えない量になってはいるものの，自閉症とは何かについて，まったく謎のままであることがわかる。

それはさておき，本書は全体として旧版と同じ枠組みで構成されている。つまり自閉症に関する行動レベル，認知レベル，生物学的レベルの研究を幅広く概観し，しかもそれらを批判的にかつ簡潔に記述し，その上で認知レベルでの自閉症研究を詳述するといった様式である。ただこの新しい版では，旧版と違い発達的視点の重要性が強調されている。

記述の枠組みが同じとはいえ，旧版と改訂版では，大きな違いが見られる。その一つに，旧版では，画像研究がさかんにおこなわれるようになり，また遺伝子レベルの研究が大々的に実施されるようになり，いずれ自閉症の何らかの生物学的指標が見出されるのではないかといった希望が述べられていた。だが本書では，これらの領域で莫大な研究がおこなわれたものの，脳画像研究ではいまだに一致した所見が得られておらず，また遺伝子研究では，身長と同じように，誰もが持っている通常の遺伝子変異のある種の組み合わせによって自閉症が出現しているらしいという結果が述べられている。要するに，旧版と違って，本書はこれらの研究に対して悲観的なのである。

二つ目に，自閉症の認知理論の評価に関しても，両者に見解の違いが見られる。この領域でさまざまな仮説が提出されたものの，発表された研究データによる限り，どの仮説も支持する証拠と否定する証拠があり，またどの理論も自閉症の特定の症状を説明してはいるものの，全体として自閉症の症状形成を説明するに至っておらず，つまりは，自閉症を全体として把握し，実践的に有用な理論はまだないといった次第である。いろいろな仮説の中で唯一「心の理論」が，今のところ臨床的有用性を持つようなのであるが，それでもこの障碍が自閉症の原因であるのかどうかは不明のままである。さらに本書では，この理論に該当しない自閉症の存在や，この理論の持つ弊害さえ指摘されている。自閉症「心の理論」障碍説は，すでに成立の根拠を有していないのである。

三つ目の違いは，改訂版では発達的観点に基づいた考察が重要性を増していることである。自閉症研究は，幼児期あるいは児童期の子どもを対象としておこなわれたものがほとんどで，旧版ではこれらのデータに基づいた論述が主であった。本書では，成人期や老年期の自閉症の状態に関する研究が極めて乏しいことが指摘されている。今後この領域の研究が積極的におこなわれるべきなのである。

四つ目には，旧版の自閉症の歴史を論じる章では，カナーとアスペルガーの二人が自閉症の発見者として取り上げられていたが，本書では，それに加えて親や自閉症当事者の自閉症者への支援や，従来の自閉症概念への彼らの異議申し立ての意義が，積極的に取り上げられているといった違いがある。このことと大いに関連するのであるが，五つ目に，旧版にはなかった自閉症者の権利擁護の観点の重要性が，本書のあらゆる章で論じられていることである。それを表す斬新な試みとして，現在の自閉症概念への批判的な見解が，当事者の声として各章の終わりに付加されている。

そして六つ目は，おそらくこれが本書の眼目であろうが，新たに自閉症は障碍ではなく差異であるという主張，神経多様性（neurodiversity）の概念が積極的に採用されていることである。そのため著者らは本書での用語の使用に細心の注意を払い，障碍に焦点を合わせる用語をできる限り使用しないようにと努めている。そこで本書では，autistic person（自閉症の人）と person with autism（自閉症を有する人）のいずれが適切な用語かが論じられている。また，現在DSM-5で診断名として採用されている自閉症スペクトラム障碍は用いられておらず，自閉症という簡明な用語が使用されている。ただ，自閉症という用語も，歴史的に見るとスキゾフレニアの一つの症状の記述のためにブロイラーが創作した用語Autismusに基づいて，カナーやアスペルガーがautisticあるいはautistischという用語を用いるようになり，それがautismという疾病単位に変形していった歴史的背景を持っており，また自閉症は決して自閉ではないという現在のわれわれの認識に基づく限り，自閉症ということばは消滅すべき用語なのであり，著者らの選択も歴史の通過点でしかないであろう，と訳者らは考えるのである。

さらに，自閉症の治療的研究に関しても，本書は坐視できない問題提起をおこなっている。その一つは，神経多様性の考えに立脚し，また発達的視点を導入することで，早期介入的治療の功罪を論じていることである。自閉症の治療の目的は治癒ではなく，より良い生活の構築なのであり，著者らはそのための基礎となる証拠を積み上げる研究の必要性を強調している。自閉症が障碍でなく差異であるならば，その差異によってもたらされるさまざまな生物学的，社会的不利益をどのように改善していくかが，実践的な治療となるというのである。そのためには研究方法として無作為化比較対照試験だけでなく質的研究も重要である，と著者らは説く。これらの諸点を踏まえれば，自閉症の研究は，一つの歴史を終えたのであり，新たな方向に進むべき時点にわれわれが直面している，と著者らは主張したいのであろう。

ここ10年ほどの間に自閉症の歴史に関して立て続けに好著が発刊された（Feinstein, 2010 ; Silberman, 2016 ; Donvan et al. 2017）。いずれの著作も，自閉症の研究者やその周辺の人々，さらに当事者や家族の生の声を数多く取り入れ，自閉症の研究史の陰陽両面に光を当てていて，われわれがこれまで知りえなかった事実を明らかにしている。ただ，これらは大部分アメリカの自閉症の研究や処遇の歴史をあつかっており，イギリスの研究には，わずかな紙面を割いているだけで，つまりは主としてウィングに触れているにすぎない。思うに，自閉症の研究史を見る限り，アメリカでは理論強制的に積極的治療を目的とした研究が主流であった。例えば，自閉症スキゾフレニア説に基づいて，電気ショック治療や薬物療法を強力に推し進めたベンダー（例えばBender, 1953），あるいは精神分析学的理論に基づいて，自閉症の原因が母子関係，特に母親のパーソナリティと子どもの養育法にあるとされ（例えばMahler, 1952），さらにその理論に立脚して治療が展開された（例えばBettelheim, 1959）。また，動物の調教法を精密に理論化した行動療法理論に基づいて，強力にその治療法が実施された（例えばLovaas, et al., 1969）。そして彼らは自閉症が著しく改善，もしくは治癒すると論じたのであった（例えばBender, 1953 ; Bettelheim, 1959 ; Lovaas, 1987）。しかし，それらの主張はその後の研究で否定的に評価されるに至り，先の三つの歴史書はいずれも，それらの治療法が当事者や家族にどのような負の影響を与えたかを詳細に記述している。

一方で，自閉症の概念や状態像の把握に，そして診断基準の確立に圧倒的に影響を与えたのはイギリスの研究者であった。子どものスキゾフレニアと考えられていた自閉症を発達障碍として把握し，診断基準の先駆けをなしたのは，ラターらのイギリスの研究者であったし（例えばRutter, 1978），心理学的な実験的手法を用いた自閉症の認知的研究を開始したのはハーメリンとオコナー（Hermelin & O'Connor, 1970）であったし，その後の自閉症概念の拡大に大きな役割を果たしたのは，ウィング（例えばWing, 1996）であった。また自閉症に遺伝子の関与が想定されることを示したのもラターらの双生児研究（Folstein & Rutter, 1977）であった。

このように自閉症の概念や状態の把握および診断をめぐる歴史的変遷を辿るためには，イギリスにおける自閉症研究を相当にあつかわなければならないはずなのである。本書の著者の一人ハッペはハーメリンの弟子であるフリスの弟子であり，また長年この領域の指導的研究者であり続けている。イギリスの自閉症の認知心理学研究の歴史を知悉し，またその歴史を形成してきた人物といえる。それゆえ，この領域の研究史を書くのにもっともふさわしい著者といえるであろう。

旧版と同様，本書の論述は簡潔であり，しかも明晰である。そして，ある仮説に対して，それを支持する証拠と否定する証拠を挙げ，どの程度それらの仮説が，証拠に照らして成立するのかを批判的に論じている。イギリスの実証主義的思考が十分に生きているのである。

その延長線上で著者らは，さらに第5章で良い理論とは何かを論じ，また第9章でも疑似科学を見極めるための指標を解説している。これらは，極端な心理主義理論や激烈な行動療法や生物学的治療が大きな負の影響を当事者や家族に与えてきたのを数多く見聞し，それらを憂慮した著者らが，どうしても書かざるを得なかった論述なのであろう。自閉症や自閉症スペクトラム障碍の解説書が巷に溢れているが，それらの内容を評価するための尺度を，本書は提供するであろう。

著者らは今後の自閉症研究のあるべき姿にも注意を喚起する。すなわち神経多様性の概念を肯定的に捉え，自閉症共同体あるいは当事者との協力なしには，自閉症の研究も治療的試みも実施されえないと提案する。神経多様性は，自閉症が障碍ではなく，一種の差異であり，神経定型とは違った発達経過を辿る存在であることを表明するための概念なのであるが，まだまだこの概念は曖昧な部分を多く含んでいる。例えば，現在，神経発達障碍とされている他の諸状態，トゥレット症候群や言語発達障碍などとの関係や区分が，明らかにされねばならない。そして，知的障碍を合併する自閉症を neurodiversity にどのように包含するかも重要な問題なのである。さらに，これらの障碍概念は社会的構成概念であり，従来の診断は，神経定型の人々によって大部分が占められている社会の通念や，規範に沿うように神経多様性の人々を治療することを目的としたものであるという主張が，実証的な研究にいかに組み込まれ，そしてしっかりと社会的に受けとめられるようになるかが，検討されねばならないであろう。

本書が対象と想定している大学生や大学院生，さらにこの領域に関心を持つ医師を含む医療従事者，教育関係者や臨床心理学の実践家は，この領域の最近の知識を本書によって把握可能であり，しかもそれらを批判的に検討でき，さらに研究や実践に向かう際の新たな基盤の認識を得ることができるであろう。さらに述べれば，今後の自閉症の研究も治療的実践も，本書の立脚点を等閑視しては成り立たないであろう。それゆえ現時点で本書は自閉症に関心を持つ全ての人にとっての必読の書であると，訳者らは考えている。

訳者の一人石坂はここしばらく別の領域の仕事に従事していたため，自閉症関連の文献に目を向けるいとまがなかった。たまたま本書が出版されているのを知り，直ちに取り寄せて通読したところ，自閉症の研究の現状が理解でき，またこの領域が根本的転換期にあることが推測できた。本書がその意味で画期をなす著述であるとの印象を持った。2019 年に出版されたものであるが，調べてみるに，まだ日本語訳がないようなのであった。そこで，旧版を訳した経緯もあり，星和書店に連絡を取り，同時に京都桂病院の子どもの精神障碍の診察に当たっている同僚と相談し，新版の訳を試みたのである。

本書の訳の分担を記しておきたい。はしがきおよび謝辞，第 1 章，第 2 章，第 3 章を石坂が，第 4 章，第 5 章を宮城が，第 6 章，第 7 章，第 8 章を中西が，そして第 9 章と第 10 章を稲葉が担当した。訳語の統一は，皆と相談しながら石坂がおこなった。なお訳文の整理や浄書に際して，山本幸代さん，および岩本さおりさんの手を煩わせてしまった。読みにくい走り書きの直筆を読み解き，すばやく処理してもらったおかげで，本書が思いのほか速くできあがった。彼女らの尽力に心より感謝したい。

本書の出版に際して，今回も星和書店の桜岡さおりさんのお世話になった。特に本書に挿入されているモンタルディの素朴で魅力的なイラストを訳本に組み込むのに，大変お手間をとらせたのではないかと忖度している。大変なご苦労をおかけした彼女に，心からお礼を申し上げます。

いつものことながら，本書ができるだけ多くの人々の目に留まることをひたすら願い，訳者らのあとがきを終える。

文献

Bender, L. (1953). Childhood schizophrenia. *Psychiatric Quarterly*, 24, 663-681.
Bettelheim, B. (1967). *The empty fortress*. New York : Free Press.
Donvan, J. J. & Zucker, C. B. (2017). *In a different key : The story of autism*. New York : Broadway Books.
Feinstein, A. (2010). *A history of autism : Conversations with the pioneers*. Chichester, West Sussex, UK : John Wiley & Sons.
Folstein, S. & Rutter, M. (1977). Infantile autism : A genetic study of 21 twin pairs. *Journal of Child Psychology and Psychiatry*, 18, 297-321.
Hermelin, B. & O'Connor, N. (1970). *Psychological experiments with autistic children*. Oxford : Pergamon.
Lovaas, O. T. (1987). Behavioral treatment and normal educational and intellectual functioning in young autistic children. *Journal of Consulting and Clinical Psychology*, 55, 3-9.
Lovaas, O. T. & Simmons, J. R. (1969). Manipulation of self-destruction in severe retarded children. *Journal of Applied Behavioral Analysis*, 2, 143-157.
Mahler, M. S. (1952). On child psychosis and schizophrenia : Autistic and symbiotic infantile psychoses. *Psychoanalytic Study of the Child*, 10, 195-212.
Rutter, M. (1978). Diagnosis and definition of childhood autism. *Journal of Autism and Childhood Schizophrenia*, 8, 139-161.
Silberman, S. (2016). *NeuroTribes : The legacy of autism and the future of neurodiversity*. New York : Avery.
Wing, L. (1996). *The autistic spectrum : A guide for parents and professionals*. London : Constable.

令和 4 年 11 月 4 日

京都西山竹林の麓にて

訳者を代表して
石坂好樹

本文デザイン：林利香

索　引

◇ 人名

◆ 事項

あ行

か行

さ行

た行

な行

は行

ま行

や行

ら行

わ行

■訳者

石坂 好樹（いしさか　よしき）　はしがきおよび謝辞，第 1 章，第 2 章，第 3 章を担当

兵庫県出身。1973 年京都大学医学部を卒業後，公立豊岡病院で勤務ののち，1981 年より京都大学医学部附属病院勤務，2005 年より京都桂病院勤務，2016 年より児童心理治療施設ももの木学園での勤務を経て，2019 年より再び，京都桂病院勤務，現在に至る。専攻は臨床精神医学，児童青年精神医学。著訳書多数。

宮城 崇史（みやぎ　たかし）　第 4 章，第 5 章を担当

福岡県出身。2004 年京都大学医学部卒業。日鋼記念病院にて初期研修。2006 年より北海道大学小児科関連病院（日鋼記念病院，帯広協会病院）および神奈川県立こども医療センターで小児科医として勤務。2010 年より京都大学医学部附属病院精神科神経科，2011 年より公立豊岡病院精神科，2015 年より 2017 年まで北海道立精神保健福祉センター勤務。2021 年 4 月より京都桂病院精神科および，児童心理治療施設ももの木学園勤務，現在に至る。専攻は一般臨床精神医学，児童青年精神医学。

中西 祐斗（なかにし　ゆうと）　第 6 章，第 7 章，第 8 章を担当

京都府出身。2016 年京都大学医学部を卒業後，臨床研修を経て 2018 年より田附興風会医学研究所北野病院小児科勤務。小児科専門医を取得後，2021 年より京都桂病院精神科勤務，現在に至る。専攻は小児科学，臨床精神医学，児童青年精神医学。

稲葉 啓通（いなば　ひろみち）　第 9 章，第 10 章を担当

大阪府出身。2011 年京都大学医学部卒業。2011 年北野病院にて初期研修。2013 年より京都大学医学部附属病院精神科，2014 年より大阪精神医療センター，2017 年より京都桂病院精神科，2023 年より京都大学医学部附属病院精神科勤務，現在に至る。専攻は一般精神医学，児童青年期精神医学。

■著者

スー・フレッチャー＝ワトソン (Sue Fletcher-Watson)

エディンバラ大学パトリックワイルドセンターの上級特別研究員であり，発達／自閉症／研究／技術，あるいはDARTの研究グループの指導者である。イギリス心理学協会マーガレット・ドナルドソン賞を受賞しており，ハイランド自閉症権利擁護グループ「自閉症の声の拡大と統合」から優秀との賞状を与えられている。

フランチェスカ・ハッペ (Francesca Happé)

ロンドンのキングスカレッジの精神医学研究所および神経科学の社会，遺伝および発達精神医学センターの認知神経科学の教授であり指導者である。30年以上にわたって自閉症研究に従事し，国際自閉症研究協会の会長を務めた。イギリス心理学学会スペルマン・メダル，実験心理学学会賞および王立協会ロザリンド・フランクリン賞を授与されている。

自閉症

心理学理論と最近の研究成果

2023年6月8日　初版第1刷発行

著　者　スー・フレッチャー＝ワトソン，フランチェスカ・ハッペ

訳　者　石坂好樹，宮城崇史，中西祐斗，稲葉啓通

発行者　石 澤 雄 司

発行所　株式会社 星 和 書 店

〒168-0074　東京都杉並区上高井戸1-2-5

電 話　03 (3329) 0031（営業部）／03 (3329) 0033（編集部）

FAX　03 (5374) 7186（営業部）／03 (5374) 7185（編集部）

http://www.seiwa-pb.co.jp

印刷・製本　中央精版印刷株式会社

Printed in Japan　ISBN978-4-7911-1115-2